临床基础检验学

侯成季 等 主编

吉林科学技术出版社

图书在版编目（CIP）数据

临床基础检验学 / 侯成季等主编 . -- 长春：吉林
科学技术出版社, 2024.3
ISBN 978-7-5744-1093-0

Ⅰ . ①临 ... Ⅱ . ①侯 ... Ⅲ . ①临床医学－医学检验
Ⅳ . ① R446.1

中国国家版本馆 CIP 数据核字 (2024) 第 059324 号

临床基础检验学

主　　编	侯成季　等
出 版 人	宛　霞
责任编辑	张　楠
封面设计	刘　雨
制　　版	刘　雨
幅面尺寸	185mm×260mm
开　　本	16
字　　数	311 千字
印　　张	14.375
印　　数	1~1500 册
版　　次	2024 年 3 月第 1 版
印　　次	2024 年 12 月第 1 次印刷

出　　版	吉林科学技术出版社
发　　行	吉林科学技术出版社
地　　址	长春市福祉大路5788号出版大厦A座
邮　　编	130118
发行部电话/传真	0431-81629529 81629530 81629531
	81629532 81629533 81629534
储运部电话	0431-86059116
编辑部电话	0431-81629510
印　　刷	廊坊市印艺阁数字科技有限公司

书　　号	ISBN 978-7-5744-1093-0
定　　价	84.00元

版权所有　翻印必究　举报电话：0431-81629508

前 言

本书强调了基本理论、基本知识和基本技术，注重理论与实践相结合。在内容上以经典的理论和技术为主，适当反映了临床基础检验学相关的进展。为适应检验医学发展的需要，本书从实际出发，介绍国内外推荐的方法；介绍近年来医学检验领域开展的新技术、新方法。

根据目前我国检验医学队伍理论水平的实际情况和临床医师对检验结果全面、深入的分析和判断能力，本书对各种实验的基础理论和临床意义进行了较详细的介绍，期望这部著作对于促进检验与临床的学术交流，提高医疗质量和检验医学学术水平有所帮助。以提高检验人员的素质和临床医师的诊疗水平。

由于本书涉及的内容较多，且编者水平有限，尽管在统稿和编辑处理时作了调整，如有不足、疏漏和欠妥之处，请读者谅解。

目 录

第一章 病理检查诊断技术 ... 1
- 第一节 病理活体组织常规制片技术 ... 1
- 第二节 病理检查技术 ... 11
- 第三节 特殊染色技术 ... 21
- 第四节 特殊组织制作技术 ... 31

第二章 细胞病理学基本检验 ... 40
- 第一节 细胞病理学基本检验技术 ... 40
- 第二节 女性生殖道细胞病理学检查 ... 45
- 第三节 呼吸道细胞病理学检查 ... 49
- 第四节 淋巴结细胞病理学检查 ... 53
- 第五节 浆膜腔积液细胞病理学检查 ... 55

第三章 临床病毒学检验 ... 59
- 第一节 病毒的检验与鉴定 ... 59
- 第二节 肝炎病毒的检测 ... 68
- 第三节 人类免疫缺陷病毒 ... 79
- 第四节 出血热病毒 ... 84
- 第五节 黄病毒 ... 86

第四章 常见心血管系统疾病检验 ... 93
- 第一节 心绞痛 ... 93
- 第二节 心肌梗死 ... 94
- 第三节 原发性高血压 ... 97
- 第四节 慢性肺源性心脏病 ... 99

第五章 常见消化系统疾病检验 ... 102
- 第一节 慢性胃炎 ... 102
- 第二节 脂肪肝 ... 105
- 第三节 肝硬化 ... 107
- 第四节 肝脓肿 ... 113

  第五节 慢性病毒性肝炎 115

  第六节 自身免疫性肝炎 117

第六章 常见内分泌系统疾病检验 119

  第一节 内分泌疾病的特种检测项目及意义 119

  第二节 糖尿病 128

  第三节 肥胖症 131

  第四节 骨质疏松症 132

第七章 妇科疾病及临床检验 135

  第一节 细菌性阴道病 135

  第二节 盆腔炎 139

  第三节 生殖器结核 144

  第四节 宫颈上皮内瘤变和宫颈癌 147

  第五节 卵巢肿瘤 155

  第六节 子宫肌瘤 160

  第七节 葡萄胎 163

第八章 产科疾病及临床检验 166

  第一节 妊娠的诊断 166

  第二节 产前常规检查 168

  第三节 TORCH 感染检验诊断 180

  第四节 妊娠肝内胆汁淤积症 185

  第五节 妊娠合并糖尿病 188

第九章 甲状腺功能检测 193

  第一节 促甲状腺激素测定 193

  第二节 甲状腺激素测定 195

  第三节 抗甲状腺自身抗体测定 199

  第四节 血清甲状腺球蛋白和甲状腺结合球蛋白测定 203

  第五节 甲状腺功能动态试验 205

第十章 微量元素和维生素代谢紊乱检测 208

  第一节 主要微量元素代谢紊乱 208

  第二节 微量元素检测 215

  第三节 常用微量元素的检测指标 217

  第四节 维生素检测 220

参考文献 224

第一章 病理检查诊断技术

第一节 病理活体组织常规制片技术

一、组织固定

临床送检的病理活体组织首先要制作成组织蜡块(或冷冻组织块),再根据需要进行切片和各种不同的染色。经冷冻切片后余下的组织还要制成组织蜡块,并将组织蜡块作为病理档案的一部分归档保存。组织蜡块的制作,一般要经过组织固定、脱水、透明、浸蜡、包埋等多个步骤,每一个步骤都相当重要,若其中的一个步骤处理不当,都会影响制作组织蜡块的质量。

将病理活体组织(包括尸体解剖组织和实验动物组织)浸泡于适宜的化学试剂,而这种化学试剂能使组织或细胞内的蛋白质凝固、沉淀成不溶性,并使组织和细胞尽可能保持原有的形态结构和所含的各种物质成分,称为组织固定。用这些化学试剂配成的溶液称为固定液。

组织固定是制片技术的重要环节,固定是否彻底,影响以后的各个制片过程。如固定不好,就无法制出一张理想的组织玻片标本。因此,在制片过程中,将组织及时固定好是一个关键步骤。

(一)组织固定的目的

1. 破坏细胞内的溶酶体酶

组织离体后,失去氧的供应,细胞就会死亡并释放出溶酶体酶将细胞溶解,导致组织自溶。因此,组织固定的目的首先是立即杀死细胞并将溶酶体酶及膜结构固定,防止细胞自溶。

2. 杀死外来细菌

组织离体后失去活力,如不及时固定,将成为一个良好的细菌培养基,在室温下极易使细菌生长繁殖,导致组织腐败。

3. 尽可能保持细胞活体时的原状

活细胞时的微细结构,核在有丝分裂时的形态,细胞内含物的装置等,都要通过固定来完成。

4. 凝固、沉淀细胞内原有产物

细胞由蛋白质、糖、脂类、各种无机盐和色素等组成,在固定过程中尽可能保持各种物质的不溶性或不丢失，以利于在染色后显示出来。

5. 保持硬度和弹性

使组织保持一定的硬度和弹性，在以后的脱水、透明、浸蜡等过程中不发生较大的扭曲和变形。

6. 有利于区别各种细胞的折光率

固定使不同细胞或细胞内各种物质产生不同的折光率，在染色后有利于识别各型细胞的结构。

7. 对组织的分析性染色起媒染作用

如用含铬盐或苦味酸的固定液固定组织可使结缔组织染色特别鲜艳等。

8. 保存组织细胞内的抗原性

细胞内的抗原性能完好保存，有利于作免疫组化染色时的抗原抗体结合反应。

（二）组织固定机制

组织固定是利用某些化学试剂（如甲醛）的化学特性，使组织细胞内的蛋白质发生分子间的交联（crosslink），从而使蛋白质转变成不溶性凝胶。这种凝胶使细胞器等保存良好。

蛋白质是由肽链组成，肽链中含有很多肽键(-CONH-)，甲醛(H-CHO)作用于蛋白质，与蛋白质分子间进行交联，形成的亚甲基桥($-CH_2-$)把许多蛋白质分子串联起来，使蛋白质变性，破坏蛋白质的立体结构，改变蛋白质的生物活性，从而达到固定的目的。

（三）固定注意事项

(1) 组织一定要新鲜，离体后立即投入固定液。

(2) 固定的容器要足够大，并应采用广口、平底及有盖的容器，以利于取出和保持组织原形。

(3) 固定液的量要足，其体积为标本体积的10～20倍。

(4) 大标本，如肝、脾、肾、胰腺、心脏、脑、淋巴结、子宫和肿瘤等，应在不妨碍病理检查情况下切开固定，必要时选取小块组织另瓶固定。

(5) 固定时应先把固定液倾入容器，然后放入标本，并把容器轻摇两下，否则标本与容器底部容易粘贴，影响固定液从底部浸透。

(6) 有空腔的组织如胃、膀胱、胆囊等要切开固定，易漂浮的组织标本，如肺，其上端应用含固定液的纱布或药棉覆盖。

(7) 小块黏膜和穿刺组织，如胃肠道和呼吸道腔镜取材黏膜、肝、肾、乳腺、淋巴结和前列腺穿刺组织，取材后先放在滤纸上，然后再放入固定液，以防组织收缩而丢失或弯曲断裂。

(8) 固定标本瓶或胶袋必须贴有该例患者姓名、性别和年龄等资料的标签。

(9) 固定时间应视组织标本的大小、厚度、当时室温和选用固定液种类而定。如用10%的甲醛液固定小标本时间是数小时至一晚，大标本时间是1～2天。

（四）固定液分类

固定液分为单纯固定液和混合固定液两类。单纯固定液是采用单一种化学试剂固定（如甲醛液）；混合固定液是采用两种或两种以上化学试剂混合配成，混合的各种试剂要考虑对组织的互补作用。如固定糖原的 Gendre 液，其内有乙醇和冰醋酸，其中的乙醇可沉淀糖原，但会使组织收缩，而配以冰醋酸后，因醋酸可使组织膨胀，从而抵消乙醇对组织的收缩，有些混合液则起多种作用。

(1) 单纯固定液包括以下几种：

①甲醛液：又称为福尔马林，为甲醛 (H-CHO) 蒸气溶于水的饱和液，最大饱和度为 36%～40%，习惯上称为甲醛液，在配制各种浓度的甲醛液时传统作为 100% 甲醛液来计算。一般组织常用 10% 的甲醛水溶液固定，配制时取甲醛液 1 份加蒸馏水 9 份混合即成 10% 的甲醛液（实际上只含 4% 的甲醛）。甲醛有刺激性气味，腐蚀性强，其蒸气对呼吸道黏膜和眼睛有刺激性。厚度为 0.5cm 的组织，固定时间约需 12 小时，较厚组织标本固定时间可适当延长。甲醛液固定组织若时间过长易氧化为甲酸，组织呈酸性，使细胞核的染色不良，故特殊组织标本应采用中性甲醛液固定。若固定含血较多的组织，易产生甲醛色素，使组织出现深棕色无定形颗粒。这种甲醛色素，在切片脱蜡至水后置入苦味酸饱和于 95% 的乙醇内 5～30 分钟即可除去。甲醛液容易发生聚合，如放置过久，甲醛液会产生白色的多聚甲醛沉淀，甲醛浓度就会降低。市售甲醛液常加入约 12% 的甲醇作为稳定剂，有助于防止多聚甲醛的形成。甲醛液对组织的渗透力较强，固定均匀，能够保存脂肪和类脂质。甲醛液配制简单，价钱便宜也是其优点，为病理活检制片所广泛采用。

中性甲醛液的配制，可取 10% 的甲醛液，加入碳酸镁至饱和后，pH 约为 7.6，如加入碳酸钙至饱和后，pH 则为 6.5。如需配制缓冲中性甲醛液，可取甲醛液 100mL，蒸馏水 900mL，磷酸二氢钠 ($NaH_2PO_4 \cdot H_2O$)4.02g，无水磷酸氢二钠 (Na_2HPO_4)6.5g 混合溶解后，pH 即为 7.0。

②乙醇：常简写为 alcohol，俗称酒精，为无色透明液体，市售有无水乙醇和 95% 的乙醇两种，后者又分为试剂级和工业用乙醇两类。乙醇可沉淀白蛋白、球蛋白和核蛋白，前两者所产生沉淀不溶于水，后者所产生沉淀仍能溶于水，所以单纯用乙醇固定的组织其核染色不良。乙醇对组织具有固定、硬化兼脱水作用，能保存糖原，但又能溶解脂肪。因其对组织有硬化作用，甚少单独使用而多与其他试剂配成混合固定液。作为细胞学涂片固定，可以 95% 的乙醇和乙醚等份配成 100mL，再加冰醋酸 5 滴混合或在 95% 的乙醇 100mL 中加入冰醋酸 5 滴混合后作为固定液，固定时间约 15 分钟。前者为低温恒冷切片做 HE 染色的较佳快速固定液，仅固定数秒钟即可。

③甲醇：又称木醇，为无色透明液体。甲醇有毒，误服少量可使眼睛失明，多用于血涂片的固定和用于配制 Giemsa 染液等。

(2) 混合固定液包括以下几种：

① 8：1：1 固定液：由 80% 的乙醇 8 份、甲醛液 1 份和冰醋酸 1 份组成。醋酸可使组织软化和膨胀，从而抵消乙醇使组织收缩和硬化的缺点。醋酸的渗透力强，短时即可渗入组织，因此，固定速度快而均匀，但可溶解红细胞，使胶原膨胀，对组织抗原也有掩盖作用，故不用做组化和免疫酶技术的组织固定，仅用于常规快速活检组织标本的组织固定。

② Bouin 固定液：由苦味酸饱和水溶液 75mL，甲醛液 25mL，冰醋酸 5mL 混合而成。苦味酸可沉淀蛋白，引起组织收缩，但不会使组织硬化；与甲醛和冰醋酸混合后，穿透速度快，固定均匀，组织收缩轻微，对细胞的微细结构显示很清晰，为一种良好的固定液，特别对 Masson 三色法的结缔组织和肌纤维染色有媒染作用，经其固定后的组织着色鲜艳。用此固定液也能软化皮肤和肌腱，以利于切片。小块组织固定数小时至一晚，不宜超过 24 小时。用 Bouin 液固定后组织可稍微流水冲洗或不冲洗直接转入 70% 的乙醇脱水，经乙醇脱水时可除去大部分苦味酸，组织留有一点黄色，对染色也无影响。苦味酸饱和液按其在水中饱和度为 1.2% 来配制。由于苦味酸纯品在储存时容易爆炸，故厂商加入 35% 的水分，这样在配制苦味酸饱和液时，加苦味酸的量就要多些。

③ Zenker 固定液：先用氯化汞 5g，重铬酸钾 2.5g，硫酸钠 1g，蒸馏水 100mL 配成 Zenker 储备液。临用前取储备液 95mL 加冰醋酸 5mL 而配成的 Zenker 固定液。Zenker 储备液可在室温保存 6 个月以上，Zenker 固定液则需临用前配制。Zenker 固定液对细胞核有良好的固定作用，对酸性染料染色有媒染作用。因此，组织经 Zenker 固定液固定后，细胞质和胶原纤维染色效果较好，常用于作三色染色的组织固定液。固定时间为 3～18 小时，穿刺等小块组织为 1 小时。组织固定后需经流水冲洗以除去重铬酸钾。切片中常有汞盐沉淀，可用碘乙醇液除去。

除去汞盐色素的方法是：A. 切片脱蜡至 70% 乙醇；B. 用 0.5% 的碘乙醇（碘片 0.5g 加入 70% 的乙醇 100mL 使完全溶解）浸洗除亲，时间为 5～15 分钟；C. 稍水洗；D. 3% 的硫代硫酸钠液漂白至切片无色，约 1 分钟；E. 流水冲水 5 分钟；F. 按常规染色。

④ Helly 固定液：由 Zenker 储备液（见上）95mL，加甲醛液 5mL 配制而成，需即配即用，配好的 Helly 固定液 24 小时后失效。尽管 Helly 固定液是由氧化剂（重铬酸钾）和还原剂（甲醛液）混合组成，但仍然是一种优良的固定液，特别适用于固定骨髓、淋巴结、脾脏和胰腺等组织或器官，对细胞质和细胞核的固定效果都十分理想。固定时间为 5～24 小时，穿刺等小块组织为 1～2 小时。组织固定后需经流水冲洗以除去重铬酸钾。切片中常有汞盐沉淀，可用碘乙醇液除去。在固定过程中，如固定液变为棕褐色或混浊，应即更换新液。

⑤ Orth 固定液：先用重铬酸钾 2.5g，硫酸钠 1g，蒸馏水 100mL 配成储备液，临用前加入甲醛液 10mL，则配成 Orth 固定液。经 Orth 固定液固定的组织，线粒体、高尔基器和核分裂的染色效果很好。但 Orth 固定液不能保存，应临用前新鲜配制。

⑥ Gendre 固定液：它是由苦味酸饱和于 95% 的乙醇 80mL，甲醛液 15mL，冰醋酸 5mL 混合配成。此固定液多用做保存糖原，保存的糖原呈粗大颗粒状。缺点是把糖原推向细胞的一端，造成人为的"极化现象"。小块组织固定数小时至一晚，即可直接转入 95% 乙醇脱水。

⑦ Carnoy 固定液：它是由无水乙醇 6 份，三氯甲烷 3 份和冰醋酸 1 份混合组成。此液常推荐用于 RNA 和 DNA 染色的组织固定，也是糖原的良好固定液，保存的糖原呈微细颗粒状。此液穿透力强，又宜于固定外膜致密不易透入的组织。小块组织固定半小时，稍大的固定 2～4 小时即可。此液可溶解脂类，不能用于固定作脂类染色的组织。

⑧ B-5 固定液：先配好储备液，它是由氯化汞 24g，无水醋酸钠 5g，蒸馏水 400mL 混合溶解而配成的储备液。临用时取 B-5 储备液 9 份，加甲醛液 1 份混合即可。此液是淋巴细胞的优良固定剂，可保存淋巴细胞内的抗原，利于用做免疫组化技术，也可用做特殊染色。小块组织固定 3～5 小时，时间过长组织易变硬，固定后要流水冲洗。切片染色前常需用碘乙醇除去汞盐色素。

（五）组织固定良好的判断

用甲醛液固定组织，根据组织的大小厚薄、致密或疏松，固定时间可由数小时至 3 天。如肾穿或肝穿组织，固定 1～2 小时已足够；若是阑尾等稍大的标本，约需固定数小时；全子宫摘除等大标本需固定 1～2 天；更大的组织，应切取小块固定。任何组织固定时间必须充分，这是制片的关键。判断组织固定是否良好，可取已固定完毕的组织标本，用刀从正中切开，如固定良好，其切面呈灰白色，质感较硬而具有弹性；若固定不好，切面可见血色，含液体较多，组织仍保留柔软状态。这样的组织，以后的脱水透明等效果也不好，不可能制出理想的玻片标本。

（六）固定后水洗

组织经彻底固定后，在转入脱水之前，要求作一定时间的流水冲洗，其目的是洗去过多的固定液和尽可能清除组织与固定液作用所生成的分解产物，避免污染组织，延长脱水液的使用期。如需作银染的组织，通过流水冲洗可以除掉游离的离子及分解产物，使其在银染时底色比较清晰。

流水冲洗的时间根据所用的固定液、固定时间和组织大小而定。用甲醛液固定的组织，原则上都应流水冲洗。如为尸解或教学制片材料，固定后都应流水冲洗数小时至一晚，但外检组织标本，由于时间关系或赶在自动脱水机脱水，这样，则不经流水冲洗而勤换低浓度乙醇脱水液；若用含重铬酸钾的 Zenker 固定液，必须经流水冲洗 12～24 小时，而不能直接投入乙醇内脱水，因为铬盐与乙醇会在组织内形成一种不溶性的低氧化铬沉淀；用 Bouin 固定液固定的组织，可用流水作短时冲洗，但也可直接转入低浓度乙醇，经乙醇脱水时可洗去大部分苦味酸，组织留有少量苦味酸的黄色，对一般染色并无影响；如用 Gendre 液固定肝糖原，不可用流水冲洗而直接转入 95% 的乙醇 2 次，然后转入无水乙醇脱水。

二、骨质脱钙

组织内含有骨质或钙化灶，需先行脱钙处理。因骨质由钙盐组成，切片时既切不成完整的切片，又损伤切片刀的刀锋，因此，在取材时如遇到骨质或钙化灶，应进行脱钙处理后，才转入脱水透明。

（一）骨质脱钙方法

1. 酸类脱钙

骨组织或钙化组织内的钙盐多为不溶性，钙盐遇酸后生成一种可溶性的钙盐而游离出钙离子，经脱钙后的骨组织易于进行切片。酸类脱钙操作简单、价廉、脱钙时间较快。但脱钙时间如掌握不准确，容易破坏组织，胞核染色不良。

2. 电解脱钙

骨组织用白金丝环绕置于电解液(10%的甲酸和8%的盐酸)中，白金丝作为阳电极，另一端用碳棒作为阴电极，用6V直流电通电进行电解，使骨中的钙盐离解出钙离子，以达到脱钙的目的。此法脱钙快，不伤害组织，染色结果尚佳，但需要安装一套特殊的设备。

3. 螯合剂脱钙

此法是利用螯合剂乙二胺四乙酸(EDTA)与钙离子发生络合反应而脱钙。此法的优点是组织不被破坏，某些酶类可以保存，但脱钙作用非常缓慢，需时约数周。

4. 离子交换树脂脱钙法

此法是用一种铵型磺化聚苯乙烯树脂铺在脱钙液容器底部约1.5cm厚，将骨组织放在树脂上，加入20%的甲酸(不能用硝酸和盐酸等无机酸)，钙盐和甲酸生成的可溶性钙盐游离出钙离子，离子交换树脂可吸附液体中的钙离子而脱钙。此法所用的脱钙液不宜使用无机酸，而应使用甲酸。用过的树脂可用0.1mol/L的盐酸洗2次，再用蒸馏水洗3次后可反复使用多次。

（二）脱钙液

酸类脱钙因脱钙时间快，操作简易，是临床外检常用的一种脱钙法。常用的酸类脱钙剂有以下几种：

1. 硝酸 (nitric acid)

硝酸是一种强酸，脱钙作用迅速，为常用的酸性脱钙液。用做脱钙的浓度为5%～10%，脱钙时间约数小时至一天，在脱钙过程中应多次更换新液，以保证酸的有效浓度，否则脱钙速度会慢慢降低。加温脱钙可缩短脱钙时间，但应在37℃恒温箱内进行，并应在骨质转入酸液一段时间后每隔15～30分钟检查一次，否则如脱钙过度，组织受损，染色不良，有时甚至整块骨组织溶化，就无法制片，因此这点要特别注意。用硝酸作脱钙液的缺点是如时间过长会形成亚硝酸，使溶液呈黄色，并迅即减慢脱钙速度。组织黄染后也影响以后的染色反应，故需常换新液。

2. 盐酸 (hydrochloric acid)

盐酸也是一种强酸，脱钙作用快，用做脱钙液的浓度为3%～10%，骨组织在盐酸久置后，组织受损伤，胞核染色不良，一般不单独使用盐酸作为脱钙剂。

3. 甲酸 (formic acid)

甲酸属于有机酸，是一种良好的脱钙剂，但脱钙速度不如硝酸和盐酸，用做脱钙的浓度为10%～50%，甲酸脱钙即使脱钙时间过长，对组织的破坏也较轻微。

4. 混合甲酸盐酸脱钙液

此液由甲酸10mL、盐酸10mL和蒸馏水80mL组成。此液对组织的破坏较小，但脱钙的时间较长些。

（三）脱钙终点测定

骨组织在脱钙过程中，如脱钙过度，轻者可使胞核染色不良；重者组织可严重受损，胞核不着色，红染一片；如脱钙不足，切片时仍可损伤刀锋，使切片有刀痕或切片裂开。一般的经验是用针刺，用大头针轻刺经用酸脱钙的骨组织，在刺入时如手感无阻力者则脱钙完成，如手感有阻力者则仍需继续脱钙。这种方法会给组织带来损伤。理想的方法是用草酸铵测定，方法是取在脱钙过程中更换的最后一瓶脱钙酸液5mL，加少许浓氨水中和，然后加入草酸铵饱和液0.5～1mL混合，稍摇动后静置片刻，如液体变白色混浊，说明脱钙尚不完全，这是由于草酸盐与脱钙液中的钙离子生成草酸钙沉淀；若液体仍透明，则说明脱钙已达终点。

（四）脱钙后组织处理

脱钙后，组织应置于流水中冲洗半小时至数小时，以除去组织内的酸液，必要时可置入5%的硫酸钠中，30分钟后，流水稍冲洗即可进行常规脱水、透明等处理。一般来说，凡经过酸类脱钙的组织，胞核往往不易着色，因此，在染色时苏木精的染色时间需稍延长，伊红的染色时间需稍缩短。

三、组织脱水

（一）组织脱水目的

组织本身含有一定量的体液，在经过固定和冲洗后，组织间隙含有多量的水分。组织制作成蜡块时要求组织首先要被熔化的石蜡液所浸透，而不能直接把含水的组织置入石蜡溶剂中，因为水与石蜡是不可能混溶的，组织内只要存留少量的水分，就会阻碍石蜡的浸透。因此，必须先将组织内的水分彻底脱除干净，才有利于下一步组织的浸蜡。

（二）脱水剂的选择和要求

(1) 脱水剂必须是能与水以任何比例混合，最后又能与透明剂相混溶的化学试剂。

(2) 对组织的穿透性能良好，脱水快速。

(3) 适当使组织硬化。

(4) 价钱便宜、容易购买、操作方便。

(三) 组织脱水机制

组织脱水的过程是一种物理化学变化过程。乙醇作为脱水剂，是因为乙醇易溶于水，能与水以任何比例混合。组织浸泡在乙醇中后，组织内的水分就慢慢被乙醇所取代。乙醇的结构式为 CH_3CH_2OH，水的结构式为 H_2O，从结构式来看乙醇和水都含有羟基(-OH)，羟基的氢氧键高度极化，氧原子带负电荷，氢原子带正电荷，这样，乙醇分子和水分子就形成氢键缔合成乙醇-水缔合分子。

为防止组织用高浓度乙醇脱水而引起骤然收缩，组织脱水常规用从低浓度到高浓度的乙醇进行处理组织，如开始用70%的乙醇浸泡，继而转入80%的乙醇，再经过2次95%的乙醇，最后经过2次无水乙醇脱水，组织内的水分随脱水剂浓度递增而递减，最后被无水乙醇所取代，组织内的水分就基本上被完全脱去了。

(四) 常用脱水剂的种类和特性

1. 乙醇 (alcohol)

乙醇也称酒精，沸点为78℃，能与水以任何比例混合。乙醇脱水力强，在脱水过程中继续硬化组织，是一种优良的脱水剂。但高浓度乙醇对组织有强烈收缩、硬化作用，因此，在脱水过程中一般从低浓度乙醇开始，然后逐步递增其浓度。每级乙醇的脱水时间根据组织块的大小和厚薄由半小时至十多小时，原则上在低浓度乙醇脱水的时间可长些，至高浓度乙醇脱水的时间则短些。若组织在高浓度乙醇脱水的时间过长，则可使组织有较大收缩和明显变硬，给以后的切片带来困难。

根据我们的经验，一般组织经过70%的乙醇、80%的乙醇、95%的乙醇及无水乙醇四级即可达到脱水的要求；但至高浓度脱水剂95%的乙醇和无水乙醇均采用两缸试剂脱水(必要时无水乙醇可采用三缸试剂脱水)，才能保证组织内部水分尽量脱除。

2. 丙酮 (acetone)

丙酮的沸点为56℃，脱水力最强，速度快，但对组织收缩和变硬的作用比高浓度乙醇还大。脱水时可单独使用或与无水乙醇混合使用。组织在丙酮中的脱水时间不宜太长，在自动脱水机内常采用丙酮或丙酮无水乙醇(1:4～1:2)混合作为补充脱水剂，居于无水乙醇(Ⅱ)之后，只要时间掌握恰当，组织脱水的效果更为理想。

3. 正丁醇 (n-butyl alcohol)

正丁醇沸点为117℃，有轻微毒性，对皮肤有刺激作用，吸入后可发生头痛、视力减弱等症状。正丁醇的脱水能力弱(对水的溶解度小，每100mL水中能溶解9.1mL)，故脱水时间需延长，但对组织收缩较少，不会引起组织硬化。因正丁醇可与石蜡互溶，故组织在正丁醇脱水后可不经透明剂直接浸蜡，是一种脱水兼透明的试剂，但组织的透明度不理想。

乙醇和丙酮脱水后不能直接把组织投入石蜡浸泡，因两者不能与熔化的石蜡混合，而需再经透明剂处理后再浸蜡，所以又称非石蜡溶剂的脱水剂。而正丁醇能与熔化的石蜡混合，组织在正丁醇脱水后，可不经透明剂处理而直接投入浸蜡，所以又称脱水兼透明的脱水剂。

（五）组织脱水注意事项

(1) 组织脱水时一般是由低浓度乙醇至高浓度乙醇，由低至高，循序渐进：开始浓度最好是70%，因为乙醇浓度过低虽可减缓组织的过度收缩，却要增加脱水时间。但也不能在开始时骤然把组织投入高浓度乙醇脱水，因这样可引起组织快速收缩变硬，既影响切片，又使组织周边形成一个硬膜，染色后周边的细胞模糊不清。

(2) 组织在由低一级浓度乙醇转入高一级浓度乙醇时，可先把装组织的金属脱水盒或塑料脱水盒放在纱布上稍吸干，再转入高一级浓度乙醇，这样可避免把过多水分带入下一缸试剂，从而延长乙醇的使用时间。如使用自动脱水机进行脱水，此步骤可省略，但换液的时间要缩短。

(3) 脱水时的温度对脱水时间有一定影响：如用乙醇脱水，当温度高于40℃时，组织内的水分子与乙醇之间的分子运动加快，可缩短组织脱水时间；如室温低于15℃时，其分子运动减缓，组织脱水时间就要延长。如加温过高，虽可缩短脱水时间，但又导致组织的强度收缩变硬，造成切片困难，对诊断也有影响。因此，若需加温脱水温度，则不宜高于45℃。

(4) 更换脱水剂时，凡是相同浓度的试剂，可采用试剂前移的方法：如更换无水乙醇（Ⅰ）（Ⅱ）试剂，可把无水乙醇（Ⅰ）倒去，用吸水纸将试剂缸擦干净，然后把无水乙醇（Ⅱ）倒入无水乙醇（Ⅰ）的试剂缸，无水乙醇（Ⅱ）试剂缸擦干净后加入新液，这虽然麻烦一些，但可在不影响制片质量的前提下节约试剂。

(5) 脱水液要注意经常过滤，以防组织碎屑由甲例漏进乙例标本，造成组织污染，导致诊断错误。

(6) 如果组织脱水不彻底，在投入透明剂后就难以彻底透明，也就导致浸蜡不好，组织浸蜡不好就难以切出理想的切片。

(7) 脱水剂乙醇经回收仪处理后，可以回收再用。

四、组织透明

组织在无水乙醇内完全脱水后，置入石蜡前，用能与脱水剂及熔化的石蜡都能混溶的透明剂（如二甲苯）处理，透明剂能把组织内的脱水剂置换出来，组织全部为透明剂所填充，这时组织在光线下完全呈半透明状，称为组织透明。

（一）组织透明目的

组织脱水后，因为脱水剂无水乙醇不能与熔化的石蜡互相混溶，石蜡不能把组织内的脱水剂置换出来，而熔化的石蜡也不可能渗入组织，因此，必须要用一种过渡的溶剂，即其既能与脱水剂无水乙醇相混溶而置换组织内的脱水剂，又能与熔化的石蜡相混溶，最后又被熔化的石蜡取代。另一方面，组织经脱水后，从理论上讲是不含水分，但是否真的完全不含水分，肉眼是看不到的。若组织经过透明后，组织全部为透明剂所填充，这时肉眼看整块组织呈透明状，没有带任何白色混浊的状态，就表示组织内的水分基本上已脱除，已完全为透明剂所取代，这对组织脱水就起到了保证作用。

（二）透明剂的选择和要求

(1) 透明剂必须既能与脱水剂相混溶，又能与熔化的石蜡相混溶，即在脱水剂无水乙醇和熔化的石蜡之间能起到一种"桥梁作用"。

(2) 对组织的透明力强，作用快，肉眼看组织的透明度明显。

(3) 不易使组织收缩硬化和变脆，无毒或毒性低。

(4) 价钱便宜、容易购买、操作方便。

（三）组织透明机制

透明剂都是一类挥发性的脂溶剂，其折光率多在 1.4～1.5。组织在无水乙醇完全脱水后，在转入透明剂时，组织内的无水乙醇即被抽提出来，完全为透明剂所置换和填充。因透明剂的折光率与玻璃相近，都在 1.5 左右，被其填充的组织在光线透射下就呈透明状。

（四）常用透明剂的种类和特性

1. 二甲苯 (xylene)

二甲苯是无色透明液体，有特殊刺激性气味，沸点为 144℃，折光率为 1.497，易燃烧，长期接触时对黏膜有刺激作用。二甲苯不溶于水，但能与无水乙醇、丙酮混合，又能溶解石蜡和树脂，是目前制作石蜡切片使用最普遍的透明剂。二甲苯对组织的透明力强，作用快；缺点如透明时间过长，可使组织变脆，影响切片。因此，组织块在二甲苯内透明时间不宜过长，以常规制片为例，在室温透明时间（用两级透明剂），组织透明时间一般以 30～60 分钟为宜，肾穿等小块组织为 15～25 分钟。

2. 甲苯 (toluene)

甲苯是无色透明液体，有特殊刺激性气味，沸点为 110.6℃，折光率为 1.4967。甲苯的性质似二甲苯，对组织透明较慢，但组织收缩较小，在甲苯内放置稍长时间也不易使组织变硬变脆，但其毒性比二甲苯稍强。

3. 苯 (benzene)

苯是无色透明液体，具有芳香性气味，沸点为 80.1℃，折光率为 1.50。苯的性质也如二甲苯，对组织的透明力较强，在蜡缸中蒸发快，对组织的收缩小，不易使组织变硬变脆，但其毒性较大，故不推荐使用。

4. 三氯甲烷 (chloroform)

三氯甲烷俗称氯仿，沸点为 61～62℃，折光率为 1.45。其有特殊气味，不易燃烧，有麻醉性，长期暴露于日光中易被氧化分解为极毒的光气。三氯甲烷对组织的透明作用较弱,所需透明时间为二甲苯的数倍。它对组织的收缩作用很小,透明时间一晚以上,也不易使组织变硬变脆。缺点是不易观察组织的透明状态,因而难以判定组织的透明程度。由于三氯甲烷易蒸发,在浸蜡时残存于石蜡内的三氯甲烷极易除去。对小动物的脆嫩组织,如用二甲苯透明石蜡包埋后切片出现碎裂难切,可改用三氯甲烷作透明剂,这对切片有一定帮助。

5. TO 生物透明剂

它是由松节油提纯出来的一种二甲苯代替品。由于二甲苯有毒性,因此,可改用一些二甲苯代替品代替二甲苯作为透明剂和脱蜡剂。TO 的主要原料松节油是萜烯混合液体,无色透明,无毒性,酸价≤0.08,折光率较二甲苯小而比三氯甲烷稍大。它能与无水乙醇互溶,能溶解石蜡和中性树胶。由于它无毒性和有透明作用,透明后的组织不易变硬变脆,故切片完整易切,故可用来代替有毒性的二甲苯。其不足之处是透明和脱蜡作用都比二甲苯弱,因此,与二甲苯相比要适当延长透明和脱蜡时间,使用一段时间后会变得黏稠,影响染色操作。此外,使用时要注意这些二甲苯代替品对各种染色是否有影响。

(五) 组织透明注意事项

(1) 在定时更换透明剂时,先把二甲苯（Ⅰ）倾去,用吸水纸把盛瓶内擦净,把二甲苯（Ⅱ）倒入二甲苯（Ⅰ）,二甲苯（Ⅱ）盛瓶倾入新液。

(2) 组织经无水乙醇完全脱水后转入二甲苯透明,其透明时间因组织的大小、厚薄而不同,一般为 30～60 分钟,组织小而薄的需时短,组织大而厚的需时长,肉眼观察组织达完全透明后再放置数分钟即可转入熔化的石蜡内进行浸蜡。

(3) 如组织投入透明剂内达一定时间,仍见组织内有白色混浊状态,表示组织仍存有一定水分,这说明所用的无水乙醇已含水,这时,必须把组织从二甲苯取出,置回原来的无水乙醇彻底把二甲苯洗脱(10～15 分钟,并轻轻搅动),然后转入新换的无水乙醇（Ⅰ）和无水乙醇（Ⅱ）重新脱水后,再转入新换的二甲苯（Ⅰ）和二甲苯（Ⅱ）再行透明。如用自动脱水机进行脱水和透明浸蜡,这一透明步骤就无法观察,需要靠经验去掌握。

(4) 透明剂要注意过滤,以防止组织污染。

第二节 病理检查技术

一、细胞学检查技术基本概念

细胞学制片技术,包括标本的收集、涂片、固定、染色、脱水、透明、封固等。良好的制片是细胞学诊断的重要条件,高度的责任感和严格的操作流程,以及新技术的应用是提高细胞学制片质量的重要保证。

(一) 细胞学检查范畴

细胞病理学可分两大部分：脱落细胞学和针吸细胞学。

1. 脱落细胞学

采集人体中管腔器官表面脱落的细胞，其标本来自与外界相通的脏器，如胃肠道、呼吸道、泌尿道、女性生殖道等；其次来自与外界不相通的腔隙、脏器表面，如胸腹腔、颅脑腔、关节腔等积液。

2. 针吸细胞学

通过细针吸取的方法吸取组织中的活细胞，如乳腺、甲状腺、淋巴结、前列腺等穿刺。除了进行一般细胞形态学诊断外，尚可以进行细胞培养、细胞DNA检测。

(二) 细胞学检查程序

标本采集 → 涂片制作 → 涂片固定 → 涂片染色 → 涂片封固 → 涂片阅片 → 报告打印 → 玻片归档。

(三) 细胞学检查的特点和意义

1. 准确性

通常以阳性率来表示(诊断率、符合率、准确率)。目前国际统一标准，即用敏感性及特异性来表示。前者显示除去假阴性后的阳性率，后者显示除去假阳性后的诊断准确性。

2. 敏感性

细胞学诊断以子宫颈癌检查效果最佳，敏感性达90%以上。痰及尿液脱落细胞阳性率较低，为50%～60%，细胞学诊断的特异性较高，为98%～99%，即假阳性很低，只占1%～2%，可疑细胞只占5%。一个可靠的诊断技术应为敏感度越高越好，即假阳性和假阴性率越低越好。

3. 实用性

细胞学检查操作简便、创伤小、安全性高，且费用少，有利于疾病的早期发现、早期诊断和早期治疗。细胞学检查技术已不再是一种单纯的诊断方法，为观察癌前期病变的演变、指导临床用药和随访观察的重要指标。

4. 局限性

细胞学诊断有许多优点，但阳性率较低，时有漏诊和误诊。这主要与取材的局限性及制片方法不当有关；此外，缺乏组织结构也是影响诊断准确性的因素。

(四) 细胞学标本制作质量控制

细胞学制片是涂片技术重要的基本技能，细胞学制片的质量直接关系到诊断的准确率和阳性率高低。细胞学送检标本大概可分为以下三大类：

一类标本是临床医师取材后马上制成涂片固定后送细胞学检查(如妇科的宫颈涂片、

纤支镜刷片涂片）；另一类是临床医师抽取标本后未经固定直接送到细胞室行细胞制片检查（如浆膜腔积液、痰液、尿液等）；第三类主要是妇科液基细胞学标本，临床医师用特殊的刷子取材后，将刷子上的细胞放入细胞保存液中送到细胞室行细胞制片检查。

细胞学涂片制作前质控要求如下：

(1) 涂片前应准备好各种用具，如干净的载玻片、固定液、吸管、玻璃棒、小镊子。

(2) 各类标本要新鲜制作，4℃冰箱保存的标本不超过4小时。

(3) 涂片制作要轻巧，以免损伤细胞。

(4) 涂片制作要均匀，厚薄要适度，掌握细胞量与溶液比例的稀释度。细胞量多的标本制片宜薄，细胞量少的标本制片宜集中。

(5) 细胞应有效固定在载玻片的位置上，各类涂片制作后原则上应湿固定为佳，特殊情况下涂片亦可半湿干固定。

细胞学制作中的质控要求，详见制片流程中相关部分。

二、细胞学标本采集原则和方法

（一）标本采集原则

(1) 采集标本必须保持新鲜，以免细胞自溶，影响细胞着色和正确诊断。

(2) 采集方法应简便，以减轻患者痛苦，且不至于引起严重的"并发症"或促使肿瘤扩散。

(3) 正确选择取材部位，尽可能由病区直接采取细胞并获取丰富有效的细胞成分。

(4) 绝对避免错号和污染（器具和玻片干净、固定液及染液过滤、每份标本一瓶）。

(5) 针吸穿刺操作时有两人配合完成采集标本较好，并了解病情和影像学资料，选择恰当的体位及穿刺点。

（二）标本采集前准备

(1) 所有细胞学送检标本容器清洁并要求即采集即送检。

(2) 送检标本必须填写细胞送检申请单，每份标本一瓶并写明患者姓名、性别和年龄。

(3) 临床送检血性胸腔积液、腹水、心包液为防止标本凝固，应在容器中加入抗凝剂。可用商品化的肝素抗凝试管或用100g/L浓度的乙二胺四乙酸钠(EDTA-Na)，亦可用3.8%的枸橼酸钠，与标本量之比为1：10。

（三）标本采集方法

1. 标本采集方式

(1) 直观采集外阴、阴道、宫颈、穹窿、鼻腔、鼻咽、眼结膜、皮肤、口腔、肛管等部位，可用刮片、吸管吸取、擦拭或刷洗的方法。

(2) 宫颈细胞采集从早期棉棒阴道后穹窿分泌物法、木制宫颈刮片法到现代的专用扫帚状刷取样法。

(3) 用纤维光束内镜带有的微型网刷直接在食管、胃、十二指肠、气管、肺内支气管等部位的病灶处刷取细胞涂片。

(4) 体表可触及的原发病变和体内脏器标本收集可采用针刺抽吸收集方式，用穿刺针准确刺穿皮肤进入病区域后，通过提插针方式，使针尖斜面部对病变组织进行多次切割；并同时借助针管内的持续负压将切割获得的标本吸入针芯及针管内。

2. 分泌液收集法

细胞学检查收集的分泌液包括自然分泌液：尿液、痰液、前列腺液、乳头分泌液等。

(1) 尿液：男性用自然排尿，女性采取中段尿。尿量不应少于 50mL，标本要新鲜，尿液排出后 1～2 小时内制成涂片，如不能立即制片，可在标本内加 1/10 尿量的浓甲醛液或等量的 95％的乙醇。但尿内加入上述固定液可使细胞变形或影响制片，因此，尽可能新鲜尿液离心沉淀制成涂片。

(2) 痰液：指导患者漱口、深咳痰液，约 3 口量的痰液。挑选来自肺、支气管内的带铁锈色的血丝痰，或透明黏液痰及灰白色颗粒状痰等有效成分进行薄层均匀的涂片，每例患者制片 2～3 张。

(3) 前列腺液：采用前列腺按摩取分泌物直接涂片。

3. 灌冲洗收集法

此法常用于采集胃脱落细胞，例如用于胃肠、腹腔、卵巢肿瘤术后向空腔器官灌冲。冲洗一定数量的生理盐水，使肿瘤细胞脱落，然后将冲洗液抽取离心沉淀后取细胞层直接涂片。

4. 浆膜积液收集法

此法常用于胸腔、腹腔、心包腔等器官内积液的抽取，抽取胸腹水送检，通常由临床医师操作完成。送检胸腹水的容器瓶必须事前加入抗凝剂 (3.8％的枸橼酸钠)，送检浆膜腔积液的量为 20～200mL 较合适。因特殊原因不能马上制片的标本，应放入的冰箱内保存，时间不应超过 16 小时。

三、细胞学涂片固定

（一）固定目的

细胞离体后如果不及时固定，就会释放出溶酶体酶将细胞溶解，导致组织自溶，丧失原有结构。因此，细胞采集后应选用合适的固定液进行固定，使细胞内的蛋白质凝固、沉淀成不溶性，并使细胞尽可能保持原有的形态结构和所含的各种物质成分。细胞涂片的固定在细胞学制片中极为关键。细胞固定的好坏会直接影响后续的涂片和染色，进而影响细胞学诊断的准确性。

通过乙醇能迅速凝固细胞内的蛋白质、脂肪和糖类，使其保持与活细胞状态相仿的成分和结构，使细胞各部分尤其是细胞核染色后能清楚地显示细胞的内部结构。进行经典的巴氏染色，用乙醇和乙醚或甲醇固定细胞涂片是极为重要的。假如乙醇浓度不够细胞核固定不佳，易造成人为的假阴性报告。

（二）固定液种类

乙醇是细胞涂片常用的固定液，可使细胞内的蛋白质、核蛋白和糖类等迅速凝固，产生不溶于水的沉淀。乙醇很少单独使用，通常与冰醋酸、乙醚等混合使用。在巴氏染色中，乙醇类固定液更是首选的固定液。

常用的固定液如下：

1. 95%的乙醇-冰醋酸固定液

95%的乙醇：100mL；

冰醋酸：1L。

此为常用的细胞涂片固定液，冰醋酸渗透力强，可加快细胞的固定。

2. 乙醇-乙醚固定液

无水乙醇：49.5mL；

乙醚：49.5mL；

冰醋酸：1L。

此为常用的细胞涂片固定液，固定快速，尤其是作巴氏染色，为首选的固定液。乙醚容易挥发，气味较大，应密封保存。

3. Carnoy 固定液

无水乙醇：60；

三氯甲烷：30mL；

冰醋酸：10mL。

此固定液适用核酸、糖原、黏蛋白等的特殊染色，也适合固定含血较多的细胞标本。冰醋酸能够加强胞核染色，也能溶解红细胞，并可减低细胞由于乙醇引起的收缩。一般固定 3～5 分钟，再用 95%的乙醇继续固定 15 分钟。

4. 甲醇固定液

此固定液用于干燥固定的涂片（血片）和某些免疫细胞化学染色。

5. 丙酮固定液

冷丙酮常用于酶的细胞化学染色和免疫荧光染色。

6. 10%的中性缓冲甲醛固定液

此固定液主要用于固定细胞沉渣制作细胞蜡块。如果用于固定细胞涂片，固定较慢，也容易引起细胞脱落，因此不适宜直接固定细胞涂片。

（三）固定方法

1. 浸泡湿固定法

(1) 固定操作：将细胞涂在玻片上后，应稍晾干，但不能完全干燥，在涂片快干且还湿润时，立即浸泡在固定液中固定 15～20 分钟。这种固定方法也称为湿固定。

(2) 注意事项

①玻片标本固定时应将玻片垂直置入固定液，避免涂片相互摩擦。
②各种细胞涂片均应及时用湿固定法进行固定，否则涂片干燥后会严重影响染色效果。

2.喷雾固定

将采集的细胞涂好片后，平放在架子上，将乙醇等固定液喷洒在涂片上进行固定，干燥后保存或待染色。染色前需要在蒸馏水中浸泡约10分钟。优点是简单快速，缺点是容易固定不均匀。

（四）质量控制

1.制作标本要新鲜

送检标本要新鲜制作，在室温下不能停留超过2小时，脑脊液更不能超过1小时。胸腹水、心包积液、痰液可在冰箱内放置12~24小时。尿液在冰箱中停放不超过2小时。

2.湿固定的原则

制片后标本玻片尾部最易干燥，干燥后的玻片会引起细胞核膨胀和着色不清，胞质干燥后巴氏伊红、亮绿着色不鲜艳，诊断受影响。

3.固定液要过滤

每天每次使用后的固定液要用滤纸或棉花过滤后才能重复使用，但乙醇浓度不能低于90%的含量，否则要更换新固定液，主要是防止交叉细胞污染。

四、细胞学常规染色技术

（一）染色的作用

没有经过染色的细胞，难以通过显微镜观察到细胞核和细胞质内部各种细微的结构。因此，需要用不同的染料将细胞的形态结构及不同的成分显示出来，以便在显微镜下进行观察。

（二）染色机制

细胞染色机制比较复杂，一般认为细胞染色主要是通过物理吸附作用和化学结合作用来使细胞核和细胞质染上不同的颜色，并且产生不同的折射率，从而能通过显微镜来观察。

1.物理吸附作用

染料的色素成分被吸附进入组织和细胞间隙内而显色。

2.化学结合作用

染料的助色团具有与组织细胞很强的亲和力，能够与细胞及其细胞内的相应物质结合生成有色的不溶性的化合物沉淀而显色。

（三）染料分类

(1)染料根据其来源可分为天然染料如苏木精和人工合成染料如结晶紫等。

(2)染料根据所含有的发色团分为硝基染料、偶氮染料、醌亚胺染料、咕吨染料、苯甲烷染料、蒽醌染料、重氮盐和四重氮盐类和四唑盐类染料等。

(3) 染料根据所含有的助色团性质分为酸性染料、碱性染料和中性染料等。

(四) 常规染色方法

细胞学染色方法有多种，主要有常规染色、特殊染色（或称细胞化学染色）和免疫细胞化学染色，可根据不同的检验要求和研究目的加以选择应用。

常规染色法有巴氏 (Papanicolaou) 法、HE 法和迈格林华－吉姆萨染色 (MGG 染色) 法等。

1. 巴氏 (Papanicolaou) 染色

巴氏染色起初仅用于阴道上皮雌激素水平的测定以及检测生殖道念珠菌、滴虫等病原体的感染。染色方法经过不断改良后，胞质染色液分别有 EA36、EA50 和 EA65。目前主要用于妇科细胞学涂片染色，多采用 EA36 和 EA50 染色液，是用来筛查宫颈癌及癌前病变的常用细胞学染色方法。巴氏染色也适合胸、腹水、痰液等非妇科标本的染色，常采用 EA65 染色液。

巴氏染色法染液中含有阳离子、阴离子和二性离子，具有多色性染色效能。因此，染出的细胞质具有色彩多样、鲜艳、透明性好及细胞核的核膜、核仁、染色质结构清晰的特点。巴氏染色主要有两组染液，胞核染液如苏木精和胞质染液如 EA36，以达到核质对比清晰鲜艳的目的。

(1) 试剂配制

①改良 Lillie-Mayer 苏木精染液：

苏木精 (hematoxylin)：5g；

无水乙醇 (absolute ethyl alcohol)：50mL；

硫酸铝钾 (aluminium potassium sulphate)：50g；

蒸馏水：650mL；

碘酸钠 (sodium iodate)：500mg；

甘油 (glycerinum)：300mL；

冰醋酸 (glacial acetic acid)：20mL。

分别将苏木精溶于无水乙醇，硫酸铝钾溶于蒸馏水（可加热至 40～50℃ 使硫酸铝钾更容易溶解），用玻璃棒轻轻搅动使彻底溶解，待恢复至室温后，与苏木精无水乙醇液充分混合，再加入碘酸钠，最后加入甘油和冰醋酸。

②碳酸锂水溶液：

碳酸锂 (lithium caibonate)：1g；

蒸馏水：100mL。

③橘黄 G 染液：

橘黄 G(Orange G)：0.5g；

蒸馏水：5mL。

用橘黄 G 0.5g 溶于 5mL 蒸馏水，再加无水乙醇 95mL，然后加 0.015g 磷钨酸，使用前过滤。存储在深棕色瓶中。

④0.5%的淡绿乙醇储备液：

淡绿 (light green)：0.5g；

95%的乙醇 100mL；

⑤0.5%的伊红 Y 乙醇储备液：

伊红 Y(eosinY)：0.5g；

95%的乙醇：100mL。

⑥1%的伊红 Y 乙醇储备液：

伊红 Y(eosinY)：1g；

95%的乙醇：100mL。

⑦0.5%的俾斯麦棕乙醇储备液：

俾斯麦棕 (Bismarck brown)：0.5g；

95%的乙醇：100mL。

⑧EA36 染液配方：

0.5%的淡绿乙醇储备液：45mL；

0.5%的伊红 Y 乙醇储备液：45mL；

0.5%的俾斯麦棕乙醇储备液：10mL；

磷钨酸 (phosphotungstic acid)：0.2g。

⑨EA50 染液配方：

0.5%的淡绿乙醇储备液：6mL；

1%的伊红 Y 乙醇储备液：40mL；

纯甲醇：25mL；

冰醋酸：2mL；

95%的乙醇：21mL；

磷钨酸：2g。

(2) 染色操作流程：

①涂片用 95%的乙醇，冰醋酸固定液固定 10～15 分钟。

②95%的乙醇、80%的乙醇、70%的乙醇、蒸馏水分别浸泡 1 分钟。

③改良 Lillie-Mayer 苏木精染液染色 5～10 分钟。

④自来水中冲洗多余染液。

⑤1%的盐酸乙醇液分化约 4 小时。

⑥1%的碳酸锂水溶液蓝化 1 分钟，自来水洗 5 分钟。

⑦依次置入 70%的乙醇、80%的乙醇、95%的乙醇（Ⅰ）和 95%的乙醇（Ⅱ）各 1 分钟。

⑧橘黄 G 液染色 1～2 分钟 (此步可省略)。

⑨依次在 95％的乙醇（Ⅰ）、95％的乙醇（Ⅱ）中漂洗去掉多余橘黄 G 染液。

⑩ EA36 染液染色 3～5 分钟。

(3) 结果：角化细胞胞质呈粉红色，全角化细胞胞质呈橘黄色，角化前细胞胞质呈浅蓝色或浅绿色，细胞核呈蓝紫色，核仁呈橘红色，白细胞核呈蓝色，胞质呈淡蓝淡绿，红细胞呈橙红色。

2. 苏木精－伊红 (HE) 染色方法

(1) 试剂配制

①改良 Lillie-Mayer 苏木精染液。

② 0.5％的伊红 Y 乙醇液。

(2) 染色操作

①涂片从 95％的乙醇－冰醋酸固定液内取出，80％的乙醇浸泡 1 分钟。

②蒸馏水洗 1 分钟。

③改良 Lillie-Mayer 苏木精染液染色 5～10 分钟。

④自来水冲洗 1 分钟。

⑤ 0.5％的盐酸乙醇液分化 3～5 小时。

⑥自来水冲洗促蓝 10 分钟，80％的乙醇浸洗 1 分钟。

⑦ 0.5％的伊红 Y 乙醇液染色 1 分钟。

⑧ 80％的乙醇浸洗 1 分钟。

⑨依次用 95％的乙醇（Ⅰ）、95％的乙醇（Ⅱ）、100％的乙醇（Ⅰ）和 100％的乙醇（Ⅱ）脱水各 1 分钟。

⑩二甲苯透明，中性树脂封片。

(3) 结果：胞质呈淡红色，胞核呈紫蓝色，核仁呈红色。

3. 迈格林华－吉姆萨染色 (AAGG 染色) 法

(1) 染液配制

①迈格林华染液：

迈格林华 (May-Grunwald) 原液：1mL；

蒸馏水：9mL。

新鲜配制，不能保存。

②吉姆萨染液：

吉姆萨 (Giemsa) 原液：1mL；

蒸馏水：9mL。

新鲜配制，不能保存。

(2) 染色操作

①涂片固定后蒸馏水洗 2mL。

②迈格林华染液滴染 15 分钟。

③倒弃涂片上的染液，用自来水冲洗干净。

④吉姆萨染液滴染 15 分钟。

⑤倒弃涂片上的染液，用自来水冲洗干净。

⑥甩干水分，镜检。必要时干燥后用中性树脂封片。

(3) 结果：细胞核呈紫红色，细胞质和核仁呈深浅不同的蓝色。

(4) 注意事项

①适用于淋巴造血系统（血片）或胸、腹水等标本。

②必要时可干燥染片后用中性树胶封片，不宜用乙醇脱水，否则容易脱色。

(五) 质量控制

1. 固定好细胞涂片是染色质量的保证

细胞样本涂片完成后应及时固定，但要注意涂片含水太多，立即固定时容易使细胞脱落；太干燥又会使细胞胀大，甚至溶解，导致胞核染色不佳、结构模糊。

2. 常用 EA 染色液有 EA36、EA50 和 EA65 三种

其均由淡绿、伊红 Y、俾斯麦棕和磷钨酸组成，各自比例不同，但染色结果相似。EA36 适用于妇科标本染色，而 EA65 比较适合于非妇科的标本。

3. 橘黄 G 和 EA 类染液

通常使用 15 天，时间过久，会使胞质染色的颜色不够鲜艳，应根据染片量定期更换。

4. 配制 EA 染液时，PH 的调节对胞质分色好与差有较大影响

如 pH 偏高，则上皮细胞质染色偏红，可加少许的磷钨酸降低其 pH；如 pH 偏低，则上皮细胞质染色偏蓝或绿色，可加少许饱和碳酸锂溶液调高其 pH。

5. 细胞核在盐酸分化时要把握好时间和盐酸的浓度

着色浅或过深对细胞学的诊断都会造成严重的影响。

6. 处理

血液多和蛋白质多的液体标本，容易造成核染色过深或背景复杂，应先用缓冲液或标本清洗液处理后再制作标本涂片。

7. 建立规范的操作流程

可选用商品化的染色试剂。

8. 染色时应控制好苏木精染色时间

掌握盐酸-乙醇的浓度及分化时间，避免核染色过深或太浅。苏木精质量较差或使用过久的苏木精染液，会导致核浅染或核染色质不清，也会出现蓝染的结晶颗粒。

9. 应及时更换脱水透明的 100% 乙醇

或在其后增加一道苯酚，二甲苯脱水透明剂（在南方潮湿天气尤其适合选用），避免脱水不彻底引起片子出现雾状，使细胞轮廓模糊不清，不利于镜下观察。如果细胞片封

片不及时，吸入空气中的水分，鳞状上皮细胞胞质出现深褐色斑点。

10. 分开固定

细胞涂片中的细胞较容易脱落，不同病例的细胞片应分开固定，避免样本之间的交叉污染；染片中有皱褶而且重叠的细胞，应考虑到在染色中有可能发生的交叉污染。

11. 涂片量较多时选用分多次染色

应该先染脑脊液和尿液等细胞量较少的标本，其次是宫颈脱落细胞标本，最后染痰、支气管冲洗、纤支镜毛刷和体液等细胞涂片，并每天过滤染色所用的试剂和染色液。

第三节　特殊染色技术

虽然 20 多年来免疫组化及分子生物学等技术的广泛应用使病理学研究和临床病理诊断进入了一个崭新的时代，但传统的特殊染色技术目前仍在病理诊断和实验研究中广泛使用。特殊染色之所以长期存在而未被新技术取代，一方面是因为它本身具有特异、简单、快捷、价廉等显著优点，另一方面是特殊染色本身也在发展和完善，至今还没有出现更好的、可完全替代它的直接显示细胞内外特殊化学物质（如含铁血黄素、黑色素、淀粉样物质、基底膜等）的简便易行的方法和技术。为了进一步发挥特殊染色在诊断和科研中的作用、规范各种应用型特殊染色的具体操作、明确各自的应用范围和价值，同时也展现各种特殊染色近年来在实际工作中得到的完善，我们总结了国内多家大型医院常年从事特殊染色的技师们和经常关注特殊染色的医生们的工作经验，编写了本章，希望它能成为医院病理诊断医师和病理技师以及科研单位实验人员手中的工具。

一、结缔组织多色染色

结缔组织遍布全身，成分复杂，主要包含细胞、纤维和基质，其中纤维组织又分为胶原纤维、弹力纤维和网状纤维，这三种纤维在 HE 染色中经常难以区别，特别是病理情况下出现增生、萎缩及其他相关变性时，必须借助特殊染色加以鉴别。

结缔组织特殊染色方法多数是使用混合染料或不同染料连续染色，通常能够以三种以上的颜色使结缔组织成分选择性着色，清晰地显示出胶原、软骨、黏液，以及淀粉样物质和纤维素等，这些方法被称为结缔组织多色染色法，是显示与鉴别结缔组织的重要方法。

（一）Masson 三色染色法

Masson 是通过改良 Mallory 三色法建立的结缔组织多色染色方法，该法以红蓝黑 3 种颜色显示结缔组织多种成分，尤其是对于胶原纤维和肌纤维的鉴别作用非常明确。

1. 固定方法

使用10%中性福尔马林液。

2. 试剂配制

(1) Weigert铁苏木精液：甲液：苏木精1g，无水乙醇100mL；乙液：30%三氯化铁液4mL，蒸馏水95mL，盐酸1mL；使用前将两液等量混合。

(2) 丽春红酸性品红液：丽春红0.7g，酸性品红0.3g，1%冰醋酸水溶液100mL。

(3) 1%磷钼酸水溶液：磷钼酸1g，蒸馏水100mL。

(4) 2%醋酸苯胺蓝液：苯胺蓝2g，冰醋酸2mL，蒸馏水98mL。

(5) 亮绿液：亮绿1g，1%冰醋酸水溶液100mL。

3. 染色步骤

(1) 切片脱蜡至水。

(2) Weigert铁苏木精染5～10分钟。

(3) 流水冲洗。

(4) 1%盐酸酒精分化数秒。

(5) 流水冲洗数分钟。

(6) 丽春红酸性品红液5～10分钟。

(7) 蒸馏水稍洗。

(8) 1%磷钼酸水溶液处理10分钟。

(9) 直接用2%醋酸苯胺蓝液或1%亮绿液复染5分钟。

(10) 1%冰醋酸水溶液处理2分钟。

(11) 95%乙醇脱水3次。

(12) 无水乙醇脱水，二甲苯透明，中性树胶封固。

4. 染色结果

以苯胺蓝复染时胶原纤维、软骨、黏液呈蓝色，以亮绿复染时呈绿色。肌纤维、纤维素、红细胞、胞质、神经胶质呈红色，胞核呈清晰的黑蓝色。

5. 注意事项

(1) 为防止氧化沉淀，Weigert铁苏木精甲、乙液应于临用前等份混合，而不要预先混合。甲液需配制后数天才可用，不宜配制过多，保存时间过长将影响染色效果。

(2) 用1%磷钼酸处理切片时，应在镜下观察控制染色时间，肌纤维呈红色，胶原纤维呈淡红色为宜。

(3) 冰醋酸水溶液用于分色，又能防止染色剂洗脱，浓度为0.2%～1.0%。

(二) Pollak三色染色法

Pollak三色染色是由Masson三色染色法改良发展而来的结缔组织多色染色方法。它利用多种染料，媒染剂和促染剂同时进行染色，可使结缔组织内多种成分分别着色。

1. 固定方法

使用 10％中性福尔马林液。

2. 试剂配制

(1) Pollak 混合液：酸性复红 0.5g，丽春红 1g，淡绿 0.45g，橘黄 G 0.75g，磷钨酸 1.5g，磷钼酸 1.5g，冰醋酸 3mL，50％乙醇 300mL。将冰醋酸加入乙醇配成冰醋酸乙醇液，而后分别以 50mL 该液在 4 个容器中溶解下面 4 种物质：

①酸性复红和丽春红。

②亮绿。

③橘黄 G 和磷钨酸。

④磷钼酸。待完全溶解后将 4 种溶液混合过滤。

(2) 0.2％冰醋酸水溶液：冰醋酸 0.2mL，蒸馏水 100mL。

3. 染色步骤

(1) 切片脱蜡至水。

(2) 用 Weigert 铁苏木精液染色 5～10 分钟。

(3) 充分水洗，镜下观察。过染时用 0.5％盐酸酒精分化 (70％乙醇 99.5mL，加 0.5mL 盐酸)，水洗返蓝，蒸馏水洗数次。

(4) Pollak 混合液染色 3～10 分钟。

(5) 以 0.2％冰醋酸水溶液分化数秒，时间应以镜下观察色泽适当为宜。

(6) 95％乙醇至无水乙醇脱水，二甲苯透明，中性树胶封固。

4. 染色结果

胶原纤维、黏液、软骨、神经纤维呈绿色，若以苯胺蓝代替亮绿则呈蓝色，肌肉和弹力纤维呈红色，神经轴索为粉红色，纤维素呈紫红色，红细胞呈橘红色，胞核呈清晰的黑蓝色。

5. 注意事项

(1) 因 Pollak 染液内的染料属酸性染料和偶氮染料，需与磷钨酸、磷钼酸一起使用，才可获得理想的染色效果。

(2) Pollak 混合液染色时间应严格掌握，如染色时间短则红色加深，染色时间延长，则绿色或蓝色加深，用普通水洗，红色变淡。

(3) 使用冰醋酸水洗，可以防止脱色，并使颜色鲜艳清晰。

二、胶原纤维染色

胶原纤维是由成纤维细胞产生的一种纤维蛋白。它呈嗜酸性、新生成的或少量存在时常呈明显的纤维状；成熟的和大量存在时，它是较为均质性的。它是结缔组织中起支持作用的重要部分，具有一定的韧性和坚固性，能抵抗一定的牵引力而不致撕裂。判定梭形细胞肿瘤是纤维肉瘤还是平滑肌肉瘤时，可以使用胶原纤维染色。虽然在 HE 染色切片上可以识别，但胶原纤维特殊染色可以用不同颜色将其清晰地显示出来，利于病变和病程的判定，在显示器官损伤、修复、纤维化程度等方面具有重要作用。常用于显示胶原纤维的特殊染色方法有 Van Gieson 苦味酸酸性复红染色法、Masson 三色染色法和 Mallory 三色染色法。

（一）Van Gieson 苦味酸酸性复红染色法（VG 染色法）

VG 染色是显示胶原纤维的传统优良方法，它利用酸性品红和苦味酸分别对于胶原纤维和肌纤维具有亲和力强的特点，可以将胶原纤维和肌肉分别染成红色和黄色，因而主要用于和肌纤维的鉴别。

1. 固定方法

使用 10% 中性福尔马林液。

2. 试剂配制

(1) Weigert 铁苏木精：甲液：苏木精 1g，无水乙醇 100mL；乙液：30% 三氯化铁液 4mL，蒸馏水 95mL，盐酸 1mL；使用前将两液等量混合。

(2) Van Gieson 染液：甲液：1% 酸性品红水溶液；乙液：苦味酸饱和水溶液（饱和度约 1.22%）；两溶液分瓶盛放，临用前取甲液 1 份，乙液 12～20 份混合后使用。

(3) 1% 盐酸酒精液：70% 乙醇 99mL，盐酸 1mL。

3. 染色步骤

(1) 切片脱蜡至水。

(2) 入 Weigert 铁苏木精染液 5～10 分钟。

(3) 流水稍洗。

(4) 10% 盐酸酒精迅速分化。

(5) 流水冲洗。

(6) Van Gieson 染液染 1～2 分钟。

(7) 倾去染液，直接用 95% 乙醇分化和脱水。

(8) 无水乙醇脱水，二甲苯透明，中性树胶封固。

4. 染色结果

胶原纤维呈鲜红色，肌纤维及红细胞黄色，胞核蓝褐色。

5. 注意事项

(1) 为防止氧化沉淀，Weigert 铁苏木精甲乙液应于临用前等份混合，而不要预先混合。甲液需配制后数天才可用，不宜配制过多，保存时间过长将影响染色效果。

(2) Van Gieson 染液分甲乙液，临用前以 1：12 混合配制，如肌纤维着色不佳，也可将比例增至 1：20。混合后应马上使用，否则染色效果下降，因为酸性品红不易着色。

(3) 由于酸性品红容易被水洗掉，苦味酸的黄色则易被 95% 乙醇洗脱，故 VG 染色后经水和乙醇时动作要迅速。

(4) 染 VG 后，可不水洗直接进入无水乙醇分化，使染色鲜明艳丽。

(二) 胶原纤维染色改良法

此方法克服了原 VG 法易褪色和对比度差的缺点。

1. 固定方法

使用 10％中性福尔马林液。

2. 试剂配制

(1) 丽春红染色液：0.5％丽春红水溶液 10mL，苦味酸饱和液 90mL。

(2) 维多利亚蓝 B 染色液：维多利亚蓝 B0.5g，70％乙醇 100mL。

3. 染色步骤

(1) 切片常规脱蜡至水。

(2) 70％乙醇稍洗后，浸入维多利亚蓝 B 染色液中 15 分钟。

(3) 95％乙醇液分化数秒。

(4) 蒸馏水洗 2 次。

(5) 丽春红染色液滴染 5 分钟。

(6) 直接用无水乙醇分化与脱水。

(7) 二甲苯透明，中性树胶封固。

4. 染色结果

胶原纤维呈红色，肌肉呈黄色。

5. 注意事项

(1) 切片厚度 6μm 较好。

(2) 因维多利亚蓝 B 染色液内含有乙醇，切片在染色缸内浸染为好，以避免染液挥发。

(3) 丽春红染色后，不能与水接触，直接用无水乙醇脱水。

三、网状纤维染色

网状纤维为分支交织成网的纤细纤维，其化学成分为网状蛋白。网状纤维在形态上及染色上与普通的胶原纤维不同，用电镜观察无法区别二者，故网状蛋白可视为一种特殊类型的胶原蛋白。网状蛋白在氨基酸组成上与胶原甚为相似，但含有较多的糖和脂肪。由于网状纤维在化学上与胶原纤维紧密相关，在某些病理条件下有可能转化为胶原纤维，网状纤维在 HE 染色切片上不易染出。VG 染色不显色或微粉红色，PAS 反应呈淡紫红色，镀银染色则为黑色，故又称为嗜银纤维。它存在于各种组织中，是淋巴结、肝、脾、心、肾等实质脏器的网状支架。

网状纤维的特殊染色，可以用来显示病变组织网状支架的破坏情况。组织、脏器网状支架的保留、塌陷或完全破坏，网状纤维的多少、粗细、疏密或有无断裂，对于判断病变的性质、程度及其发展与转归具有重要意义。尤其在肿瘤病理诊断中，网状纤维染色对于鉴别来源于上皮组织和间叶组织的恶性肿瘤具有重要价值。来源于间叶组织的恶性肿瘤(肉瘤)，其瘤细胞之间往往有较多网状纤维；来源于上皮组织的恶性肿瘤(癌)则网状纤维仅包绕于癌细胞团(癌巢)的周围，而不伸入癌巢内癌细胞之间。此外，利用网状纤维的多少及分布状态，在鉴别来源于同一胚叶的各种肿瘤方面亦有帮助，如区分血管外皮瘤与血管内皮瘤、淋巴细胞肉瘤与网状细胞肉瘤等。网状纤维的染色方法很多，但都为浸银染色。这些方法的染色原理为：

(1) 网状纤维染色：常用的银染液多数为氨银液，氨银液中的银氨络合物较易被组织吸附，与组织的蛋白质相结合，再经甲醛作用还原成为银而沉积于网状纤维内及其表面，因此得以着色。

(2) 氯化金的调色作用：组织经银液浸染及甲醛还原后，经氯化金作用可使多余的银与氯作用产生氯化银，然后再用硫代硫酸钠洗去组织上未还原的银盐，从而使组织内各种成分显示得更为清晰，已与网状纤维结合的银盐被固定得更加牢固。

(3) 银染色前处理的作用：切片在浸银之前用高锰酸钾氧化及草酸还原适当，可使组织切片达到漂白及分化，从而使银的浸润均匀，背景清晰。

(4) 其他：有的染色法先用铁明矾等处理，是作为浸银染色法的感应剂而应用，亦利于组织切片在银溶液中浸染。

(一) Foot 染色法

1. 固定方法

使用 Zenker 液为佳，10%中性福尔马林液亦可。

2. 试剂配制

氨性银溶液：10%硝酸银水溶液 10mL，碳酸锂饱和(1.25%)水溶液 10mL。将上两液混合，立即产生沉淀。倾去上清液，用蒸馏水反复洗涤沉淀物 3～4 次后，加入蒸馏水至 25mL，然后逐滴加入 26%～28%的浓氨水，每加一滴均需充分搅拌，照此慢慢滴入，直至沉淀物接近几乎全部溶解为止，大约需 20 滴。最后再加蒸馏水至 100mL，滤过后使用。要求滤过时尚能滤出一点未溶尽的沉淀物微粒为宜，须注意避免氨水过量。

3. 染色步骤

(1) 切片按常规脱蜡至蒸馏水(Zenker 液固定的要进行脱汞)。
(2) 入 0.25%高锰酸钾水溶液 5 分钟。
(3) 蒸馏水洗 2～3 次。
(4) 1%草酸水溶液，至漂白为止。
(5) 自来水充分洗，蒸馏水洗 2 次。
(6) 入 Foot 氨性银液内于 56℃温箱中 15 分钟或更长一些，直至切片呈现棕黄色。
(7) 蒸馏水速洗 2 次。
(8) 20%福尔马林水溶液还原 5 分钟。
(9) 蒸馏水洗 3 分钟。

(10) 0.2%氯化金水溶液调色，镜下观察，至网状纤维呈黑色并且清晰、背景为灰白色止。

(11) 自来水洗。

(12) 5%硫代硫酸钠(海波)水溶液1～5分钟，自来水充分洗涤。

(13) 根据需要，可用VG染液、伊红等染液复染。

(14) 酒精脱水，二甲苯透明，中性树胶封固。

4. 染色结果

网状纤维呈黑色或黑褐色，其他组织为复染的颜色。

(二) Gordon-Sweet 法

1. 固定方法

使用Zenker液为佳，10%中性福尔马林液亦可。

2. 试剂配制

(1) 酸性高锰酸钾液：0.5%高锰酸钾水溶液47.5mL，3%硫酸水溶液2.5mL。

(2) 氨性银溶液：取10%的硝酸银水溶液5mL置于量筒内，一滴一滴地加入浓氨水，即产生沉淀。须逐滴加入并随时搅拌，当所产生的沉淀又被浓氨水所溶解但尚未溶尽时，再加入3%氢氧化钠水溶液5mL，此时溶液又产生沉淀。为使沉淀溶解，再一滴一滴地加入浓氨水并不断搅拌，直至沉淀物接近几乎全部溶解仅有极少微粒时止。最后加双蒸水至50mL，过滤到清洁的棕色试剂瓶内。

3. 染色步骤

(1) 切片常规脱蜡至水(Zenker液固定的要进行脱汞)。

(2) 酸性高锰酸钾液氧化1～5分钟，蒸馏水洗。

(3) 1%～2.5%草酸漂白，自来水洗，蒸馏水洗。

(4) 用2%～2.5%铁明矾水溶液作用10～15分钟，蒸馏水洗2～3次。

(5) 氨性银溶液染10～30s，蒸馏水速洗2次。

(6) 10%福尔马林液还原0.5～1分钟，水洗数次。

(7) 以0.2%氯化金调色1～2分钟，镜下观察分化程度，水洗数次。

(8) 入5%硫代硫酸钠水溶液5分钟，自来水充分水洗。

(9) 酒精脱水，二甲苯透明，中性树胶封固。

4. 染色结果

网状纤维呈黑色，胶原纤维呈灰色。

5. 注意事项

(1) 银染色系化学反应过程，要求所使用的试剂、溶液及器皿均需达到洁净，以避免水和容器因不干净带来的杂质与银发生化学反应，而影响染色质量甚至造成脱片使染色失败。

(2) 配制氨银溶液时，氨水必须新鲜，所滴加的浓氨水必须严格控制，这是染色成败的关键。需精心操作，注意不能过量，应边加边摇动使沉淀物溶解至肉眼仅能见到一些微粒为止。

(3) 配好后的氨银液很敏感，受光或空气作用后均易解离析出银盐，故宜用棕色玻璃瓶盛装并密封避光保存，一般置于冰箱可保存数天至数周，如见银盐析出，则应重新配制。

(4) 切片经铁明矾液和氨银液作用后水洗时间要恰当，时间过长会减弱银的还原性，网状纤维不够黑；时间过短，又会使银的还原不够均匀，一般以数秒为宜。

(5) 福尔马林的浓度与使用时间：用福尔马林还原，是浸银染色各法通用的，所用浓度与时间大不相同。其浓度自1%～20%，时间由1～30分钟。经实践认为，一般用5%～10%的福尔马林处理2次，每次3～5分钟即可。

(6) 使用高锰酸钾氧化及草酸漂白处理时间不能过长，过长可使切片脱落。

(7) 网状纤维染色要求切片厚度5～6μm为佳，切片过厚容易脱片，且影响观察。

(8) 作为网状纤维染色，一般用10%中性福尔马林液固定组织为宜，不可采用含汞盐和四氧化锇的固定液，否则会导致切片内非特异性的银沉淀。

(三) 醋酸氨银染色法

1. 固定方法

使用10%中性福尔马林液。

2. 试剂配制

10%硝酸银水溶液20mL；10%醋酸钠水溶液4mL。

将两液混合摇匀后呈乳白色，并且产生一种乳凝块状悬乳颗粒，再逐滴加入浓氨水，边加边振荡或搅拌，直至溶液接近变为清亮时为止，然后加蒸馏水至40mL即可使用。

3. 染色步骤

(1) 切片厚4～6μm，脱蜡至水。

(2) 0.5%高锰酸钾水溶液氧化5分钟。

(3) 水洗。

(4) 1%草酸水溶液漂白为止。

(5) 蒸馏水洗3次。

(6) 50%硝酸水溶液媒染10分钟。

(7) 蒸馏水速洗。

(8) 入醋酸氨银液浸染或滴染5分钟。

(9) 蒸馏水速洗。

(10) 10%中性福尔马林液还原2分钟。

(11) 自来水洗2分钟。

(12) 0.2%氯化金调色2分钟。

(13) 自来水洗2分钟。

(14) 5％硫代硫酸钠 1 分钟。

(15) 自来水洗 5 分钟。

(16) 必要时复染。

(17) 酒精脱水，二甲苯透明，中性树胶封固。

4. 染色结果

网状纤维呈黑色，其他组织为复染的颜色。

5. 注意事项

(1) 配制醋酸氨银液时，滴加浓氨水千万不要过量，在液体稍清亮时为宜。

(2) 所用的容器必须清洁干燥。

(3) 10％中性福尔马林液还原时可用两次液体交换，显出黑色为止。

(4) 如需复染，时间不宜过长，过染会覆盖网状纤维组织。

四、弹力纤维染色

弹力纤维在皮肤、血管壁、肺等部位含量最为丰富，病变时表现为弹力纤维的破坏、增生、断裂与崩解。在 HE 染色中和胶原纤维相似，都染成红色，量少时二者较难区别，此外，病变所致弹力纤维异常增生也常使其在 HE 切片上不易识别，都需借助弹力纤维的特殊染色方法来鉴别。

(一) 维多利亚蓝-苦味酸天狼猩红染色

1. 固定方法

使用 10％中性福尔马林液。

2. 试剂配制

(1) 维多利亚蓝染色液：维多利亚蓝 2g，糊精 0.5g，间苯二酚 4g，蒸馏水 200mL。配制时将上述物质混合后加热煮沸，边煮边搅拌，约 5 分钟。另一容器取 30％三氯化铁水溶液 25mL，另行加热煮沸后慢慢倒入前液，继续煮沸 3 分钟，不断搅拌至溶液呈胶体状。冷却过滤，将滤纸连同残渣置 60℃恒温箱烤干。残渣呈深蓝色细颗粒状粉末，再溶于 400mL 的 70％乙醇液中。然后加浓盐酸 4mL 和间苯二酚 5g，放置成熟后使用。

(2) 天狼猩红染色液：0.1％天狼猩红水溶液 15mL，苦味酸饱和水溶液 85mL。

3. 染色步骤

(1) 切片脱蜡至水。

(2) 70％乙醇洗 2 分钟，维多利亚蓝染色液中 1～2 小时。

(3) 95％乙醇分化数秒。

(4) 蒸馏水洗 2 遍。

(5) 用天狼猩红染液滴染 15 分钟。

(6) 急速水洗。

(7) 用无水乙醇冲洗多余染液 2 次。

(8) 切片在空气中或冷风干燥。

(9) 二甲苯透明，中性树胶封固。

4. 染色结果

弹力纤维呈蓝绿色，胶原纤维呈红色，背景呈淡黄色。

5. 注意事项

(1) 维多利亚蓝染液室温保存，可以长达数年，反复使用而不影响染色效果。

(2) 维多利亚蓝染后用70%乙醇分化，之后立即浸入水中，镜下观察颜色深浅，如颜色较深，可以再分化，此步骤操作对染色效果至关重要。

(3) 天狼猩红复染后急速水洗。

(二) Verhoeff铁苏木精染色法

该法染色快，操作简便，染色保存持久，粗大的弹力纤维染色效果良好，但对于纤细纤维效果欠佳。

1. 固定方法

使用10%中性福尔马林液。

2. 试剂配制

(1) Verhoeff铁苏木精染液：5%苏木精无水乙醇贮存液20mL(苏木精5g，无水乙醇100mL)，10%三氯化铁水溶液8mL(三氯化铁10g，蒸馏水100mL)，Verhoeff碘溶液8mL(碘2g，碘化钾4g，蒸馏水100mL)。临用前将上述3种贮存液按比例混合摇荡使用。

(2) 2%三氯化铁水溶液：三氯化铁2g，蒸馏水100mL。

(3) 5%硫代硫酸钠水溶液：硫代硫酸钠5g，蒸馏水100mL。

(4) Van Gieson染液：甲液：1%酸性品红水溶液；乙液：苦味酸饱和水溶液。两溶液分瓶盛放，临用前取甲液1份液12～20份混合后使用。

(5) Curtis 苦味酸丽春红溶液：1%丽春红水溶液10mL，饱和(约1.22%)苦味酸水溶液86mL，1%醋酸水溶液4mL。

3. 染色步骤

(1) 切片脱蜡至水。

(2) 蒸馏水洗，用Verhoeff染液染色15～30分钟，至颜色呈深黑色。

(3) 流水冲洗。

(4) 2%三氯化铁水溶液分化10～20s，镜下观察弹力纤维清晰为止。

(5) 流水充分冲洗。

(6) 用95%乙醇处理数秒，洗去切片上的碘液，使黑色弹力纤维更清晰。

(7) 流水冲洗2～3分钟。

(8) 50%硫代硫酸钠水溶液5分钟。

(9) 流水充分水洗，蒸馏水冲洗。

(10) Van Gieson 染液或 Curtis 染液复染。

(11) 95％乙醇快速分化。

(12) 无水乙醇脱水，二甲苯透明，中性树胶封固。

4. 染色结果

弹力纤维呈黑蓝色，胶原纤维呈红色，肌纤维、纤维素、神经胶质呈黄色。

5. 注意事项

(1) Verhoeff 染液需要新鲜配制，使用前将贮存液混合，只可用一次。

(2) 用2％三氯化铁水溶液分化是关键的一步，通过镜下观察控制染色时间，以弹力纤维清晰、其他组织呈浅黄色为准。

(3) 用95％乙醇脱碘数秒，镜下观察，如分化过度，可返回第2步重染。

(4) VG 复染时，时间仅限于数秒，不能超过1分钟。苦味酸有脱色作用，可使弹力纤维染色变浅。

第四节 特殊组织制作技术

一、胃肠镜、食管镜活检制作技术

目前，我国消化道肿瘤的发病率呈逐年上升趋势，胃癌和结直肠癌是继肺癌之后，发病率和死亡率都位居前列的恶性肿瘤。因此，针对消化道肿瘤的早期诊断、早期治疗是提高癌症患者康复率和生存率的重要措施。随着纤维胃镜和电子胃镜、肠镜的普及，食管镜、胃肠镜活检标本日益增多，且同一病人经常取多块标本，由于活检的标本较小（尤其是食管镜标本，有时仅仅是一小片黏膜），通常把钳取的数块标本放在一起脱水、包埋制成一个蜡块，这样虽然省事，但带来了两个缺点：一是在一个蜡块内的几个标本不能位于同一平面；二是每块标本的包埋方向也很难做到正确无误，从而直接影响了切片质量和诊断的准确性。为了配合临床病理诊断需求，针对胃肠镜、食管镜小标本组织切片制作流程，必须制定一套切实可行的、质控严格的操作规范。

(一) 食管和胃的正常解剖学

食管为一肌性管状结构，在成人长约25cm，内衬黏膜为非角化性复层鳞状上皮。基底层为1～4个细胞厚度。黏膜固有层由疏松结缔组织组成，在食管的远端部分，包含被称为（食管）贲门腺的黏液腺。与胃肠道其他部位相比，食管黏膜肌层相对较厚，特别是在食管的远端。

胃大体上分为贲门、胃底、胃体、幽门窦和幽门几个部分。这与胃黏膜的3种主要组织学类型即贲门、胃底和幽门（胃窦）黏膜有些对应关系（但不能等同起来），各型胃黏膜之间存在移行区域。所有的胃腺均有两种主要成分：小凹和分泌部分（腺节）。小凹是胃癌发生的最重要的部位。胃黏膜的另外两种成分是固有层和黏膜肌层。黏膜肌层由内环外纵两层组成，并有细小的平滑肌束与之连续向上长入黏膜固有层直达表面上皮下方。

（二）固定前处置

首先，胃镜/食管镜活检标本应在腔镜室活检时，将标本从活检钳中取出时用拨针将黏膜铺开，分辨出黏膜面及固有层面（带血点为下），而后用镊子夹一小块滤纸膜贴附于黏膜组织表面，用拇指轻压一下，使黏膜表层贴附于滤纸膜上，保持平坦。

另一种方法是用塑网代替滤膜，使黏膜平铺于2层塑料网之间，然后置于脱水盒中进行固定。

（三）固定

将附有黏膜组织的滤膜放入装有10％中性福尔马林液标本管中固定。

（四）脱水前处置

脱水前将活检标本从标本瓶中取出，分离组织与滤膜，将已固定好的组织用粗滤纸包好放入脱水盒中，入脱水机进行脱水或手工脱水，或将固定后的组织块置于两片海绵片之间，把夹有标本的双层海绵放入塑料脱水盒内进行脱水。脱水时，应在80％乙醇中放入少许伊红搅匀，以便在脱水过程中使小块活检标本着伊红色，易于包埋面的识别。

（五）脱水方法

1. 脱水时间

(1) 10％中性福尔马林，2小时。

(2) 80％乙醇，40分钟。

(3) 90％乙醇，40分钟。

(4) 95％乙醇Ⅰ，1小时。

(5) 95％乙醇Ⅱ，2小时。

(6) 95％乙醇Ⅲ，3小时。

(7) 100％乙醇Ⅰ，20分钟。

(8) 100％乙醇Ⅱ，40分钟。

(9) 二甲苯Ⅰ，5分钟。

(10) 二甲苯Ⅱ，20分钟。

(11) 石蜡Ⅰ，5分钟。

(12) 石蜡Ⅱ，25分钟。

2. 注意事项

(1) 手工脱水每步骤须控干液体。

(2) 严格控制脱水时间。

(3) 严格控制液体浓度,防止组织过硬、过脆。

(4) 为避免标本过硬,可在无水乙醇后浸入香柏油片刻,软化后再透明。

(六) 包埋

用鸭嘴镊打开脱水盒中的滤纸包,从中取出食管镜标本或胃黏膜标本,放入包埋机冷台上的包埋模具中,加入少许蜡,待黏膜标本在蜡底部立埋凝固后,抽出镊子,再放上脱水盒充满蜡移至大冷台,待完全冷却后卸下蜡块修去多余蜡边,即可上机切片。

(七) 切片与染色

切片前,将已修好的蜡块放在冷台上冷冻,使组织与石蜡温度一致,以利切片。切片时做连续切片(厚度为 3～4μm),每张玻片上捞 5～6 片组织,切片控干后 70～80℃烘烤 30 分钟,常规 HE 染色,树胶封片。

前述的活检标本制作方法:用拨针平铺食管镜/胃镜黏膜小标本,而后用滤膜贴附标本,由于此种方法操作简捷,平铺贴膜技术易掌握,适合在数量较大的普查工作中使用。以往一直将扭曲成团的内镜活检标本不加任何处理直接放入固定液中,黏膜不能平铺展开,包埋时难以定向定位,故切片质量不佳,常因出现黏膜不全、断裂或平切导致影响对病变的判断。采取上述方法可获得满意的食管镜/胃镜黏膜活检切片,镜下观察,可见黏膜组织层次分明,结构清晰,获得了切片的最佳观察效果。

二、前列腺穿刺活检制作技术

(一) 前列腺穿刺活检的意义

前列腺疾病的诊断,传统上主要是依据患者的临床症状进行肛肠指诊检查,化验检查:尿液前列腺液化验镜检以及血清中 PSA(前列腺特异性抗原)含量,物理学检查:X 线平片、CT、磁共振、细针吸取细胞学 (FNA)。早期进行的直肠指诊经会阴穿刺及直肠指诊经直肠前列腺穿刺取活检法由于其准确度太低现已很少使用,前列腺穿刺对患者损伤小且准确度高,较传统方法对癌症的检出率明显提高。

前列腺疾病一般分为前列腺的炎症、良性增生、瘤样病变和肿瘤等。1989 年,Hodge 提出的经直肠超声引导前列腺穿刺活检术已被广泛认同,成为标准式式。近些年来国内外随着这项工作的逐渐开展,对前列腺疾病的认识有了显著的提高,前列腺病学的研究也有了迅速发展,对该病的诊断分类分级也随之更加明确。

前列腺穿刺活检的适应证主要是前列腺肿瘤的诊断与鉴别诊断,特别是前列腺癌的早期诊断,其病理形态即有几十种类型之众,因此积极开展前列腺活检已成为病理学的重要内容之一。

前列腺穿刺活检损伤小,获取的前列腺组织新鲜,不但适合常规病理检查,还适合其他现代先进方法的研究,对前列腺疾病特别是前列腺肿瘤的早期诊断、治疗具有非常重要的作用。

前列腺活检病理是根据其疾病的发展特点,在一般常规病理染色方法的基础上,吸收了免疫组化染色如高分子量角蛋白(34βE12)、α甲酰基辅酶A消旋酶(P504S)、P63蛋白等,这些技术对各类前列腺疾病特别是前列腺肿瘤的病理形态学观察和分类治疗及其预后的评估具有重要作用,对其病因、发病机制的研究也有极大的价值。

(二)前列腺穿刺活检标本处理

1. 目前发现前列腺癌的常规方法是超声引导下经直肠穿刺活检

对直肠指诊或超声检查中发现的病变进行直接穿刺活检应与标准化方案的系统性穿刺活检相结合。六点方案穿刺法分别在前列腺两侧叶的尖部、中部及基底部进行穿刺取样。其穿刺点位于前列腺每一叶的中间区域,与中线及前列腺两侧缘距离相等,而前列腺癌大多位于前列腺外侧区。有人建议对六点穿刺法进行修改。近来研究表明,10~13点系统穿刺活检法的前列腺癌检出率比传统的6点穿刺法高35%,这与前列腺外周区靠外侧部位取样机会增多有关,很多前列腺癌位于该部位。

2. 如何处理穿刺活检

前列腺穿刺活检应分别标明其穿刺部位。如果在同一部位穿两针,可包埋在一个蜡块里。但在一个蜡块中包埋两针以上的活检标本,在切片时不易切全。若发现有可疑前列腺癌的非典型区域,应以该区域为重点再次穿刺活检。前列腺及其周围结构的正常组织学在基底部与尖部有所不同,因此病理医师需要了解前列腺穿刺活检部位。

(三)光学显微镜镜检标本的制作

光学显微镜观察是前列腺活检的最基本的方法,但是与一般病理检查比较,其制片染色又有独特的要求。首先,因为前列腺标本较长较细,有时是一个蜡块包埋2条穿刺组织,所以制片从固定、脱水、透明、浸蜡、包埋、切片、染色等都有较严格的要求。

1. 穿刺组织的固定

前列腺穿刺组织的固定常用的固定液为缓冲甲醛(40% 12mL,水88mL,磷酸二氢钠0.4g,磷酸氢二钠13g,pH7)。前列腺组织在上述固定液内于室温下固定1小时以上。

2. 脱水、透明、浸蜡、包埋

梯度酒精脱水以80%酒精50分钟、95%酒精(Ⅰ)30分钟、95%酒精(Ⅱ)30分钟、95%酒精(Ⅲ)30分钟,酒精(Ⅰ)30分钟,无水酒精(Ⅱ)30分钟、二甲苯(Ⅰ)15分钟、二甲苯(Ⅱ)15分钟、优质石蜡(熔点58~60℃,Ⅰ)30分钟、优质石蜡(Ⅱ)30分钟、优质石蜡(Ⅲ)1小时、优质石蜡(Ⅳ)1小时。

3. 包埋

包埋时要求前列腺穿刺一定要与包埋盒底面保持平行。具体做法是准备一支3号钢钉,将钢钉头向下放入包埋机镊子预热孔内预热,包埋前列腺穿刺标本时用包埋镊子将组织轻轻夹出,平铺包埋盒底面后用钢钉头部平面轻轻将组织压平压实、浇蜡、冷却、取出蜡块。

4. 切片

将蜡块修成小长矩形块置于专用冷台上冷却5分钟,在优良的切片机上,以锋利的切片刀切出4μm的切片,2～4片连续切片,捞在洁净的载玻片上。由于前列腺穿刺活检的标本很细,当HE切片中发现少量可疑腺泡或细胞巢时,再重新切片做免疫标记常常发现可疑癌的成分已经切完,这时会使病理医师的诊断处于左右为难的境地,有些病人不得不重复穿刺活检。因此,应对所有前列腺穿刺活检病例在做HE切片的同时预留6张连续切片,以备其他染色的需要。

(四) 常规HE染色方法

1. 常规染色

(1) 切片常规脱蜡入水。

(2) Harris苏木精5～15分钟(视苏木精新旧程度而定)。

(3) 自来水充分水洗。

(4) 1%盐酸酒精分化数秒。

(5) 自来水洗。

(6) 0.5%～1.0%氨水返蓝数秒。

(7) 自来水洗至蒸馏水。

(8) 1%伊红染胞质1～2分钟。

(9) 水洗一次数秒。

(10) 脱水、透明、封固。

2. 染色结果

细胞核、细胞质内颗粒(细胞器)紫蓝色,细胞质、基底膜、平滑肌及纤维组织粉红色。

(五) 免疫组织化学染色

1. 免疫组化的意义

免疫组化是诊断前列腺癌的五大要素之一,尤其是HE切片难以判断良恶性的可疑病例,免疫组化常有决定诊断的意义。

正常前列腺腺泡周围有完整的基底细胞层,基底细胞消失是诊断癌的重要依据,它的重要性甚至超过肌上皮细胞消失对诊断乳腺癌的重要性。前列腺癌腺泡或导管周围如果存在基底细胞层,即使上皮细胞核仁增大已经达到癌的标准也只诊断高级别的PIN,不诊断癌。在HE切片中基底细胞是否存在常难以判断,幸运的是前列腺分泌细胞和基底细胞有不同的免疫表型,分泌细胞阳性的标记主要是低分子量的CK(包括CK8和CK18),

基底细胞阳性的标记主要是高分子量CK(包括34βE12、CK5/6)和P63。前列腺癌的免疫表型类似分泌细胞，而几乎所有良性前列腺腺泡和导管周围都有基底细胞围绕，因此前列腺组织内形态结构和生长方式可疑的腺泡或上皮细胞巢，如果低分子量细胞角蛋白及PSA、PAP阳性，而基底细胞标记34βE12、CK5/6和P63阴性，也就是说前列腺来源的腺泡周围基底细胞层消失是诊断前列腺癌的有力证据。几乎所有前列腺癌，不论其分化程度高低，腺泡周围的基底细胞均消失。

2. 免疫组织化学常用抗体

高分子量角蛋白(34βE12)的兔化染色可使不能确诊的前列腺癌病例从6%降至2%，因此有必要在切片时存留一些用于做免疫组化染色的空白切片备用。前列腺活检中2.8%的病例是靠这些备用切片确诊的，从而使病人免于再次活检。P63是一种核蛋白，与P53有同源性的基因编码，P63与高分子量角蛋白在诊断前列腺癌时具有相似的应用意义，P63的优点是：

(1) 可标记34βE12阴性的基底细胞。

(2) 不易产生类似于34βE12染色的不稳定性。

(3) 由于其染色结果可使细胞核呈阳性且背景低，因此阳性结果易于鉴别。

此类染色一般用于前列腺增生与肿瘤的诊断与鉴别诊断，常用的种类有34βE12(高分子角蛋白)、P63蛋白、P504S(α甲酰基辅酶A消旋酶)。

3. 染色方法

(1) 组织切片后置60℃烤箱内烤片45～60分钟。

(2) 经烤片后的切片置于二甲基苯Ⅰ5分钟、苯Ⅱ5分钟脱蜡。

(3) 梯度酒精脱苯至水。

(4) 切片于EDTA修复液内置于高压锅内100℃，抗原隔水修复5～7分钟，冷却至室温。

(5) 切片水洗3次。

(6) 切片入3%过氧化氢15分钟消除内源性过氧化物酶。

(7) 蒸馏水洗3次，PBS洗3次。

(8) 将切片组织周围水擦干，滴上一抗置于湿盒内室温1小时或4℃过夜。

(9) 将切片上的一抗甩掉后入PBS洗3次，每次3分钟。

(10) 将切片周围组织水擦干，滴上二抗置于湿盒内室温15分钟。

(11) 甩去二抗，入PBS水洗3次，每次3分钟。

(12) DAB显色数分钟。

(13) 水洗后复染苏木精。

(14) 常规脱水透明封固。

4. 染色结果

阳性物质棕褐色，胞核蓝色。

三、心内膜心肌活检制作技术

(一) 心内膜心肌活检的应用和意义

1962 年 Konno 和 Sakakibara 发明了一种心脏活检导管，并应用心导管进行心内膜心肌活检 (EMB)，随后几经改进，目前心内膜心肌活检 EMB 已成为心脏较为安全简便的检查技术。其特点是能直接通过活检取得心肌组织做病理检查，对心肌疾病的诊断能提供一些无创伤性检查所不能提供的有诊断价值的资料，还可以对病程的经过作动态观察，有利于指导治疗和判断预后。国内自 1981 年以来已广泛开展此项工作。心内膜心肌活检可通过静脉和动脉分别进入右心或左心，钳取心肌组织进行活检。一种方法是用导管经静脉进入右心室，通过室间隔右侧的不同部位取得心肌组织。另一种方法是将导管经动脉进入左心室，取左心室心肌进行活检。目前由于右心活检技术操作比较容易，此方法较为多用，在临床上亦大多采用右心活检。由于心肌活检可以造成一定的心肌损伤，属于创伤性检查，故应严格地掌握其适应证。虽然右心活检的并发症和危险性较少，但也可发生右心室压力或容量负荷的增加，累及心肌。如病变心肌主要累及左心室时，则应采用左心活检。左心活检的指征，常为病变累及左心室的某些心内膜心肌发生纤维化，如硬皮病的心肌损害、左心放射性损伤、婴幼儿的心内膜纤维弹力组织增生症、二尖瓣和主动脉瓣病变所致的左室功能障碍和各种形式的心肌肥厚等。此时一般不采取心房壁或右室游离壁，因为这部分的心室壁较薄，取材时有引起穿孔的危险性。

(二) 心内膜心肌活检的适应证

(1) 监测和确定心脏移植后的排斥反应，对排斥反应的病变程度进行分级，并可随访其病程演变及其预后情况。

(2) 监测某些药物对心肌的损伤 (如抗肿瘤药物蒽环类或阿霉素性心肌病变等)，进行确诊和分级，通过一系列心肌活检指导临床用药。

(3) 确诊某些有特殊形态学改变的心内膜心肌病变，如心内膜心肌纤维化、心内膜纤维弹力组织增生症、心肌淀粉样变和心肌结节病等。

(4) 协助临床诊断或进一步了解原发性心肌病，以及缩窄性心包炎等。

(5) 帮助或随访心肌病的诊断。

(6) 诊断或随诊继发性心肌病，如贮积性疾病等。

(7) 诊断心肌原发或继发性肿瘤。

(8) 有助于特发性心肌病、胸痛和 (或) 心律失常的诊断。

(9) 某些研究方面的应用，包括对活检组织进行生化、组织化学、形态分析、药理学、免疫学和病原学等研究。

(三) 心内膜心肌活检诊断的疾病

目前经 EMB 诊断的疾病有：心脏移植排斥反应及排斥反应程度的分级、心肌炎、蒽环类抗肿瘤药物的心肌损伤及分级；心脏淀粉样变、心脏结节病、Fabry 病、心内膜心肌纤维化、心内膜纤维弹力组织增生症、放射损伤、贮积病、心脏肿瘤、感染、血管炎、心肌缺血、嗜酸性粒细胞综合征、Lyme 心肌炎。

（四）心内膜心肌活检的并发症和局限性

心肌活检组织在组织采取过程中也可发生一过性胸痛或心律失常（多为房性或室性早搏），偶尔可出现一过性短阵性心动过速。个别病例也可发生栓塞、心脏破裂或穿孔、心包积血或心肌梗死等严重并发症。右心室室间隔心肌活检较左心室活检安全、迅速、容易，较少有发生栓塞的危险。

同时 EMB 也有一定的局限性，如各种类型心肌病的病理形态变化缺乏特异性，因此，在鉴别诊断时必须结合临床进行综合分析。有时由于 EMB 所取心肌活检量较少，活检阴性并不能完全排除其他疾病。有些 EMB 标本尚应排除人为的误差。

（五）心内膜心肌活检的标本制作

(1) 活检组织活检病理标本经 10% 中性福尔马林固定，用滤纸包好，编号。
(2) 80% 乙醇脱水 10 分钟。
(3) 95% 乙醇脱水 Ⅰ～Ⅲ各 10 分钟。
(4) 无水乙醇脱水 Ⅰ～Ⅲ各 10 分钟。
(5) 二甲苯透明 Ⅰ～Ⅱ分别 10 分钟。
(6) 56～58℃石蜡浸蜡 10 分钟。
(7) 58～60℃石蜡浸蜡 15 分钟。
(8) 石蜡包埋。
(9) 连续石蜡切片 4～5μm：每个组织块要切 6 张切片（每个切片至少需 3 个组织面），分别将第 1、3、5 号切片做 HE 染色。
(10) 将第 2、4、6 号切片分别做 FTAH（磷钨酸苏木素）、弹力＋VG、三色染色。

（六）注意事项

(1) 由于 EMB 取材较少，在取材和标本制作中必须谨慎小心，避免人为的损伤。一般除按常规作光镜检查外，必要时还须做特殊染色、免疫组化和电镜观察。

(2) 为减少心内膜心肌活检中的人工假象，组织避免长时间置于滤纸、纱布或其他等渗溶液中，而应立即置于 10% 中性福尔马林液内，且固定液应于室温下保存；为最大限度地减轻心肌组织挤压变形，不用镊子夹取标本，而用针来挑取。

(3) 每块组织要在三个层次连续切片，以便更充分观察，常规 HE 染色及 PTAH、弹力＋VG、masson 三色染色。

(4) 若事先考虑需做电镜观察，宜在 2.5%～3.0% 戊二酸和 4% 甲醛磷酸缓冲混合液中（pH7.4，称作 McDoWell 固定液）固定，如需做免疫组化可提前切好和保存染色切片。

(5) 如需做进一步研究工作，应将组织快速冷冻，用于免疫荧光或其他的研究［如核酸原位杂交、原位PCR(光电导继电器)反应、基因表达谱]。组织取出后迅速擦去水分置于OCT包埋剂，组织迅速冷冻后移入液氮中，或-80℃保存，冷冻保存组织可用于免疫荧光或分子生物学检测。

第二章 细胞病理学基本检验

细胞学是一门研究细胞结构和功能的科学。细胞病理学通过检查细胞的形态学特点，进行健康和疾病的筛检、诊断和研究，即对无症状个体进行癌前病变的筛检，对有症状或体征患者进行诊断和鉴别诊断。根据标本采集方法不同，细胞学分为脱落细胞和细针吸取细胞学。

第一节 细胞病理学基本检验技术

细胞病理学诊断多基于光学显微镜观察，在做出诊断前应首先考虑标本的质量。所采集的细胞能否代表病变靶组织或器官的细胞群体，是细胞病理学诊断结果准确和可靠的前提。因此，规范的标本采集、标本固定、涂片制备和染色等基本技术，对细胞病理学检查尤为重要。

一、标本采集

(一) 脱落细胞标本的采集

1. 自然脱落

细胞自然脱落细胞是指从上皮表自然脱落的细胞。其采集方法包括：①咳出：如痰液。②排泄或导尿，如尿液。③挤压：如乳头分泌物等。自然脱落的细胞与采用机械方法采集的细胞不同，前者常单个散在，后者常聚集成群。脱落细胞常形，与细胞膜僵硬、细胞骨架、表面张力、局部微环境和脱落时间长短有关，细胞质和细胞核会出现一系列退化性改变。

2. 非自然脱落细胞

非自然脱落细胞是指通过物理刮擦作用取得的细胞。采集方法包括：①刷取：如气管、子宫颈。②刮取：如乳头、皮肤、子宫颈。③灌洗：用生理盐水溶液冲洗所得的液体，如支气管。

(二) 细针穿刺细胞标本的采集

通过穿刺吸取或非吸取法，可从充满液体的器官或实体性器官中采集细胞标本，如肿瘤、心包膜腔积液、胸膜腔积液、腹膜腔积液和脑脊液等。影像学技术能对小而深、移动且难以触摸的病变部位进行定位，有助于穿刺采集标本。

细针穿刺细胞标本采集主要特点有：①通过触摸或导引法，可从体内任何实体器管采集标本，如借助内镜技术可经直肠、阴道、胸膜腔、腹膜腔等部位穿刺采集标本。②方法简捷、费用低、创伤小、并发症少、禁忌证少，经皮肤穿刺无须麻醉。③需要借助病理学知识解释结果。④良好的标本采集和制片技术可获得最佳的结果，但对结缔组织、透明变性、血管性病变、大量坏死物、囊性变或出血性病变等可导致标本采集不足。

二、涂片制备

直接涂片是将新鲜标本直接涂在载玻片上。间接涂是将各种液体标本进行浓缩处理后再涂片。

渗出液、灌洗液和尿液等标本不易黏附在载玻片上，宜采用蛋白质类（如牛人血白蛋白）或离子类（如多聚赖氨酸）黏附剂，增强细胞和载玻片之间的黏附力，最大限度的保存标本中的细胞。

三、标本固定

（一）湿固定

湿固定是通过使细胞的胞质脱水、蛋白质凝固而达到固定的目的。常用的固定液为乙醇类液体，常用方法有浸润法和包被法。湿固定可引起细胞皱缩，Carnoy固定液（乙醇-氯仿-冰乙酸固定液）能溶解红细胞，适用于处理明显血性的标本。聚乙二醇固定液能在涂片表面形成一层保护性蜡质膜，适用于标本的长途转运和大规模人群筛检。

（二）空气干燥固定

空气干燥固定是通过空气蒸发的方法达到固定目的。最好是逆着气流方向尽快将涂片干燥。与湿固定相比，空气干燥固定有使细胞增大的趋势。

涂片空气干燥后应作甲醇固定，以防交叉感染。对于使用运送培养基的囊性液体或细针吸取穿刺液，应考虑其潜在的生物危害。

四、标本浓缩技术

（一）传统技术

1. 离心法和细胞离心法

①离心法：适用于大量液体的标本，如浆液性积液、尿液或生理盐水灌洗液等。②细胞离心法：适用于少量液体、中等量细胞的标本，是将细胞直接离心到载玻片上，制成单层细胞涂片，但部分物质会被滤纸吸收而损失，不适用于富含黏液或细胞的标本。

2. 滤膜过滤法

滤膜过滤法适用于大量液体、少量细胞的标本，是用各种孔径的滤膜（如乙酸纤维薄膜、聚碳酸酯微孔膜），通过施加一定压力使液体标本中的细胞过滤到滤膜上，制成涂片。与离心法相比，滤膜过滤法能最大限度地捕获标本中的细胞。

3. 细胞块法

细胞块法适用于大多数悬液标本，是将标本中细胞聚集成团，形成与传统组织块类似的细胞块，可制作细胞块切片，用于特殊染色，如免疫细胞化学染色。制备方法有血浆凝血酶法和琼脂法等。

(二) 液基细胞学技术

液基细胞学(LBC)技术是一种半自动或全自动标本处理技术，是将刷取或灌洗法采集的标本，用于特殊的运送液或保存液中，制成细胞悬液，经过进一步处理，除去血液、蛋白质和炎性渗出物，制成分布均匀的薄片。其本质是滤膜过滤法实现了自动化。优点是：①涂片上细胞分布均匀、分布范围小、背景清晰。②筛检简便、快速。③能提高诊断的灵敏度和特异度。④能显著降低标本的不满意率。⑤可用于原位杂交和免疫细胞化学染色。

LBC技术是对传统技术的有效补充，但对某些非妇科标本，因LBC涂片缺乏背景成分，会影响细胞学的诊断。目前，常用的LBC技术钉ThinPrep法和SurePathPrep法。

1. ThinPrep 法

标本采集于含有甲醇保存液的塑料小瓶内，将小瓶放入ThinPrep仪器中。将含聚碳酸酯滤膜的塑料圆筒插入小瓶内，在动处理过程中，圆筒和小瓶同时旋转，使细胞聚集减少，除去黏液和背景碎片，并借助真空压力使细胞吸附到滤膜上，最后在负压作用下使滤膜上的细胞黏附到载玻片上，使细胞分布在直径20mm范围内，将制成的薄层涂片迅速固定后染色。

2. SurePathPrep 法

标本采集于含有乙醇保存液的容器内，将容器放入SurePath仪器中。在处理的过程中，标本中的细胞先悬浮于密度梯度溶液中，利用漩涡法使聚集的细胞团和黏液分解，再利用密度梯度离心法使细胞成分和非上皮细胞成分(如炎症碎片等)分开，使细胞在重力作用下沉淀到载玻片上，制成直径为13mm的薄层涂片，并且迅速固定后染色。

五、染色方法

Papanicolaou染色法适用于湿固定的涂片。Romanowsky染色法(如MGG、DiffQuik染色)适用于空气干燥固定的涂片，在非妇科标本染色中常用。苏木素和伊红染色法是组织切片最常用的染色方法，也是许多细胞病理学实验室常用的染色方法。不同染色技术均适用于妇科或非妇科标本的永久性染色。

其他染色方法有组织细胞化学染色，如过碘酸Schiff染色、三色染色和Grocott碘化银染色，以及免疫细胞化学染色等，染色有助于识别微生物或鉴别肿瘤细胞分化程度。

六、细胞病理学诊断

细胞病理学诊断是一个复杂的过程，但不能过分强调最终结论的重要性。因为细胞学检查的影响因素很多，当涂片上有大量保存好的细胞时，会提高诊断的准确性，而缺乏背景资料、涂片不佳、染色模糊等则会导致误诊。

涂片中的成分通常由各种复杂的细胞成分组成，因采集病变组织或标本的部位不同，涂片上可同时见到正常和异常细胞。细胞核反映细胞的增殖状态和能力，细胞质则反映细胞的起源、功能状态和分化程度。细胞活性增强是可以生理性的，如激素调节性细胞增生；也可以是损伤性的，如炎症反应性细胞变化；或是肿瘤性的异常。细胞活性减低多为激素水平、衰老或凋亡等生理性变化。

迄今为止，还没有一项细胞形态学特征或一套规范的细胞形态学标准，能准确可靠地鉴别良性与恶性细胞。因此，检验人员需要依据涂片上细胞的数量、分布、大小和形态、细胞质和细胞核的特征等，进行系统性分析才能做出最终结论。

(一) 细胞形态学判断的基本原则

1. 细胞数量和类型

细胞数量和类型提供了靶组织或器官的重要信息，足够量的标本是提高结果可靠性的重要因素。细胞过多表示增殖过程指数增加，代表增生或肿瘤。但细胞过少，也并非表示无恶性细胞的存在，因为分化差的恶性肿瘤细胞常散在脱落。

2. 结构特征

在细胞学涂片中常常缺乏结构特征，正常上皮细胞常保持细胞极性和细胞间黏附性。如腺上皮细胞多规则排列、单层成片，正面观呈"蜂窝状"，侧面观呈"尖板条栅栏状"。增生和恶性肿瘤的上皮细胞常保持以好的黏附性，呈乳头状、玫瑰花样或桑葚样等特殊形态。合胞体样细胞的边界改变和极性紊乱，应考虑肿瘤的可能。典型的恶性上皮细胞的极性差，细胞间相互重和，有时三维状聚集呈圆形。分化差的癌细胞黏附性更差，多散在分布。

3. 细胞核特征

细胞核特征是判断良性与恶性细胞的关键。正常细胞核体积相对较小，呈圆形或卵圆形，边界光滑，染色质呈细颗粒状。涂片上同一类型细胞之间的差别很小，称为单形性。①若胞核DNA含量增加会产生核染色过深，染色质分布不规则，呈粗颗粒状、核膜增厚。②细胞核不均时，常伴核膜异常，边界不规则，呈沟状、切迹状、皱缩状。③核的大小、形态和染色异常又称为核多形性，并常用核质比(N/C)来表达细胞核和细胞质的相对比例，分化差的细胞常具有大核，而细胞质的量无变化，故核质比增大。

4. 细胞质特征

细胞质由Golgi体、核糖体、内质网、线粒体和代谢物等组成，是影响细胞染色性的重要因素之一。正常细胞或分化好的肿瘤细胞常见黏液球、泡沫状微中泡、微绒毛刷状缘和纤毛。邻近细胞会出现细胞质铸模现象。少数细胞有吞噬现象，见于良性或恶性疾病，后者更常见。细胞质变性包括水肿性和空泡变化等，质膜完整性丧失使细胞内容物溢出，即细胞溶解。

5.涂片背景和人为因素

(1)涂片背景:包括细胞和非细胞成分,有助于疾病的诊断,但明显的血性或炎症反应背景会掩盖上皮细胞的细致结构,从而影响诊断。另外,应注意结缔组织成分、黏液、纤维蛋白渗出物或类砂样小体,同时也应注意微生物,如共生性微生物有乳酸杆菌和假丝酵母菌,病原性微生物有病毒、细菌、真菌和原虫等。浸润性肿瘤常伴有血性、炎症坏死性、变性细胞碎片的肿瘤素质。

(2)人为因素:是指人为污染或涂片制作过程引起细胞形态学变化,与标本采集、运送和涂片制备等因素有关。在操作过程中引入"外来成分"是影响结果准确性的主要因素,包括:①内源性:如蔬菜和肉类纤维、胆固醇结晶等。②外源性:如染液沉淀物、滑石粉颗粒等。

(二)显微镜筛检原则

1.观察全片获取基本信息

先用10倍物镜浏览涂片,得到标本制备的初步信息,包括细胞组成、固定和染色等。除极少数情况外,仅含血液或无细胞成分的涂片应考虑为标本缺陷。

2.鉴别异常细胞

对用10倍物镜观察到的少量异常细胞,再用40倍物镜进行观察、辨认和确定。

3.明确2个问题

在采用显微镜筛检标本的同时,必须回答2个问题:①细胞群体与器官来源有何关系?②如果细胞群体异常,是非特异性异常还是明确异常?

七、细胞病理学临床诊断的质量保证

(一)细胞病理学诊断的准确性和局限性

评价细胞病理学诊断的准确性和可靠性有助于比较各种不同检验技术的性能。常用的指标符灵敏度、特异度、阳性预测值、阴性预测值和准确性等,如 Papanicolaou 试验是一项女性生殖系统细胞病理学筛检试验,经循证检验医学研究表明,其诊断灵敏度为30%~87%,特异度为86%~100%。假阴性结果常由筛检错误或解释错误造成。假阳性结果常因某些疾病之间有类似细胞学改变所致。通常,统计学结果受标本满意程度影响,故在评价诊断价值时,必须排除干扰因素,以便准确反映检查的诊断性能。

(二)细胞病理学诊断的质量保证

质量保证是保证细胞学诊断准确性的基础,包括内部质量保证机制(IQAM)和外部质量保证机制(EQAM)。

1.IQAM

(1)每年必须从所有报告中随机抽取10%阴性结果重新复查,复查高度鳞状上皮内病变或肿瘤病例与 5 年内原阴性结果的不一致性。

(2) 对已诊断为高度鳞状上皮细胞内病变、腺癌和其他恶性肿瘤病例，复查细胞学与组织学的关系。

(3) 所有非妇科标本和妇科异常标本的细胞病理学结果必须由病理学家复查。

(4) 技术人员每天筛检细胞学涂片应不超过 100 张，应当采用规定的术语写报告结果。

(5) 每年应统计所有检测标本量，并按标本来源分类和文件化保存所有细胞病理学筛检结果等。

2. EQAM

定期参加由国家或地区组织的能力验证活动，技术人员宜参加细胞病理学继续教育项目等。

第二节　女性生殖道细胞病理学检查

一、正常生殖道上皮细胞形态学

女性生殖道细胞病理学检查主要是对子宫和阴道 3 种上皮细胞的检查，包括外阴、阴道和子宫颈阴道口的非角化鳞状上皮细胞、子宫颈管上皮细胞和子宫内膜上皮细胞。鳞状上皮细胞和子宫内膜上皮细胞受激素影响较大。生育年龄的上皮细胞形态变化最有价值。

(一) 鳞状上皮细胞

1. 表层鳞状上皮细胞

表层鳞状上皮细胞为大的扁平多角形细胞，有时较小。有的细胞质内含深褐色小颗粒，常位于核周，偶见大的、圆形的、淡褐色包涵体，称为大圆点细胞。

2. 中层鳞状上皮细胞

与表层细胞大小类似或更小。有的中层细胞呈船形，说明糖原沉积在细胞质，Papanicolaou 染色呈黄色，细胞核被挤至细胞边缘，常见于妊娠和绝经早期。

3. 副基底层细胞

与中层细胞形态类似，体积较小，常见于绝经后妇女和子宫颈阴道炎患者。在刮擦法涂片上，细胞常成堆，大小各异，呈镶嵌样结构。

4. 基底层细胞

涂片上很罕见，形态类似副基底层细胞，体积更小。需要与小型癌细胞鉴别。

(二) 子宫颈管上皮细胞

在吸取法涂片上，保存良好的子宫颈管上皮细胞少见。在刮擦法涂片上，可见大量保存良好的子宫颈黏液柱状上皮细胞，常单个或成片排列成栅栏样或蜂窝状。子宫颈纤毛细胞可见纤毛和终板，出现纤毛细胞表明有管状化生，有时可见退变纤毛细胞丛，类似于纤毛细胞衰变。

（三）子宫内膜上皮细胞

在月经出血期，可见成片子宫内膜细胞，周围是血液和细胞碎片。

（四）其他细胞

在细胞学涂片上，慢性炎症者可见淋巴细胞、中性粒细胞等。月经末期可见小单个核巨噬细胞。大单个核巨噬细胞多见于月经期和慢性炎症。

二、良性病变细胞形态学

（一）非炎症和反应性病变

识别良性上皮细胞异常是细胞学检查的基础，有时良性上皮细胞异常与恶性细胞很难区分。虽然可按照上皮来源进行分类，但同一涂片上可出现各种良性上皮细胞异常。

1. 鳞状上皮细胞

(1) 基底层细胞增生：在细胞学涂片上，无法判断基底层细胞增生，成熟上皮细胞形态正常，基底层细胞增生与癌症无关。

(2) 黏膜白斑：常发生于子宫颈，多为黏膜表层异常角化，为癌前病变，偶见于角化型浸润性癌。Papanicolaou 染色后，脱落的表层角化鳞状上皮细胞呈淡黄色、无核，细胞质偶见棕色颗粒。正常情况下，无核鳞状上皮细胞的比例 < 0.5%。出现无核鳞状上皮细胞必须报告，因鳞癌常伴有特征性黏膜白斑和异常深染核。

(3) 鳞状上皮细胞假性角化：在细胞学涂片上，出现大片形态不规则的小鳞状上皮细胞，直径约 10μm。细胞质呈嗜碱性或嗜酸性。细胞核呈圆形，大小一致、常偏位、固缩。见于子宫颈低度或高度鳞状上皮内病变。与人乳头状瘤病毒（HPV）感染所致的异常角化不同，假性角化细胞无 HPV 感染后的细胞学变化特点。

2. 子宫内膜细胞

(1) 基底层细胞增生：罕见，在保存良好的标本中，增生的基底层细胞需要与小型癌细胞鉴别。

(2) 鳞化：在细胞学涂片上，仅能识别未成熟鳞化细胞。成熟鳞化细胞和正常鳞状上皮细胞形态相同。成片的多角形副基底层鳞化细胞的细胞质呈嗜碱性或嗜酸性，可见细小空泡，偶见大空泡，特殊染色证明为黏液，细胞核呈圆形，直径约 8μm 或更大，偶见小核仁，罕见核固缩。

(3) 不典型鳞化：偶见。轻度异常时，成堆细胞中有少数细胞和细胞核增大或双核。重度异常时，细胞和细胞核明显增大，且大小不一，染色质呈粗颗粒状，核仁明显。

3. 修复细胞

在细胞学涂片上，可见成片紧密聚集的细胞，类似鳞化细胞。细胞大小不一，偶见畸形。细胞质内有空泡。细胞核大小不一、深染，含有 1 个或多个大小不一的核仁，可见有丝分裂。背景有大量新鲜血液和炎症细胞。

(二) 女性生殖道炎症

1. 子宫颈和阴道的急性炎症

(1) 急性宫颈炎和阴道炎：涂片外观很"脏"，多因炎症渗出物所致。炎性渗出物由中性粒细胞、坏死细胞、细胞碎片、成堆细菌和新鲜血液组成，鳞状上皮细胞核质常呈嗜酸性。如滴虫性阴道炎。

(2) 急性炎症伴不典型细胞：急性炎症可引起鳞状上皮表层、中层和副基底层细胞坏死，副基底层细胞数量增加，子宫内膜细胞出现修复细胞的特点，有时与癌前病变或腺癌细胞很难鉴别。

2. 慢性炎症慢性炎症

较常见，上皮细胞呈特殊的形态学变化，如鳞化和修复。背景常见淋巴细胞，偶见浆细胞、巨噬细胞等。

三、恶性肿瘤细胞病理学

(一) Papanicolaou 分类和 Bethesda 系统分类

1. Papanicolaou 分类

细胞学的分级报告最初由 Papanicolaou 提出。该分级方法被全世界接受，但不同国家和实验室对"分级"方法进行了修订。该分类法主要缺陷是Ⅱ级和Ⅲ级难以界定。

2. Bethesda 系统分类

1988 年，美国国家癌症研究所 (NCI) 发布《Bethesda 系统：国家癌症研究所宫颈/阴道细胞学术语和分类》(TBS)，1991 年和 2001 年作了 2 次修订，使细胞学分级报告更规范，便于与临床医师交流，已成为各国逐步推广运用的方法。2007 年又出版了甲状腺细胞病理学 Bethesda 报告系统，说明细胞病理学报告正趋向标准化。

(1) 标本质量评估：因女性生殖道细胞学检查的主要目的是发现癌症或癌前病变，涂片上细胞数量和组成具有重要意义。因此，在 TBS 中规定必须评估标本质量。

在传统细胞学涂片上，一张满意的涂片细胞评估最小数量，需要 8000～12000 个保存良好且形态清晰的鳞状上皮细胞；应有足量的子宫颈管/移行区成分：需要至少 10 个保存良好的子宫颈管上皮细胞或鳞化细胞，以单个或成团的形式分布。

在 LBC 涂片上，一张满意的涂片细胞评估最小数量，需要 5000 个保存良好形态清晰的鳞状上皮细胞；应有足量的子宫颈管/移行区成分：需要至少 10 个保存良好的子宫颈管上皮细胞或鳞化细胞，以单个或成团的形式分布。

标本质量评估分为阅片满意标本和阅片不满意标本。

(二) 鳞癌和癌前病变的形态学

1. 低度鳞状上皮细胞内病变

低度鳞状上皮细胞内病变(LSIL)多发生于表层细胞，细胞单个或成片排列，细胞大。细胞质多且成熟，边界清楚。细胞核增大，至少比中层细胞大3倍，核质比轻度增大，细胞核不同程度深染，染色质分布均匀，但常呈粗颗粒状，有时呈煤球状或浓缩不透明，核膜轻度不规则，一般无核仁，即使有也不明显，常见双核和多核。核周空晕(是由边界清楚的核周透亮区及浓染的边缘细胞质组成)或细胞质浓稠呈橘黄色是LSIL的特征。

2. 高度鳞状上皮细胞内病变

高度鳞状上皮细胞内病变(HSIL)多发生于中、底层细胞，细胞单个或成片排列，细胞大小不一，可与LSIL相似，也可为小型基底层细胞。细胞质形态多样，可表现为不成熟淡染或化生性浓染，偶见成熟并浓染角化。细胞核增大、深染，因细胞质减少，故核质比明显增大。染色质呈颗粒或块状，分布均匀。核膜不规则，常有明显内凹或核沟，一般偶见无核仁。

3. 鳞癌

在女性生殖系统恶性肿瘤中，以宫颈癌最为多见，宫颈癌以鳞癌多见(占95%)，其次为腺癌(约占5%)，未分化癌极少见。在同一张涂片上可见角化型鳞癌和非角化型鳞癌细胞，以非角化型鳞癌细胞多见。

(1) 角化型鳞癌：癌细胞较少，常单个散在，聚集的细胞团较少见，细胞大小和形态各异，可呈梭形、尾形。细胞质多角化性改变。细胞核大小不一，核膜不规则，常有多个深染不透明核，染色质呈粗颗粒状，不规则分布，有透亮副染色质，可见大核仁和癌性背景。

(2) 非角化型鳞癌：癌细胞呈单个或界限不清的合胞体样排列，细胞一般较HSIL小。细胞质呈嗜碱性。细胞核染色质呈粗块状，分布不均匀，核仁大而明显。常见肿瘤素质(包括坏死性碎屑和陈旧性出血)。还有一种少见变异型的非角化型大细胞型鳞癌，细胞单个或合胞体样排列，细胞质中等量、呈嗜碱性，核仁明显。

(三) 腺癌和癌前病变的形态学

1. 子宫颈管原位腺癌

为高度子宫颈管腺上皮细胞内病变。癌细胞排列成片状、簇状、带状或菊花形，失去蜂窝状结构。细胞质少，黏液少。细胞核排列呈栅栏状或羽毛状，细胞核增大，且大小不一，呈卵圆形或伸长形，染色过深，染色质呈粗颗粒状，分布均匀，核仁小或不明显，核质比增大。背景干净。

2. 子宫颈管腺癌

癌细胞可单个散在、片状或成团，合胞体排列常见。细胞质常含细小空泡。细胞核增大，形态多样，染色质分布不均匀，染色质旁区空亮，核膜不规则，可见巨大核仁和肿瘤素质。

3. 子宫内膜腺癌

癌细胞常单个散在或紧密成小簇团。细胞质少，嗜碱性，常有空泡。细胞核轻度增大且大小不一，极性明显消失，中度深染，染色质分布不均伴旁区空亮，核仁小而明显。

第三节 呼吸道细胞病理学检查

一、正常呼吸道细胞形态学

(一) 鳞状上皮细胞

来自于口腔、形态类似于女性生殖道表层和中层鳞状上皮细胞，有时可见梭形鳞状上皮细胞。出现大量无核鳞状上皮细胞代表口腔黏膜白斑。

(二) 呼吸道上皮细胞

正常呼吸道上皮细胞不会自然脱落，痰液标本中少见，而在支气管刷取或穿刺标本中常见。

1. 纤毛细胞

细胞常单个、成团或聚集，有时在储备细胞周围可见羽毛状排列的纤毛细胞。源自大支气管的纤毛柱状上皮细胞具有典型的形态学特征。保存良好的标本，纤毛染成粉红色。有时可见核内细胞质包涵体或核内空泡，后者常见于癌细胞核。

2. 杯状细胞

分泌黏液的杯状细胞较少见。与纤毛细胞大小类似，细胞质丰富，可见嗜碱性小空泡，细胞核偏位，靠近狭窄的细胞末端。

3. 其他上皮细胞

正常呼吸道上皮还可见基底层细胞、Clara 细胞 (位于细支气管和终末细支气管的一种无纤毛的分泌型柱状上皮细胞)、神经内分泌细胞、Ⅰ型或Ⅱ型肺泡细胞，在细胞学标本中很难识别。在穿刺标本中，还可见间皮细胞，易被误认为癌细胞。

(三) 肺泡巨噬细胞

在呼吸道标本中出现肺泡巨噬细胞，表明标本来自肺部，若缺乏则提示标本无诊断价值。肺泡巨噬细胞又称为尘细胞 (dustcell)，常呈圆形、卵圆形，直径 10～25μm。细胞边界清晰，有 1 至多个大小不一的细胞质突起。细胞质丰富，呈嗜碱性或嗜酸性，含大量吞噬物质，有灰色、棕色或黑色颗粒。细胞核的大小和数量不一，呈圆形、卵圆形或肾形，直径 5～10μm 染色质呈细颗粒状，核仁小，常见双核，多核巨细胞的核数量可达 3～10 个。

(四) 白细胞

中性粒细胞常见于吸烟者、肺炎或肺脓肿。嗜酸性粒细胞和 Charcot-Leyden 结晶，见于支气管哮喘。淋巴细胞见于滤泡性支气管炎、淋巴瘤。

(五) 非细胞成分

1. Curschmann 螺旋体

Curschmann 螺旋体是浓缩的黏液管型，源自小支气管，外观呈螺旋状，有一个较深的中轴，周边透明，常见于慢性支气管炎、支气管哮喘和吸烟者。

2. 石棉小体

在异常支气管肺泡灌洗液 (BALF) 和痰液中常出现石棉小体或铁锈色小体，宽约 1μm，长约 50μm，透明状，包被蛋白质和铁后呈黄褐色，分叶状或竹节状，末端突起。有时可被巨噬细胞吞噬。多见于建筑人员、装卸人员、吸烟者和肺纤维化者。

3. 其他

痰液标本中，还可见浓缩黏液、淀粉样体、钙结石、未消化的食物颗粒、植物细胞、肉类纤维和花粉颗粒等。

二、良性病变细胞形态学

(一) 良性支气管上皮细胞异常

各种损伤均可使支气管上皮细胞出现异常，包括细胞增大、细胞核增大、多核、核仁增大、纤毛细胞衰变 (CCP) 和杯状细胞异常。

1. 细胞增大

单个纤毛细胞体积增大，有时达到 2 倍以上。

2. 细胞核增大、多核

细胞核增大，含 1 个大核仁或多个小核仁，可见纤毛或终板。分化良好的单个纤毛细胞发生核复制或分裂，形成合胞体细胞，细胞核 2～20 个，甚至上百个，核小、规则、大小一致。

3. 核仁增大

纤毛细胞体积轻度增大，出现单个或多个明显核仁，易被误认为腺癌细胞，但可见纤毛或终板。

4. 纤毛细胞衰变

纤毛细胞远端的纤毛脱落，形成无核的纤毛小体和有核的细胞质残留物，细胞核退变，类似凋亡，有时细胞质内出现各种大小的嗜酸性包涵体。

5. 杯状细胞

异常慢性炎症性疾病，如慢性支气管炎、支气管扩张、哮喘的痰液，支气管穿刺和刷取标本中，可见杯状细胞数量增加，部分细胞体积增大。

(二) 良性呼吸道上皮细胞增生

良性增生是对损伤的反应，通常为乳头状增生、基底层细胞增生和支气管黏膜鳞化。

1. 乳头状增生

增生的支气管黏膜脱落形成圆形、卵圆形乳头状聚集。保存良好的细胞具有纤毛或终板。增生黏膜富含杯状细胞，细胞核大小和形态正常，部分有单个小核仁。常见于成人急性病毒性疾病、婴儿病毒性肺炎或急性呼吸窘迫综合征。易与支气管肺泡腺癌细胞相混淆。

2. 基底层细胞

增生正常情况下，痰液标本中无基底层细胞，其他采集法可见呈疏松黏附的基底层细胞团，易被误认为小型癌细胞。

3. 鳞化

痰液标本中鳞化细胞很难与来自口腔、咽喉部的正常鳞状上皮细胞区分，而支气管灌洗、穿刺和刷取标本中出现的鳞状上皮细胞就是鳞化细胞。典型的小型鳞化细胞，常成堆或成片，互相黏附，细胞质呈嗜酸性，细胞核结构疏松、深染，类似副基底层细胞，部分细胞还保留呼吸道上皮的特性（如纤毛）。

(三) 鳞状上皮的良性病变

1. 炎症性变化

口腔、口咽部急性炎症可出现鳞状上皮细胞坏死、核固缩和凋亡、染色质粗颗粒状、核膜增厚等现象，易与鳞癌混淆。

2. Pap 细胞

由 Papanicolaou 发现而命名。上呼吸道感染和咽喉炎时，可见小型鳞状上皮细胞，细胞核深染、呈圆形或卵圆形的单个细胞。

(四) 肺泡上皮细胞异常

1. 肺泡上皮细胞支气管化

生在 BALF 涂片中，单个细胞呈立方形或柱状，伴有肺泡巨噬细胞，支气管上皮细胞罕见，常提示肺泡支气管化生。

2. II 型肺泡细胞

异常反应性增生的肺泡细胞是不典型的 II 型肺泡细胞，易被误诊为支气管腺癌。在痰液、支气管穿刺、肺泡灌洗标本中，细胞常单个、成片或呈玫瑰花样排列，体积类似副基底层细胞。细胞质呈嗜碱性，有时可见大空泡。细胞核大，核膜光滑，染色质呈细或中粗颗粒状，分布不规则，有 1 或多个核仁。很难与不典型增生的支气管肺泡细胞相区别。

(五)肺泡巨噬细胞异常

1. 细胞核异常

肺泡巨噬细胞可出现多核,常为 2～3 个或多个。偶见明显的核仁,但细胞质内有灰色吞噬颗粒。罕见退化性核异常,其细胞巨大,细胞核大、深染、均质化,有时多个且不规则,易与癌细胞混淆。

2. 吞噬脂质和含铁血黄素

在脂质性肺炎,可见大巨噬细胞内含有大的细胞质空泡或大量脂质小空泡,单个或多个细胞核,小且不明显。慢性心功能不全患者的痰液或支气管灌洗液标本中,可见大量吞噬含铁血黄素的细胞,称为心衰细胞,呈黄褐色,有时颗粒覆盖在核上。

三、肺癌细胞病理学

(一)支气管癌

1. 鳞癌

痰液和支气管分泌物能快速准确的诊断肺鳞癌。

2. 大细胞未分化癌

癌细胞常单个散在,大小较一致,倾向于成堆,呈疏松结构。细胞质丰富,常淡染,呈嗜酸性或嗜碱性,偶见小的、红色的细胞质包涵体。细胞核大,有时核膜不规则,边界清晰,染色质呈粗颗粒状或细颗粒状、深染,有 1 或多个核仁。

3. 小细胞癌 (SCC)

包括燕麦细胞癌和中型细胞癌两类。燕麦细胞癌很难诊断,因为小型癌细胞易被误认为淋巴细胞。

(1) 燕麦细胞癌:在痰液涂片中,癌细胞小,常呈疏松片状,大小不一,有时较淋巴细胞大,邻近细胞间有铸模现象,细胞质较少,常呈嗜碱性;细胞核相对较大,常见裸核。在刷取涂片中,癌细胞倾向于聚集,具有黏附性,细胞核互相重叠,常见铸模现象,细胞核深染、固缩或疏松结构,染色质呈粗颗粒状,有时有小核仁,可见核碎片。

(2) 中型细胞癌:在痰液涂片中,癌细胞体积相对较大,细胞质较多,细胞核较大,染色质呈细颗粒状,可相互黏附成片。在刷取和穿刺涂片中,细胞群体单一,呈圆形、卵圆形或长形,细胞核疏松或深染,染色质呈粗颗粒状,有时有小核仁,大小不一,核膜不规则。

4. 腺癌

癌细胞大,呈圆形或多角形,偶见柱状,常成堆或散在。成堆细胞具有三维乳头状或圆形结构,保存良好时细胞质丰富,常见细小空泡,染色较淡,常呈嗜碱性细胞核较大,常见多核,染色质呈细颗粒状,常轻度深染,核膜清晰,罕见核固缩,有 1 或多个明显的核仁。

(二) 肺转移性癌

肺部转移性肿瘤很常见，在确立原发性肺癌诊断前，必须考虑：有无肿瘤病史、是否转移、是否是良性病变等。在肺部肿瘤中，转移性肿瘤约占50%，在痰液涂片检查中，最常见的转移性肿瘤是食管癌，其次是结肠癌、乳腺癌、淋巴瘤、白血病、前列腺癌、胃癌和恶性黑色素瘤等。在细针吸取细胞学涂片中，最常见的转移性肿瘤是乳腺癌，其次是结肠癌、肾癌、膀胱癌和恶性黑色素瘤等。

第四节 淋巴结细胞病理学检查

一、非肿瘤性淋巴结肿大细胞形态学

淋巴结穿刺细胞学检查是一项传统技术，肿大淋巴结的细针吸取细胞学检查常作为淋巴结病变的诊断方法。非肿瘤性病变有炎症、感染、自身免疫和超敏反应性疾病。大多数肿瘤最常见的转移部位是淋巴结。应用免疫细胞化学技术能进一步鉴别原发性恶性淋巴瘤的种类。

(一) 急性淋巴结炎

多因细菌或药物所致。病变早期可见中性粒细胞和淋巴细胞。后期可见中性粒细胞、浆细胞和含有吞噬碎片的大巨噬细胞。

(二) 慢性淋巴结炎

淋巴结增生性反应是淋巴结肿大的最常见原因。慢性病变引起淋巴结肿大、淋巴结滤泡增大、反应性淋巴结增生，其细胞学特点是：

1. 滤泡性和副皮质性淋巴结增生

细胞成分较多，散在分布，单个细胞形态和大小不一，以小淋巴细胞为主。滤泡中心细胞由小淋巴细胞和大淋巴细胞组成，细胞核有切迹，大细胞核疏松，有时形成小细胞聚集。大无裂细胞(中心母细胞)含有2～3个核仁，靠近核膜。免疫母细胞含有1个居中的、不规则的核仁。常伴浆细胞和巨噬细胞，后者体积大，含吞噬颗粒。有时可见凋亡细胞。

2. 病毒感染

EBV和HIV感染常伴淋巴结肿大，偶见于巨细胞病毒、风疹病毒、麻疹病毒、单纯疱疹病毒感染。在细胞学涂片上，显示混合性变化，可见大或小转化淋巴细胞、免疫母细胞、巨噬细胞、浆细胞、嗜酸性粒细胞和肥大细胞。增生的免疫母细胞易被误诊为淋巴瘤细胞，但淋巴瘤不会见到各成熟阶段的浆细胞样淋巴母细胞。双核淋巴细胞类似Reed-Stemberg

细胞，但形态不典型。

3. 肉芽肿性淋巴结肿大

在细胞学涂片上出现上皮样细胞，背景可见淋巴细胞和浆细胞。上皮样细胞呈长的多角形，细胞质淡染，细胞边界清晰，细胞核呈椭圆形，有时呈逗点形，染色质呈细颗粒状、淡染，常有切迹。细胞多疏松聚集，吞噬外来异物的多核巨细胞的胞核多散开，类似 Langhans 细胞。

4. 窦性淋巴结肿大

发生于儿童和青少年的罕见疾病，又称为 Langerhans 细胞组织细胞增多症。在细胞学涂片上，可见巨噬细胞、Langerhans 细胞（细胞约 10～12μm），细胞质呈弱嗜酸性，细胞核致密或有切迹，呈圆形或卵圆形，核染色质细致，伴多量嗜酸性粒细胞、浆细胞、中性粒细胞和多核巨细胞。嗜酸性粒细胞是诊断依据之一。

二、恶性淋巴瘤细胞病理学

(一) 恶性淋巴瘤诊断原则

早期，恶性淋巴瘤的分类是根据组织学和细胞学特点，分为霍奇金淋巴瘤和非霍奇金淋巴瘤。随着免疫学、细胞遗传学和分子生物学的发展，1998 年 WHO 提出了形态学和免疫学分类，将恶性淋巴瘤分为 B 细胞淋巴瘤、T 细胞和 NK 细胞淋巴瘤、霍奇金淋巴瘤。

在细胞学涂片上，B 或 T 细胞淋巴瘤呈单一性变化，细胞大小较一致，保存良好的淋巴瘤细胞常单个散在，保存不良时则互相重叠。根据细胞的大小，将恶性淋巴瘤的淋巴样细胞分为小、中、大三类。①"小"指的是与淋巴细胞体积相同或稍大的细胞。②"中"指的是淋巴细胞 1～1.5 倍的细胞，但不超过巨噬细胞。③"大"指的是淋巴细胞 2 倍或更大的细胞。恶性淋巴瘤的淋巴样细胞核常呈圆形，有切迹、分叶状，核膜不规则，有小突起，染色质呈粗颗粒状，有或无核仁。

(二) 霍奇金淋巴瘤

约占恶性淋巴瘤的 20%，WHO 将霍奇金淋巴瘤分为典型淋巴瘤和以结节性淋巴细胞为主型的淋巴瘤，其中典型淋巴瘤分为结节硬化型、淋巴细胞为主型、混合细胞型和淋巴细胞消减型。

典型霍奇金淋巴瘤的细胞学诊断基于典型的 Reed-Stemberg 细胞，背景有淋巴细胞、浆细胞、中性粒细胞和巨噬细胞。典型的 Reed-Stemberg 细胞体积大，具有大的双核或多核，细胞质淡染，细胞核染色质疏松，明显大核仁，核周有透明区。有时，可见霍奇金细胞。霍奇金细胞是大的单个核细胞，染色质呈疏松网状，1 个或多个核仁。虽然组织学上可以分型，但细胞学很难分型。

以结节性淋巴细胞为主型的淋巴瘤常由上皮样细胞、Reed-Stemberg 细胞变异体 (L-H 细胞) 组成，背景是成熟淋巴细胞。L-H 细胞呈多核，淡染，核仁居中，如"爆玉米花样"外观。

三、淋巴结转移性肿瘤细胞病理学

转移性肿瘤是淋巴结肿大的最常见原因，淋巴结穿刺不仅能诊断转移性肿瘤，而且能寻找组织学类型和器官起源。

（一）鳞癌

角化型癌细胞呈梭形或蝌蚪形，细胞边界清晰，细胞质丰富，嗜酸性，核固缩，可见无核鳞状上皮细胞、鹰眼细胞或鳞状细胞珠。非角化型癌细胞呈关形、卵圆形或多角形，细胞边界清晰，细胞质淡染，核染色质呈粗颗粒状，易与分化差的腺癌混淆。

（二）腺癌

细胞常单个或成团，大小各异，有球样、乳头状疏松聚集或腺腔样结构。细胞呈圆形、立方形或柱状。细胞质均匀或含明显小或大空泡，细胞核偏位。胃癌常见大的印戒样细胞。结直肠癌常见柱状长形细胞，细胞核呈栅栏状，背景见大量坏死物质。

（三）小细胞癌

细胞常单个或成团，较淋巴细胞大 2～3 倍，细胞质少，核染色质细颗粒状，深染，有时见核固缩或核仁。成团时出现铸模现象和大量坏死物质，很难和淋巴瘤细胞鉴别。

（四）恶性黑色素瘤

细胞常散在分布，呈圆形、多角形或梭形。圆形和多角形细胞的胞质丰富，细胞边界清晰，细胞质内常见细颗粒状棕色黑色素颗粒，细胞核常偏位，使细胞呈浆细胞样外观，可见双核或多核，核呈圆形或多角形，染色质呈细颗粒状，有 1 个至多个明显核仁，常见核内细胞质包涵体。

第五节　浆膜腔积液细胞病理学检查

一、良性积液细胞形态学

（一）间皮细胞

1. 穿刺和刷取标本

间皮细胞呈成片多角形，直径约 20μm，相互之间有透明区域，细胞表面充满微绒毛，边界清晰。细胞质呈嗜碱性或嗜酸性。细胞核呈圆形或卵圆形，常居中，染色质呈细颗粒状；核仁明显（1～2 个），居中，偶见核皱褶。

2. 积液

脱落的间皮细胞在液体中漂浮，可单个、双个或成堆存在，细胞大小和形态不一。单个间皮细胞常呈圆形或卵圆形，直径约 15～20μm 细胞边界清晰。细胞质呈嗜碱性或轻度嗜酸性，可见核周透明、致密带和细胞间透明带，尤其在空气干燥固定涂片上更明显。细胞核相对较大，占细胞直径的一半，常居中，核膜明显。

3. 成堆间皮细胞

游离的间皮细胞可形成各种形态和大小的聚集，如呈玫瑰花样、乳头状等，单层细胞团的边界常光滑，胞体、细胞核的大小和形态容易识别，而多层圆形细胞团与恶性间皮瘤细胞很难鉴别，常见于慢性积液。

（二）巨噬细胞

所有积液中都可出现巨噬细胞，最高达85%，且女性比男性高，与癌症无关。巨噬细胞易被误认为间皮细胞，特别是具有大空泡的细胞，大部分应为巨噬细胞。巨噬细胞形态类似间皮细胞，直径约15～20μm，常单个散在或疏松成团，无透明带现象，细胞质呈泡沫状，含少量空泡或吞噬颗粒，有时含有大的透明空泡，细胞边界模糊。细胞核常为1～2个，多偏位，呈肾形，较间皮细胞核染色更深，深染。染色质呈细颗粒状，有时可见小核仁。

（三）血细胞

1. 红细胞

完整的红细胞多因创伤所致。血性积液的背景有纤维蛋白。肾透析、EBV感染的患者可见巨噬细胞吞噬和消化自身红细胞的现象，称为红细胞吞噬作用。

2. 白细胞

慢性积液以淋巴细胞为主，如果淋巴细胞数量很多，而无其他白细胞时，应怀疑结核、慢性淋巴细胞白血病、恶性淋巴瘤等。出现中性粒细胞提示炎症，多继发于感染、癌症等。嗜酸性粒细胞常见于各种炎症。浆细胞常见于多发性骨髓瘤、Hodgkin淋巴瘤等。

（四）非恶性疾病伴积液的细胞学

1. 循环系统疾病

低蛋白血症、心力衰竭者积液仅见少量间皮细胞。伴炎症时会出现大量中性粒细胞、成片或成堆巨噬细胞和间皮细胞。肺梗死的积液涂片可见成片或成堆增生的间皮细胞。

2. 感染性疾病

急性炎症积液可见大量中性粒细胞和坏死物质。病毒性肺炎积液可见淋巴细胞和巨噬细胞。

3. 慢性炎症

结核性积液以淋巴细胞为主，伴少数巨噬细胞或间皮细胞时，需要与白血病、恶性淋巴瘤、病毒性肺炎和创伤性乳糜积液相鉴别。以成片或成堆间皮细胞增生为主时，需要与恶性间皮瘤、转移性肿瘤相鉴别。但是，结核病的诊断不能仅仅依赖细胞学表现，出现Langhans细胞并非结核的特征性变化。梅毒性积液可见淋巴细胞和巨噬细胞，银染色可见梅毒螺旋体。

4.其他

①肝硬化腹水：可见散在间皮细胞或巨噬细胞，伴少量炎症细胞。有时可见间皮细胞增生。②胰腺炎腹水：可见异常间皮细胞，易被误认为恶性细胞。③肾病腹水：可见大量不典型间皮细胞，单个或多个核，核仁增多，不规则，易被误认为恶性细胞。④系统性红斑狼疮积液：可见狼疮细胞、类似浆细胞的不典型大吞噬细胞。⑤类风湿关节炎积液：由粒细胞、无定形细胞碎片组成，有时可见嗜酸性粒细胞、梭形成纤维样细胞（上皮样细胞）和退化白细胞。

二、恶性积液细胞病理学

（一）原发性肿瘤

1994年，Battifora和McCaughey将间皮细胞或结缔组织来源的肿瘤进行了新分类，分为：①间皮细胞性肿瘤：良性包括反应性间皮细胞增生、乳头状间皮瘤、多囊性间皮瘤；恶性包括癌性（上皮性）间皮瘤和变异体。②结缔组织性肿瘤：良性包括纤维性斑块、纤维瘤；恶性包括纤维肉瘤间皮瘤。③混合性肿瘤：滑膜瘤样间皮瘤。

1.癌性（上皮性）间皮瘤

大量肿瘤细胞多单个散在，并可见圆形聚集。聚集细胞呈三维结构，常有扇贝样边界，类似桑葚。桑葚中央细胞互相堆积，形成很复杂的外观。积液中出现三维桑葚样乳头状聚集的细胞，如果无原发性肿瘤，应考虑诊断为癌性间皮瘤。

单个癌细胞常大于正常间皮细胞，形态类似，偶见细胞质小空泡，常伴有明显的细胞周边和核周透明区。细胞核1～2个，体积增大，核膜不规则，染色质疏松，含有几个大的不规则核仁，核质比可能改变，细胞表面有长的微绒毛，偶见钙化小体。若癌细胞仅轻度增大，类似正常间皮细胞，此时很难鉴别。

2.纤维肉瘤性间皮瘤

直接穿刺获取的标本，其细胞呈梭形，类似梭形成纤维细胞样细胞，但细胞体积大，细胞核深染，常成片或呈螺旋状。

3.混合性恶性间皮瘤

少见，由各种间皮瘤细胞组成，可见成小片的梭形细胞，伴有立方形细胞，形成腺腔样结构。积液中的细胞常呈梭形，伴有不典型或典型的恶性间皮细胞特性。

（二）转移性肿瘤

积液中转移性肿瘤有腺癌、鳞癌、内分泌肿瘤、恶性淋巴瘤等，最常见的类型为腺癌、分化差的癌和小细胞肿瘤。有时可见角化型鳞癌。

1.腺癌

常见为肺腺癌、乳腺癌、浆液性卵巢癌、子宫内膜腺癌、食管腺癌、肾癌和甲状腺癌等。其细胞学特点是：①呈腺体样或管状结构。②形成多层、圆形或卵圆形聚集，提示乳头状增生。③单个癌细胞呈柱状，与其他肿瘤类型有明显区别。④印戒样癌细胞，其细胞核异常，偏位，细胞质内含巨大黏液空泡。但是，仅见细胞质空泡不是诊断腺癌的依据，必须有明显的核异常。⑤分化差的腺癌细胞鉴别诊断很困难。

2. 大细胞型分化差的癌

积液出现分化差的肿瘤细胞常容易判断，但难以鉴别肿瘤类型，如分化差的肺鳞癌、胰腺导管癌、膀胱上皮癌、软组织和骨肉瘤等。细胞学特点：①细胞大小各异，与原发性肿瘤有关，但积液中细胞大小变化不大。②细胞常散在分布，呈疏松结构，不规则聚集。③细胞块中的肿瘤细胞数量多，细胞质常透明和呈嗜碱性，可见大量空泡。④细胞核较大，有时不规则，常深染，含有大的不规则的多个核仁。

3. 小细胞肿瘤

常见为肺燕麦细胞癌、小细胞乳腺肿瘤、儿童小细胞恶性肿瘤或恶性淋巴瘤。积液中小型癌细胞易误被认为炎症细胞。

4. 角化型鳞癌

分化好的角化型鳞癌很容易识别，但罕见于积液，如角化型肺鳞癌、咽或食管鳞癌等。细胞学特点：①角化型鳞癌，无论细胞核结构如何，积液中可出现类似正常鳞状上皮细胞的癌细胞。②出现无核鳞状上皮细胞、细胞核阴影、淡化或消失。③鳞状细胞珠形成是诊断角化型鳞癌的标志之一。

积液中原发性肿瘤不多见，主要是转移性肿瘤。

· 58 ·

第三章 临床病毒学检验

第一节 病毒的检验与鉴定

在临床微生物感染症中，病毒感染约占75%，其中不少病毒对人类的危害极大。因此，病毒的实验室诊断不仅对控制病毒的传播、疾病的诊断和防治具有极其重要的意义，还可以认识目前尚未发现的病毒。病毒感染的检查主要依靠一些经典的方法和近年来发展起来的分子生物学方法。前者主要包括病毒的分离培养、直接检测及血清学试验；后者主要是核酸杂交、聚合酶链反应及现代免疫技术。

一、标本的采集、运送和处理

病毒检测的实验结果很大程度取决于标本采集和处理的方式是否恰当。

（一）采样时间

标本采集应尽可能在发病的初期、急性期或患者入院的当天进行。该时期采集的标本病毒含量多，病毒的检出率高。疾病后期由于机体产生免疫力，开始清除病毒，使病毒数量减少或消失，不易检出。

（二）标本种类的选择和采集方法

1. 标本种类的选择

根据临床感染的症状及流行病学资料，判断可能感染病毒的种类，选择相应部位采集标本。

2. 常见标本的采集方法

(1) 血液：无菌抽取血液10mL左右，加抗凝剂（可选用100U/mL肝素），常用于分离巨细胞病毒CMV)和单纯疱疹病毒(HSV)，亦可用于黄病毒、EB病毒、人类免疫缺陷病毒(HIV)及新生儿肠道病毒的分离。如果做血清学检测，应抽另一管5mL血液，不抗凝送检。

(2) 脑脊液：无菌抽取脑脊液1～2mL于无菌试管中，置冰浴中立即送检。在4℃可存放72小时，常用于分离柯萨奇病毒、ECHO病毒、肠道病毒和腮腺炎病毒。

(3) 宫颈或阴道拭子：用拭子采集病灶部位的分泌物，置病毒运送培养基(VTM)中。如无病损部位，则清理宫颈口黏液，将拭子伸入宫颈约4cm，停留5秒以上取出，置VTM中4℃冰浴立即送检，常用于HSV和CMV的分离。

(4) 粪便标本：取 2～4g 粪便标本在无菌容器中，加 8～10mL VTM 立即送检，常用于腺病毒和肠道病毒的分离，亦可用于轮状病毒的分离及抗原检测。

(5) 含漱液：用无菌生理盐水，让患者含漱几次取得，与 VTM 等量混合，用于分离流感病毒、副流感病毒、鼻病毒和呼吸道合胞病毒 (RSV)。

(6) 咽喉拭子：用压舌板充分暴露，避免唾液污染，用生理盐水润湿的拭子采集咽喉部表面，置 VTM 中。常用于分离腺病毒、CMV、肠道病毒、HSV 和流感病毒。

(7) 尿道拭子及尿液标本：将尿道拭子伸入尿道 4cm，轻轻转动 2～3 次，以获得较多的上皮细胞，取出后置 VTM 中，常用于分离 CMV 和 HSV。

(8) 尸检标本：应在死亡后尽早采取，采集各种器官时，要分开使用器械和容器，用甲醛溶液固定或石蜡包埋的组织块可用于免疫组化、核酸杂交和 PCR 检测。

(三) 标本的运送和处理

大部分病毒的抵抗力都比较弱，在室温容易灭活，因此用于分离培养的病毒标本应尽快送到实验室处理和接种。如不能及时送检，可在 4℃ 环境下冷藏数小时。如需较长时间保存则应置 -70℃。如放置在 -20℃，病毒容易灭活，应在冰冻液中加入甘油或二甲亚砜，防止反复冻融使病毒灭活。

为了预防标本在运送过程中干燥，保持原始特征，防止标本中污染的细菌过度生长，许多 VTM 都以 Eagle 液或 Hanks 平衡盐溶液为基础添加灭活的小牛血清或牛血清白蛋白。为了有效抑制细菌生长，通常在 VTM 中加入抗生素如青霉素 100U/mL 和链霉素 100μg/mL，为了抑制真菌的生长加入 2.5μg/mL 两性霉素 B 40μg/mL 制霉菌素。

二、病毒的分离与鉴定

(一) 病毒的分离培养

1. 病毒分离

无菌标本 (脑脊液、血液、血浆、血清) 可直接接种细胞、动物、鸡胚；无菌组织块经培养液洗涤，制成 10%～20% 悬液，离心后，取上清接种；含漱液、粪便、尿、感染组织或昆虫等污染标本，在接种前先用抗生素处理，抑制杂菌。

2. 病毒的培养

(1) 细胞培养：用分散的活细胞培养称细胞培养，所用培养液是含血清 (通常为胎牛血清)、葡萄糖、氨基酸、维生素的平衡溶液，pH 7.2～7.4。细胞培养适于绝大多数病毒生长，是病毒实验室的常规技术。①原代和次代细胞培养：用胰蛋白酶将人胚 (或动物) 组织分散成单细胞，加一定培养液，37℃ 孵育 1～2 天后，逐渐在培养瓶底部长成单层细胞，称之为原代细胞培养。将原代细胞培养物用胰蛋白酶和 EDTA 消化处理后，收集洗涤液，再分装至含有新鲜营养液的培养瓶中继续培养，形成的单层细胞称之为次代细胞培养。②二倍体细胞培养：原代细胞只能传 2～3 代细胞就退化，在多数细胞退化时，少数细胞能继续传下来，且保持染色体数为二倍体，称为二倍体细胞。二倍体细胞生长迅速，并可传 50 代保持二倍体特征，通常是胚胎组织的成纤维细胞 (如 WI-38 细胞系)。二倍体细胞一经建立，应尽早将细胞悬浮于 10% 二甲亚砜中，大量分装安瓿贮存于液氮 (-196℃) 内，作为"种子"，供以后传代用。目前多用二倍体细胞系制备病毒疫苗，也用于病毒的实验室诊断工作。③传代细胞培养：通常是由癌细胞或二倍体细胞突变而来，如人宫颈癌细胞 (Hela)、人喉上皮癌细胞 (Hq > 2)、传代非洲绿猴肾细胞 (Vero) 等，染色体数为非整倍体，细胞生长迅速，可无限传代，在液氮中能长期保存。目前传代细胞培养广泛用于病毒的实验室诊断工作，根据病毒对细胞的亲嗜性，选择使用敏感的细胞系。④淋巴细胞培养：正常成熟的淋巴细胞不经特殊处理不能在体外传代培养。然而 EB 病毒感染的 B 淋巴细胞却能在体外持续传代，这是病毒转化细胞的例证，也是分离出 EB 病毒的标志。T 淋巴细胞在加入 T 细胞生长因子 (IL-2) 后可在体外培养，为研究人类反转录病毒 (HIV、HTLV) 提供了条件，HIV 在 T 淋巴细胞培养物中增殖形成多核巨细胞。

(2) 动物试验：这是最原始的病毒分离培养方法。常用小白鼠、田鼠、豚鼠、家兔及猴等。接种途径根据各病毒对组织的亲嗜性而定，可接种鼻内、皮内、脑内、皮下、腹腔或静脉，例如嗜神经病毒 (脑炎病毒) 接种鼠脑内，柯萨奇病毒接种乳鼠 (一周龄) 腹腔或脑内。接种后逐日观察实验动物发病情况，如有死亡，则取病变组织剪碎，研磨均匀，制成悬液，继续传代，并作鉴定。

(3) 鸡胚培养：用受精孵化的活鸡胚培养病毒比用动物更加经济简便。根据病毒的特性可分别接种在鸡胚绒毛尿囊膜、尿囊腔、羊膜腔、卵黄囊、脑内或静脉内，如有病毒增殖，则鸡胚发生异常变化或羊水、尿液出现红细胞凝集现象，常用于流感病毒及腮腺炎病毒的分离培养，但很多病毒在鸡胚中不生长。

(二) 分离病毒的鉴定

1. 病毒在培养细胞内增殖的鉴定指征

(1) 细胞病变效应 (CPE)：病毒在细胞内增殖后，可引起不同的 CPE，有的细胞完全被破坏，有的只有轻微的病变或无可见的变化。各种细胞病变往往随病毒种类和所用细胞类型的不同而异。常见的细胞形态学变化归纳为六种类型：①细胞圆缩、分散、不聚集、全部细胞受破坏，如肠道病毒；②细胞肿大、颗粒增多、病变细胞聚集成葡萄状，如腺病毒；③细胞融合形成多核巨细胞，如副黏病毒、疱疹病毒；④轻微病变，如正黏病毒、狂犬病病毒；⑤胞质中有空泡形成，如 SVW；⑥有些病毒能使细胞形成嗜酸性或嗜碱性包涵体，位于细胞质或核内，一个或数个不等。

(2) 红细胞吸附现象：流感病毒和某些副黏病毒感染细胞后 24～48 小时，细胞膜上出现病毒的血凝素，能吸附豚鼠、鸡等动物及人的红细胞，发生红细胞吸附现象。若加入相应的抗血清，可中和病毒血凝素、抑制红细胞吸附现象的发生，称为红细胞吸附抑制试验。这一现象不仅可作为这类病毒增殖的指征，还可用于初步鉴定。

(3) 干扰试验：一种病毒感染细胞后，可以干扰以后进入的另外一种病毒的增殖，这个现象称为病毒的干扰。利用此现象可以用来鉴定某些不引起形态学变化的病毒，称为病毒干扰试验。例如某些型别的鼻病毒能干扰以后进入的副流感病毒增殖，从而抑制后者的红细胞吸附作用。

2. 最后鉴定

在初步鉴定的基础上，对已分离出的阳性结果选择适当的血清学方法（包括中和试验、补体结合试验和血凝抑制试验等）及分子生物学的方法对病毒分离株作最后鉴定。

三、病毒感染的快捷诊断

(一) 病毒的形态学检查

1. 光学显微镜

有些病毒可在病毒感染的宿主细胞胞质内或细胞核内出现嗜酸性或嗜碱性的包涵体。这些包涵体可以在光学显微镜下观察到，根据包涵体的特点，可以做出辅助诊断。如狂犬病病毒感染后在脑细胞胞质中出现的嗜酸性圆形或椭圆形包涵体，巨细胞病毒在上皮细胞的细胞核内出现周围绕有一轮晕似"猫头鹰眼"样的大型嗜酸性包涵体。

2. 电子显微镜 (EM)

(1) 电镜直接观察：某些病毒感染的早期在临床标本中可出现病毒颗粒，经粗提浓缩后用磷钨酸盐负染，在电镜下可直接观察到，从而获得诊断。如"秋季泻"患儿粪便中的轮状病毒、甲型肝炎患者粪便中的甲型肝炎病毒，疱疹水疱液中的痘病毒和疱疹病毒，乙型肝炎患者血清中的乙型肝炎病毒等。

(2) 免疫电镜检查：在含病毒的标本中，加入特异性抗体。经抗原抗体反应后，使标本中的病毒颗粒聚集成块，再经负染观察。此方法比直接电镜检查灵敏度高，更易发现病毒。

(二) 病毒抗原检测

病毒抗原是病毒的特异性标志，通过免疫学技术检测标本中特异性抗原的存在，可以早期诊断病毒的感染。

1. 免疫荧光技术 (IF)

免疫荧光技术可用于细胞培养病毒的鉴定，也适用检测临床标本中病毒抗原，有直接和间接免疫荧光法两种，具有快速、实用的优点，可用于检测流感病毒、副流感病毒、疱疹病毒、巨细胞病毒、腺病毒、呼吸道合胞病毒等。直接免疫荧光技术是用荧光素直接标记的特异性抗体，检测病毒抗原；间接免疫荧光技术是先用特异性抗体与标本中抗原结合，再用荧光素标记的抗抗体与特异性抗体结合，从而间接识别抗原。间接荧光技术具有放大作用，因而灵敏度比直接法高。可取咽喉脱落细胞，检测呼吸道合胞病毒、流感及副流感病毒抗原；取病灶刮片或脑活检标本，检测单纯疱疹病毒抗原；取尿沉渣检测巨细胞病毒抗原等。近年来使用单克隆抗体大大提高了检测的灵敏度和准确性。免疫荧光技术易出现非特异性荧光,导致假阳性,需要设置严格的对照并进行一些排除试验。

2. 酶免疫技术 (IEA)

有酶免疫组化和酶联免疫吸附试验 (ELISA)。酶免疫组化原理与应用范围同免疫荧光技术,不同的是用酶 (通常是过氧化物酶) 取代荧光素标记抗体酶催化底物形成有色产物,在普通光学显微镜下清晰可见,不需荧光显微镜,便于推广使用由于酶反应的产物具有累积性,因而灵敏度比荧光技术高。酶联免疫吸附试验先将特异性抗体吸附到固相载体上以捕捉标本中相应抗原,然后加入酶标特异性抗体,相应抗原被夹在抗体之间,当加入酶的底物后显色,显色程度直接反映了标本中病毒抗原的量因其敏感性接近放射免疫技术,又不接触放射性物质,已被多数实验室采用。

3. 其他技术

有固相放射免疫技术、发光免疫分析技术、胶体金标记的免疫层析技术等。

(三) 病毒抗体检测

病毒感染后通常诱发针对病毒的一种或多种抗原的免疫应答反应,IgM 类抗体的出现或特异性抗体效价的升高有辅助临床诊断的价值。

1. IgM 捕捉 ELISA

特异性 IgM 出现于病毒感染的早期或病毒感染的活动期,因此可从急性期患者单份血清中检出特异性 IgM,这是病毒感染实验室早期诊断的可靠方法。实验中先用 γ 链血清包被微孔板,用以捕捉血清标本中的 IgM 类抗体,再加入特异性病毒抗原及酶标抗体以证实特异性 IgM 的存在。现已广泛用于病毒感染的早期诊断。在先天性感染中 IgM 检测有特殊意义,因 IgM 不能通过胎盘,新生儿血清中发现抗病毒 IgM 提示为宫内感染。

2. 免疫印迹试验

某些病毒感染的诊断需持慎重认真的做法,如 HIV,在初筛试验阳性后,尚需用免疫印迹试验法进行确认试验。此法是将提纯的 HIV 处理后,经聚丙烯酰胺凝胶电泳 (PAGE) 将病毒蛋白质按分子量大小分开,再经电转移至硝酸纤维膜上制成膜条,然后将待检患者血清与带有 HIV 蛋白质的膜条反应。若血清中含有抗 HIV 某种抗原的抗体,即可结合到相应的蛋白质条带部位。

3. 补体结合试验 (CFT)

补体结合试验分两个阶段:

(1) 抗原与抗体 (一个为已知,一个为待检) 混合,加入定量补体,若抗原与抗体相对应,则补体被消耗。

(2) 在上述混合物中加入溶血素致敏的绵羊红细胞,若补体已与抗原抗体复合物完全结合,没有剩余补体存在,那么绵羊红细胞不会溶血,结果为阳性,说明待检标本中有特异性抗原/抗体存在,出现阳性结果时血清标本最高稀释度为抗体的效价。反之为阴性结果。由于补体结合抗体产生早,消失快,适于诊断病毒的近期感染。

4. 中和试验 (neutralization test, NT)

在活体或活细胞内测定病毒被特异性抗体中和、而失去致病性的试验。试验时须：

(1) 先测出病毒的半数致死量－能使接种的实验动物或细胞于感染后一定时间内死亡一半所需的病毒量 (LD_{50}) 或半数感染量－使半数试验对象 (动物、鸡胚或细胞) 发生感染的病毒量 (ID_{50})。

(2) 随即取活病毒与被试血清按不同比例混合，放置 1～2 小时让其充分中和。

(3) 将病毒与血清混合液注入各组动物、鸡胚或组织细胞培养管内培养。

(4) 根据动物、鸡胚死亡数或细胞病变的管数，计算出百分比 (%)，然后再计算这些试验对象中的半数免于死亡或免于致病所需要的最少量血清 (或最大量的病毒)，就是该血清的中和抗体效价 (称为 50% 终点的中和效价)。诊断病毒性疾病时，须取患者双份血清同时做对比试验，病后血清的中和抗体效价也必须超过病初血清四倍以上，才能确诊。用此法鉴定病毒时，须将病毒分别与免疫血清及正常血清 (对照) 混合做对比试验，免疫血清比正常血清多中和 50～100 倍剂量的病毒，才能断定是该病毒。

病毒中和抗体的特异性高，持续时间久，显性或隐性感染后，血中可长期存在中和抗体，所以适用于流行病学调查或人群免疫水平研究，但因试验方法繁杂，耗用动物、鸡胚或细胞培养较多，故一般不作常规使用。

5. 血凝抑制试验 (HIT)

某些病毒 (流感病毒、副流感病毒、腮腺炎病毒、脑炎病毒等) 能凝集红细胞，而抗体与这些病毒结合后却能阻止它们的凝集，若双份血清有 > 4 倍以上滴度增高，也可诊断这类病毒感染。本法简便、快速、经济、特异性高，常用于流行病学调查等。

(四) 病毒核酸检测

病毒的核酸携带了病毒的全部遗传信息。检测病毒特异基因就可以确认是否有病毒的存在。目前主要可以采用以下技术检测病毒的特异基因片段：

1. 核酸杂交

核酸分子杂交具有高度的敏感性和特异性，其中常用的是斑点杂交法。斑点杂交广泛用于检测呼吸道标本、尿标本中的病毒核酸。将待测的 DNA 或 RNA 直接点在杂交滤膜上，变性后，用放射性核素标记的核酸探针进行杂交，经放射自显影，阳性结果出现斑点状杂交信号。

核酸杂交除了斑点杂交法外，还可以用固相杂交技术、原位分子杂交技术、Southern 印迹和 Northern 印迹等。

2. 聚合酶链反应 (PCR)

其为一种体外基因扩增技术。先将待测标本的 DNA 热变性为单股 DNA 作为模板，加入一对人工合成的与模板 DNA 两端互补的引物，在耐热 DNA 多聚酶作用下，使四种脱氧核苷按模板 3 端引物向 5' 端延伸 DNA 链，经 20～40 个循环，可使 1 个拷贝的核酸扩增至 10s 以上，经琼脂糖电泳，可见到溴乙啶染色的核酸条带，扩增片段的大小取决于两引物的间距。此法较核酸杂交敏感、快速，已用于肝炎病毒、人类获得性免疫缺陷病毒、疱疹病毒感染的诊断，尤其适用于不易分离培养及含量极少的病毒标本，有较好的应用前景。随着实验诊断技术的不断发展，近年来出现了连接酶链反应 (LCR) 和定量实时荧光，该技术将基因扩增、分子杂交和光化学融为一体，实现了对 PCR 扩增产物进行实时动态的定量检测。

(1) DNA 病毒：可直接进行 PCR 扩增其特异片段。

(2) RNA 病毒：可通过 RT-PCR 技术，将 RNA 反转录为 cDNA，再进行 PCR 扩增。

3. 核酸电泳

有些病毒如轮状病毒的核酸具有典型的分节段特点，可以从标本中直接提取轮状病毒的核酸，通过聚丙稀酰胺凝胶电泳 (PAGE) 和银染色后，观察其特有的 11 个核酸节段的条带排列情况，结合临床进行诊断。

4. 基因芯片技术

利用病毒基因测序所获得的生物信息与自动化技术相结合，便产生了基因芯片技术，这是遗传单核苷酸多态性标记技术与自动化连锁微量分析技术的结合产物。原理是将已知的生物分子探针或基因探针大规模或有序排布于微型硅片等载体上，与待检样品中的生物分子或基因序列相互作用和并行反应，在激光的顺序激发下，产生的荧光谱信号被接收器收集，经计算机分析和处理数据得出结果。这样可一次性完成大量样品 DNA 序列的检测，在病毒病原学诊断和流行病学调查方面具有广阔的应用前景。

5. 基因测序

基因测序包括病毒全基因测序和特征性基因片段的测序。目前对已发现的致病性病毒的全基因测序已基本完成，这些基因库里的病毒基因序列为开展病毒感染的基因诊断打下良好的基础。

(五) 流式细胞术在病毒检测中的应用

流式细胞术 (FCM) 是利用流式细胞仪对细胞或其他微小生物颗粒的多种物理、生物学参数同时进行定量检测，并对特定细胞群体进行分选的分析测量技术。它不仅快速、灵敏和准确，而且还具有客观、直接和同时进行多参数检测的优点。目前随着新染料的不断开发和分子生物学方法的不断引入以及 FCM 检测精度的提高，利用 FCM 检测病毒已成为可能。

1. 病毒抗原的检测与定量 FCM

既可用于检测受染细胞内的病毒抗原，也可检测受染细胞表面的病毒抗原。利用可特异性识别细胞表面或细胞内抗原的单克隆抗体，FCM 可快速检测并定量受染细胞。常用的有直接和间接荧光抗体技术，前者用荧光标记特异性单克隆抗体，后者用未标记的一抗与受染细胞中的抗原结合，然后再将荧光标记的二抗与一抗结合。由于 FCM 检测的是单个细胞，因此FCM检测受染细胞适用于血液、支气管灌洗液、尿标本以及经酶消化过的组织细胞。同时FCM用于病毒检测具有以下优点：可在单个细胞中同时获得多个分析参数；能定量检出受染细胞。当用不同荧光染料标记不同的病毒抗原特异性抗体或将特异性病毒抗体与不同大小的乳胶颗粒相联时，FCM可同时检测到同一样本中的多种病毒或病毒抗原。

(1) CMV感染的诊断：利用单克隆抗体检测不同时期的CMV抗原可诊断CMV感染。CMV感染是移植受体、AIDS患者等免疫抑制患者的常见并发症。PP65抗原是CMV病毒在复制周期早期表达于宿主细胞核中的一种磷蛋白。感染CMV后，主要在白细胞，尤其是多形核细胞中表达PP65。但PP65表达阳性的细胞在白细胞中所占比例很低。利用流式细胞仪分析速度快的特点，可以在大量白细胞中筛选出PP65表达阳性的细胞。该检测方法省时，2小时之内就可以出结果，操作简便，所需样品量少，灵敏度和特异性高。

(2) 肝炎病毒标志物的定量及动态检测：利用病毒特异性抗体，FCM可检测出乙肝患者外周血单个核细胞 (PBMC) 中的HBsAg和HBcAg。同样的方法也被用于乙肝患者B细胞和NK细胞中HBsAg、HBcAg及丙肝患者HCV核心抗原的检测。

(3) HSV1、HSV2和HHV8受染细胞内HSV抗原的检测：疑有HSV感染的临床标本经过夜扩增后，FCM便可检出其中的病毒抗原，因而比传统的细胞培养法提前1～3天做出诊断。这种技术也被用于临床及环境标本中的轮状病毒检测。

(4) 细胞内p24、p17、nef、gp120、gp110/gp41表达的检测：利用FCM技术检测细胞内p24、p17、nef、gp120、gp110/gp411的表达情况以确定细胞培养物中是否有HIV受染细胞。这种技术用于定量检测时，与反转录酶试验、合体细胞检测等常用方法相比具有敏感、准确、快速等优点。用FCM检测PBMC中p24、p24、nef、pl8等HIV抗原阳性的$CD4^+$细胞数，可监测体内HIV复制情况，结果表明HIV抗原阳性细胞与$CD4^+$细胞数量负相关。因此这些试验可用于快速监测HIV血清学阳性个体的疾病进展情况和抗病毒治疗效果。

(5) 测定反转录病毒滴度：利用FCM直接定量分析反转录病毒载体所携带目的基因的表达产物可快速、有效而准确地测定反转录病毒滴度。

2. 病毒核酸的检测与定量

利用针对不同细胞标志的特异性抗体，FCM可给细胞表型定型。原位杂交FCM技术可检出外周血样中少见的产病毒细胞，经固定的悬液细胞，与标记有地高辛11-脱氧三磷酸尿苷 (11dUTP) 的HIV-1基因探针杂交，然后与荧光标记的抗地高辛抗体反应，最后对由此产生的荧光信号做FCM分析，便可检出受染细胞的HIVRNA。这种技术用于CMV感染检测时，感染CMV后4h便可检出T淋巴母细胞 (MOLT-4) 中的CMVDNA。病毒PCR产物的非核素FCM分析，作为传统的PCR核素分析法的替代方法得到很大发展，掺入地高辛dUTP的病毒特异性PCR扩增后，带有标记的扩增产物与生物素标记的探针杂交，杂交产物被包被有链霉亲和素的小珠捕获，最后与异硫氰酸荧光素标记的地高辛抗体结合，再行 FCM 分析，也称为 PCR 免疫反应珠试验 (PCR-IRB)，该技术用于 HIV-1 检测时，可快速检出感染 HIV-1 的献血员 PBMC 中 2～3 个拷贝的 HIVDNA，其敏感性可与传统的 PCR 产物核素检测法相媲美。用于 HBV 检测时，更显示出该技术特异、敏感、快速的优点。以 FCM 检测荧光标记 HCV 特异性引物原位 RT-PCR 技术，可对临床血样中 HCV 受染细胞进行定量检测，并同时对受染细胞做表型鉴定。

3. 病毒抗体检测

利用吸附有病毒抗原的聚苯乙烯微球作为载体的病毒抗体 FCM 分析技术已广泛应用于病毒抗体检测。利用不同大小的微球，分别包被特异性病毒抗原后，可同时检测多种病毒抗体，如 CMV 和 HSV 抗体，或同时检出 HIV-1 的 p31.gp120、gp41 抗体，并可定量。当用 FCM 技术检测 HCV 核心抗原、NS2 抗原抗体时，其灵敏度比酶免疫技术高 5 倍左右。

总之，FCM 技术应用于病毒感染的诊断，具有特异性强、灵敏度高、操作可自动化等优点，具有广阔的应用前景。

(六) 病毒的自动化检测

病毒的自动化检测不仅可以减轻劳动强度，而且可以缩短病毒检测的周期。病毒自动化检测系统开始主要基于病毒血清学检测 (检测病毒抗体) 的原理，而不是直接检测病毒本身或病毒的成分 (如病毒抗原或核酸)。随着分子诊断技术和其他一些技术的发展，现在越来越多新的自动化检测系统开始用于病毒的实验室诊断。

四、抗病毒药物敏感试验

抗病毒药物敏感试验对确定病毒耐药机制、检测临床实践中病毒耐药突变产生的频率、对替换药物的交叉耐药测试和评估新的抗病毒药物都具有重要的作用。但是到目前为止，抗病毒药物敏感试验还没有一个标准的试验方法，其主要受以下因素影响：①细胞系；②病毒接种物的滴度；③细胞的孵育时间；④试验所用抗病毒药物的浓度范围；⑤质控病毒株；⑥试验方法；⑦试验终点的标准；⑧终点的计算；⑨对终点结果的解释。抗病毒药物敏感试验主要有表型检测和基因型检测两种方法。表型检测为体外药敏试验，是检测抗病毒药物对患者体内整个病毒群的抑制效果；基因型检测是分析病毒核苷酸以检测导致病毒耐药的特异性突变。目前一些常用的药敏试验有 CMV、HSV 和 VZV 的空斑减少试验、HSV 的染料摄取试验、DNA 杂交试验、产量较少试验以及 CMV、HIV-1 的基因型分析等。

五、小结

病毒的实验室诊断一般要求特异、敏感、快速和简便。然而目前病毒的种类繁多，引起的疾病也是各种各样，这对病毒的实验室诊断带来了极大的挑战。临床工作中应该根据流行病学资料和疾病的症状与体征，初步判断可能感染的病毒，然后根据可疑病毒的生物学特点、机体免疫应答和临床过程，以及患者当前所处的时机，选择适宜的检测方法。例如对于潜伏期较短的病毒，由于发病时机体免疫应答尚未完全，尚无抗体产生，因此可选择直接检测病毒颗粒、抗原和核酸；对于潜伏期超过10天的病毒感染，检测特异性的IgM类抗体进行早期快速诊断，可区别初次和再次感染；对在机体内形成持续感染和潜伏感染的病毒，可检测急性期和恢复期双份血清的IgG类抗体有无4倍以上升高，或直接检测病毒核酸。对原因不明、可能有新病毒感染时，应采集相应部位的标本进行病毒分离，同时应采集双份血清以确认分离的病毒为病原体；对同一症状可能有多种病毒引起的情况，应同时检测几种相关病毒的病毒颗粒、抗原和抗体，对由多个型别组成的病毒可检测它们的共同抗原。

第二节 肝炎病毒的检测

肝炎病毒不是病毒分类学上的名称，它是特指引起肝炎的一组病毒。目前公认的人类肝炎病毒主要有五种，分别是甲型肝炎病毒(HAV)、乙型肝炎病毒(HBV)、丙型肝炎病毒(HCV)、丁型肝炎病毒(HDV)和戊型肝炎病毒(HEV)。新近发现的庚型肝炎病毒(HGV)及输血传播病毒(TTV)均可由非甲非戊型肝炎病毒所致的肝炎患者血中检出，但这些病毒在人类肝炎中的病原学作用有待于进一步的证实。

一、甲型肝炎病毒

（一）生物学特性

甲型肝炎病毒(HAV)呈二十面体，病毒颗粒形成五聚物前体，十二个五聚物前体再以浓度依赖方式聚合成空衣壳。氯化铯浮力密度为 $1.32 \sim 1.35 g/cm^3$，沉降系数156S。

HAV的抵抗力较其他小RNA病毒强、耐热、耐酸、耐碱。60℃加热10～12小时后仍具有感染性，70℃加热4分钟可以灭活，85℃加热立即灭活，在pH 2～10能稳定存在，但当pH大于10时，病毒可被灭活。该病毒对乙醚、氯仿具有抵抗力，氯铵T、过氧乙酸不能使其灭活，而浓度1mg/L次氯酸30分钟可以灭活病毒，此外，次氯酸钠、碘和高锰酸钾可以去除HAV的传染性。

目前世界上分离的HAV均为一个血清型，与肠道病毒特异性单克隆抗体或cDNA探针不发生反应，这对病毒抗原检测十分有利。人HAV毒株分为四个基因型（Ⅰ、Ⅱ、Ⅲ、Ⅶ）类人猿属于另外三种基因型（Ⅳ、Ⅴ、Ⅵ）。人中和性多克隆抗体与类人猿株存在交叉反应，所以认为来源于血清型Ⅰ（人）株的灭活疫苗或减毒疫苗具有保护和抵抗所有的人、猿HAV毒株的感染。

自然条件下，甲型肝炎病毒主要宿主为人类、黑猩猩、鹰面猴、短尾猴及南美绒猴等灵长类动物，灵长类动物感染HAV的自然反应过程与人类相似，临床表现较轻，病毒及其抗原通常可以在血清、肝、胆囊及粪便中检出。

(二)致病性

HAV主要通过粪-口传播,传染源多为患者,HAV随患者粪便排出体外,污染水源、食物、海产品(如牡蛎、毛蚶等)可造成散发或大流行。甲肝的潜伏期为15～50天,平均28天。

病毒在患者血清转氨酶升高前5～6天就存在于患者的血液和粪便中。粪便排毒可持续2～3周,随着血清中特异性抗体的产生,血清和粪便的传染性逐渐消失。典型的甲型肝炎常有明显的黄疸前期、黄疸期及恢复期,甲型肝炎预后良好,不转成慢性肝炎,急性重型肝炎少见。IgM在感染急性期和恢复早期出现,IgG在恢复后期出现,并可维持多年,且对同型病毒再感染有免疫力。

(三)微生物学检测

1. 标本的采集、处理和保存

采用标准的血清分离和储存方法能够保证HAV-IgM、HAV总抗体检测的准确性。4℃保存3周,抗体滴度可保持稳定。须在症状出现前2周至症状出现后数天采集粪便标本。在少数情况下,特别是在婴儿,粪便排毒时间可能延长。粪便标本可用含0.02%叠氮钠的磷酸盐缓冲液配制成20%的匀浆。肝活检标本可用于免疫荧光或电镜检测HAV抗原或者病毒颗粒。也可收集唾液或胆汁用于检测病毒抗体。

2. 标本直接检测

(1) 电镜检测病毒颗粒:应用电镜直接检测病毒在临床上并不实用,因为粪便标本中的病毒浓度极低,且容易被其他颗粒性物质掩盖而干扰电镜的观察。采用琼脂糖浓缩病毒法、聚乙二醇沉淀法和超速离心浓缩法可提高标本中的病毒浓度,从而提高病毒的检出率。一般认为,标本液中达到10^7/mL个病毒颗粒时,电镜检查最为合适。

免疫电镜技术(IEM)利用特异性抗体与病毒颗粒表面抗原结合,通过标记的抗体或形成病毒-抗体免疫聚集物,从而区分病毒成分与形态上相似的颗粒,免疫电镜的敏感性大约为10^5～10^6/mL个病毒,因而成为鉴定HAV的首选方法。

(2) 抗原检测:最早使用的是放射免疫技术(RIA),由于放射免疫技术需要特殊的设备以及有核素的污染等问题,现基本上已被酶联免疫技术所取代。采用硝基纤维素膜(NC)作为非特异性抗原捕获的高效固相载体,即NOELISA法,可以提高HAV抗原的检测水平,能检测到1ng的HAV蛋白,相当于$1.5×10^4$个病毒颗粒。

此外,可以应用免疫荧光法测定组织培养细胞中的HAV抗原,能对组织细胞中的抗原进行鉴定和定位。

(3) 检测核酸:①核酸杂交,核酸杂交方法检测HAV-RNA比RIA或ELISA检测HAV抗原的敏感性大约高出4～10倍。HAV特异性单股RNA探针的点杂交技术已经用于检测环境中的HAV;②RT-PCR,通过对扩增后的PCR产物进行分析后发现,来自于不同地方的分离株在RNA序列上存在15%～25%的差异,而将各分离株分为1个基因亚型。

3.抗体检测

(1) HAV-IgM 的检测：HAV-IgM 的检测是目前急性甲型肝炎最为常用和可靠的血清学诊断方法。目前临床上较常用的是捕获法，该法可以消除血清中 IgG 的干扰，敏感性和特异性均较高。

(2) HAV 总抗体的测定：所测定的 Ig 包括 IgM、IgG 和 IgA。HAV 总抗体在急性期为阳性并持续呈阳性，若 HAV-IgM 阴性而 HAV 总抗体阳性表明既往有 HAV 感染，并获得免疫力。在新近接受输血患者、新生儿(6个月以内)以及频繁使用免疫球蛋白者体内都有可能出现 HAV 总抗体阳性。采集患者早期和恢复期的血清，采用 ELISA 或其他方法检测双份血清中 HAV-IgG 或总抗体,如果特异性抗体的效价有明显升高,也表明近期感染。

二、乙型肝炎病毒

乙型肝炎病毒(HBV)是引起人类乙型肝炎的病原体，属嗜肝病毒科，正嗜肝病毒属。

(一) 生物学特性

电镜检测感染 HBV 的人血清，可观察到二种不同的病毒形态：

1. 球形颗粒

为非传染性颗粒，直径为 17～25nm，由 S 区编码包膜蛋白，即乙型肝炎病毒表面抗原 (HBsAg) 组装而成，在血清中含量最多，在某些血清中可达到 10^{13}/mL。

2. 管状或丝状颗粒

长度差异较大，但直径与球形颗粒相近，主要由 HBsAg 组成，但也有少部分带有前 S2 及极少前 S1 抗原。

3. Dane 颗粒

Dane 颗粒是 HBV 的完整形态，具有双层衣壳，直径约为 40～48nm，是由 DavidDane 于 1970 年首先发现。其外衣壳相当于包膜，由脂质双层和蛋白质组成，约为 7nm，HBsAg 镶嵌在脂质双层中，核衣壳是一个直径为 25～27nm 的高电子密度的核心，含有核心抗原 (HBcAg)，部分双链 DNA 以及 DNA 聚合酶。患者血清中的含量为 10^4～10^9/mL。

完整的病毒颗粒在 CsCl 中的密度为 $1.22g/cm^3$，球形颗粒为 $1.18g/cm^3$。HBV 对理化因素有较强的抵抗力，病毒在 30～32℃可存活 6 个月以上，-20℃可存活 15 年。在煮沸大于 2 分钟、121℃高压 20 分钟或 160℃干热 1 小时可以破坏病毒的感染性。0.25% 的次氯酸钠作用 3 分钟可以破坏 HBsAg 的抗原性和感染性。但是 HBV 的感染性并不一定和其抗原性相一致，在乙醇、酸 (pH2.4 至少 6 小时) 和加热 (98℃ 1 分钟或 60℃ 10 小时) 作用后，病毒的感染性被破坏而免疫原性和免疫反应性仍然完好。

HBV 有 10 种主要的血清型。我国汉族则以 adr 为主，而少数民族则多为 ay 型。HBV 亚型在感染后不发生改变，因此进行亚型测定有助于追踪传染源。

HBV 感染宿主具有明显的种属特异性，人 HBV 的易感宿主只局限于人、黑猩猩及恒河猴等高级灵长类动物。以黑猩猩建立的动物模型在研究病毒的灭活、疫苗的安全性和有效性、免疫病理及血清流行病学方面起了重要的作用。目前人们已经初步建立了人原代肝细胞和肝癌细胞以及 HBV 转染细胞系的体外细胞模型。

(二) 致病性

HBV 是引起慢性肝炎、肝硬化和肝癌的主要原因,其在全世界广泛流行。据 WHO 预测全世界约有 20 亿人口曾经感染过乙肝,2000 年调查显示全世界共有 3.5 亿乙肝病毒携带者,以亚洲和非洲人占绝大部分。

HBV 通过破损的皮肤和黏膜侵入机体,传染源是 HBV 的携带者和乙型肝炎患者的血液、唾液、精液和阴道分泌物。HBV 的传播途径大致可分为血液、血制品、性及母婴传播。HBV 感染的潜伏期较长,大多数为 6～16 周。80%～90% 的人感染 HBV 后不出现临床症状。少数感染者首先出现 HBsAg 抗原血症,然后出现急性肝炎的临床症状。大部分的感染者 6 个月内清除病毒,但约有 5%～10% 的感染者成为持续感染者或慢性肝炎。有部分 HBV 持续感染者可发展为原发性肝癌。

(三) 微生物学检测

1. 标本的采集、处理和保存

对于乙肝患者,临床上常采集血液标本。HBV 的血清标志物稳定性好,一般无须特殊处理。如果测定在 5 天内进行,应于 24 小时内分离血清或血浆,存放于 2～8℃。如果测定要在 5 天后进行,则分离的血清或血浆必须冻存。肝素化或者溶血的标本有时会引起酶免疫反应 (EIA) 假阳性反应,应予避免。

用做核酸分析的标本,应在 6 小时内处理,在 24 小时内检测,否则应存放于 −7℃。血清更适合 PCR 试验,但枸橼酸盐或 EDTA 抗凝血浆同样适用。肝素抗凝血浆不适合用做 PCR 测定,因为肝素会和 DNA 结合,干扰 Taq 聚合酶作用,抑制反转录反应,导致 PCR 假阴性。当只有肝素抗凝标本时,可用肝素酶对标本进行处理 (每微克 DNA 加入 1～3U 肝素酶 I,在 5mmol/L TrispH 7.5 和 1mmol/L $CaCl_2$ 中 25℃作用 2 小时),可以保持样本能够成功地进行 PCR 扩增。

经过处理的标本或者未分离血清的标本,如果能在 24 小时内送达,则可在室温下运送,但在干冰下更好。HBV 具有高度的感染性,在标本的采集、处理和运送时务必加以充分防护。

2. 血清标志物的检测

临床实验室目前主要依靠血清学的方法检测 HBV 血清学标志物,包括 HBsAg 和抗 HBs、HBeAg 和抗 HBe 以及抗 HBc,即俗称"两对半",诊断 HBV 感染。血清学方法以 RIA 和 ELISA 最为敏感,由于 RIA 存在核素污染问题,目前 ELISA 更为常用。

3. 前 S1 抗原检测

目前主要采用 ELISA 方法检测前 S1 抗原。前 S1 抗原是 HBVDNAS 区的 PreS1 基因编码产物，具有高度的免疫原性和特异性，前S1抗原不仅是HBV感染的标志，还是HBV复制的标志，在HBV感染、复制的早期即可检出。在部分发生Pre-C区变异导致HBeAg阴性的血清仍可检出前S1抗原，其检出灵敏度高于HBeAg，且比HBeAg更敏感地反映HBV复制。前S1抗原可用于献血员的常规筛选检测，以减少输血后肝炎的发生。

4. 核酸检测

血清中存在HBVDNA是诊断HBV感染的最直接证据，可采用核酸杂交法或PCR法定性或定量检测。

斑点印迹杂交作为一种杂交技术可用于分析人血清和组织的HBVDNA序列，可以在24小时内检测到0.1～1.0pg的HBVDNA。

采用PCR技术可以在HBsAg出现前2～4周检出HBVDNA，可以检测出低至10个HBVDNA/mL血清。目前临床上较常见的方法是实时定量PCR(real-timePCR)。PCR检测不仅可诊断HbsAg阴性的HBV感染，对于HBV感染者的传染性判断、研究HBV基因变异以及抗病毒治疗疗效的评价等都具有重要意义。

5. 基因型和变异检测

(1) HBV基因型检测：HBV的基因型可能与感染的慢性化及感染后病情的转归有一定的关系。根据HBV全基因序列差异≥8%或S区基因序列差异≥4%，将HBV分为A～H 8个基因型。HBV基因分型常用的方法有：①基因型特异性引物PCR法；②限制性片段长度多态性分析法(RFLP)；③线性探针反向杂交法(INNO-LiPA)；④PCR微量板核酸杂交酶联免疫法；⑤基因序列测定法等。

(2) HBV变异检测：HBV的β基因区存在基因变异(如YMDD、YIDD及YVDD变异等)。某些药物治疗可促进变异产生，从而产生耐药性。HBV耐药变异株常用检测方法有：①HBV聚合酶区基因序列分析法；②限制性片段长度多态性分析法(RFLP)；③荧光实时PCR法；④线性探针反向杂交法等。

6. 病原体直接检测

免疫荧光、免疫组化和薄膜电子显微镜等方法虽然不适用于临床实验室常规开展，但已经被广泛应用于检测HBV相关抗原或病毒颗粒，HBcAg存在于靶细胞核内和胞质中，目前的检测技术尚不能在血清中检出HBcAg，而免疫组化等方法可在组织切片上检测到。

7. 检测结果的分析

(1) 血清中HBsAg的存在表明有急性或慢性乙肝或为无症状携带者。在典型的HBV感染中，HBsAg在ALT水平发生异常的前2～4周和出现症状或黄疸的前3～5周即可检出，而HBVDNA可在HBsAg出现之前检出。若HBsAg出现6个月以上则认为已向慢性乙肝转化。

(2) 抗HBs是HBV感染后主要的保护性抗体，它的出现说明病毒基本清除，是乙肝痊愈的临床标志。

(3) 抗-HBc 主要是 IgM 抗体，通常在 ALT 水平开始升高时出现，其抗体滴度的相对升高 (大于 1 ∶ 1000) 为急性感染的证据。随后，不论疾病痊愈或转为慢性，升高的滴度则均会降低。

(4) HBeAg 是 HBV 复制指标之一，在潜伏期与 HBsAg 同时或在 HBsAg 出现数天后就可在血清中检出。HBeAg 持续存在的时间一般不超过 10 周，如超过则提示感染转为慢性化。HBeAg 转阴一般表示病毒复制水平降低、传染性下降，但 Pre-C 基因突变可产生 HBeAg 阴性的 HBV 感染。

(5) 抗 HBe 可呈阳性，病毒仍复制活跃，病变持续进展。对于 HBsAg 阴性的暴发型肝炎应特别注意抗-HBcIgM 和 HBVDNA 的检查。

三、丙型肝炎病毒

丙型肝炎病毒 (HCV) 作为一种肠道外传播的非甲非乙肝炎病毒 (PT-NANB) 于 1974 年由 Prince 等首先报告。由于 HCV 基因组在结构和表型特征上与人黄病毒和瘟病毒相类似，1991 年国际病毒命名委员会将其归为黄病毒科丙型肝炎病毒属。

(一) 生物学特性

HCV 病毒体呈球形，直径小于 80nin(在肝细胞中为 36～40nm，在血液中为 36～62nm)，该病毒沉降系数为 140S，在蔗糖中浮力密度为 1.15g/mL，HCV 与黄病毒相似，对有机溶剂氯仿 (10%～20%) 敏感，甲醛 (1 ∶ 6000) 处理、60℃加热 10 小时或煮沸、紫外线等可使其灭活。

HCV 基因组有明显的变异，而将 HCV 分为 6 个基因型和超过 8b 个亚型，不同基因型的致病性不同，我国的香港和澳门以 6 型为主。

人是 HCV 的天然宿主，体外培养尚未找到敏感有效的细胞培养系统，但黑猩猩对 HCV 很敏感，并可在其体内连续传代，因此黑猩猩成为目前唯一的理想动物模型。

(二) 致病性

HCV 感染面广，呈全世界分布，发展中国家感染率高于发达国家。我国 HCV 感染率为 3.2%，欧美国家感染率约为 0.5%～2%。HCV 感染的传播途径主要是经血液传播，也可能存在其他传播途径如母婴传播、性传播和家庭内接触传播，但是有将近半数的感染其传播途径不明确-HCV 病程复杂，既可有急性输血后肝炎又可以呈慢性无症状携带，还可与其他肝炎病毒混合感染，其重要特征是感染极易慢性化并可发展为肝硬化，与原发性肝癌有密切关系。

(三) 微生物学检测

1. 标本的采集、处理和保存

HCV 抗体检测可以用血清或者血浆，标本只要常规处理即可。收集血浆标本可采用 EDTA、枸橼酸盐或肝素，但是用于 PCR 检测的标本应避免使用肝素抗凝，因为肝素会干扰 Tag 酶活性，影响 PCR 结果。由于血液中存在高水平的 RNA 酶，采集到标本应尽快将血清或血浆从血液中分离出来，去除粒细胞等对病毒 RNA 的降解作用，分离后的血清或血浆应在 4~6 小时内冷藏或冻存，最好是 -70℃冻存。

2. 核酸检测

(1) RT-PCR 检测 HCVRNA：先将从被检标本中提取的 HCVRNA 反转录成 cDNA，以 cDNA 为模板，用外引物进行第一次扩增，再用第一次 PCR 扩增产物作为模板，用内引物进行第二次扩增即可使标本中极其微量的 HCV 检出，此称套式 PCR(neSted-PCR)。RTPCR 具有较好的敏感性，用于 HCV 的定性。

(2) b-DNA(branched-PCR) 法测定 HCVRNA：利用固定的寡聚核苷酸探针捕捉靶 RNA，随后与支链 DNA(bDNA) 二级探针杂交。bDNA 与酶联三级探针结合，随后加入酶底物，产生的化学发光信号强度与靶 RNA 的量成正比。bDNA 法属于信号扩增，易于操作，适合定量检测 HCVRNA。

3. HCV 抗体的检测

HCV 感染的患者由于血液中病毒含量很低，一般为 $10^2 \sim 10^3$/mL，常规的方法不易检出 HCVAg。抗 HCV 是 HCV 感染后出现的特异性抗体，是 HCV 感染的标志，故检测抗 HCV 可用于 HCV 的病原学诊断。主要方法有 EL1SA 和条带免疫法 (SIA)，其中 SIA 是确认试验。

4. 检验策略及结果分析

用来自 HCV 基因组克隆的抗原，以 EIA 或 SIA 法检测特异性抗体可进行 HCV 感染的诊断。如果两种方法呈阳性，HCV 感染的可能性很高，应进一步进行肝酶水平测定或肝活检。患者标本中发现 HCVRNA 可以提示 HCV 活动性感染。在血清抗体阳转和 ALT 水平高峰出现之前，病毒感染量就达到高峰。血清产生抗体之后，血清病毒载量降低，经常可低于 RT-PCR 可检测的最低限。因此，EIA 或 SIA 血清学检测阳性而 HCVRNA 阴性不能排除 HCV 感染，应该随访。HCVRNA 检测也可用于 SIA 结果不能确定的 HCV 感染。抗体阳性而多次 RNA 检测阴性可能提示感染已经消除，在 HCV 感染患者中有 10%~20% 的发生率。

四、丁型肝炎病毒

丁型肝炎病毒 (HDV) 属于沙粒病毒科 S 病毒属，于 1977 年由意大利学者 Rizzetto 发现，曾被称为 S 因子。丁型肝炎病毒是一种缺陷病毒，复制时需要有嗜肝病毒如人乙型肝炎病毒的参与。

(一) 生物学特性

HDV 为单股环形负链 RNA 病毒，直径为 35~37nm 的球形颗粒，外壳为嗜肝病毒的表面包膜蛋白抗原，核心含 HDVRNA 及两种特异的丁型肝炎病毒 (HDAg) 抗原，分别是 214 个氨基酸、分子量 27kD 的 P27 和 195 个氨基酸、分子量 24kD 的 P24。单独

HDAg 被 HBsAg 包装后可形成不含 HDVRNA 的"空壳颗粒"。HDV 病毒颗粒在 CsCl 中的浮力密度为 1.25g/cm³，沉降系数介于 HBsAg 和完整的 HBV 颗粒之间，HDV 可被甲醛溶液灭活，其灭活条件与 HBV 相同。

对全世界 HDV 分离株的遗传分析表明，至少存在 3 个遗传树特征的基因型，并有不同的地理分布和相关的疾病谱。我国 HDV 株属于基因型 I。

除人以外，HDV 还能引起黑猩猩、美洲旱獭、东方土拨鼠和鸭子的一过性感染。我国的一项研究利用 HDV/HBV 阳性血清感染体外培养的人胚胎肝细胞，建立了 HDV/HBV 感染人胎肝细胞的体外培养系统。

（二）致病性

HDV 是引起与 HBV 相关的急性和慢性肝病的亚病毒病原体。HDV 感染和疾病的模式在不同的流行地区有所不同，在美国，HDV 流行率低，传播途径主要通过静脉吸毒；在希腊和意大利的部分地区，流行率高，主要通过家庭传播；在发展中国家，20% 或以上的 HBsAg 携带者感染 HDV。由于 HDV 是一种缺陷病毒，只有在 HBV 存在于肝内或同时侵入肝内才能建立感染，根据与 HBV 感染的关系，可将 HDV 感染分为同步感染和重叠感染两种类型。

（三）微生物学检测

1. HDAg 的检测

在急性丁型肝炎的早期，HDAg 滴度高，血清中也可检测到 HDAg。HDAg 外被 HBsAg 包裹，当用去污剂（吐温-20 或 NP40）裂解后才被释放出来。HDAg 主要存在感染者的肝细胞核和胞质内，可用免疫组化检测。

此外，HDAg 可用免疫印迹法进行检测，此方法比 RIA 和 EIA 敏感。

2. HDVRNA 的检测

可用核酸杂交和 RT-PCR 法。检测 HDVRNA 最敏感的方法依赖于 PCR 方法进行扩增。其基本方法与检测 HCVRNA 的方法相同。该方法可测出 0.1pg 肝组织内的 HDVRNA。

3. HDV-IgM 和 HDV-IgG 的检测

用 EIA 或 RIA 检测血清中的抗 HDV，包括 IgM、IgG 和 HDV 总抗体，以协助急、慢性丁型肝炎的诊断。一般情况下，同步感染时 HDV-IgM 呈一过性阳性，随后出现 HDV-IgG，或者是出现一过性 HDV-IgM 而后不产生 HDV-IgG。重叠感染时则为持续 HDV-IgM 阳性和产生持续高效价的 HDV-IgG，或者是随肝组织损害程度而出现 HDV-IgM 的波动。最好的方法是当患者有急性肝炎，其血清中有 HBsAg 和抗-HDV 时，测定抗-HBc 的抗体类别有助于区别同步感染和重叠感染。因为在同时有急性 HBV 和 HDV 感染时，能检出 HBc-IgM，而在慢性 HBV 感染之后，再发生急性 HDV 感染时，抗 HBc 主要是 IgG 类。

五、戊型肝炎病毒

戊型肝炎病毒(HEV)是目前经肠道传染的戊型肝炎的病原体,发现于20世纪70年代末期。最新的国际病毒分类系统将HEV的分类地位确定为野田村病毒科中的戊型肝炎病毒属。

(一)生物学特性

电镜观察HEV有两种颗粒:空心颗粒和实心颗粒。前者为一种缺陷的不含完整的戊型肝炎病毒基因组的病毒颗粒,后者为完整的病毒颗粒。HEV病毒表面有锯齿状缺蚀和突起,形似杯状。也有学者观察到HEV表面无突起,具有羽毛状外表,呈二十面对称体。HEV的沉降系数为165～183S,在CsCl中的浮力密度为1.36g/cm³。HEV性状不稳定,对高盐、氯仿等敏感,在-70℃～-80℃条件下保存不稳定,在液氮中能长期保存,在中性偏碱环境中较稳定,Mg^{2+}和Mn^{2+}对其有保护作用。

根据不同地区各克隆株核酸、氨基酸的同源性及遗传距离将世界上已经发现的HEV病毒株分为七个主要基因型。

目前,用于实验性感染HEV的动物主要有非人灵长类动物,猪及大鼠,其中较常用的有:黑猩猩、绒猴、恒河猴等。体外细胞培养不易获得成功。

(二)致病性

HEV主要通过粪-口途径传播,可能也会通过性传播和母婴垂直传播。该病毒能引起世界范围内戊型肝炎散发或暴发流行,戊型肝炎是自限性疾病,病情严重程度不一,急性重型肝炎并不多见,但在孕妇中例外,且死亡率达10%～20%。

(三)微生物学检测

1. 标本的采集、处理和保存

(1) 粪便标本:在疾病的早期收集,最迟也应当在出现黄疸的第一周内采集。标本应尽可能冷藏,干冰(-70℃)和液氮(-20℃)适合于可疑含HEV标本的保存和转运。

(2) 血清标本:急性期血清中HEV IgM最高,恢复期收集的血清,可用于检测HEVIgG,标本在4℃可保存数日,-20℃可使病毒不被破坏,含HEV的标本应保存于-70℃以下。

2. 检测方法

(1) ELISA:采用夹心法。急性期血清HEV-IgM阳性或恢复期血清HEVIgG滴度比急性期血清高4倍以上,提示HEV感染。

(2) 免疫电子显微镜:用于检测急性期患者的粪便及胆汁中病毒抗原,因需要特殊设备且敏感度低,临床较少使用。

(3) 免疫荧光法:用荧光素标记从患者恢复期血清中提纯的HEV-IgG,可检测肝组织中戊肝病毒抗原。

(4) 免疫印迹：应用基因重组病毒多肽作为抗原建立蛋白印迹试验检测血清抗-HEV。本法的敏感性和特异性较其他方法高，可用作戊型肝炎的确诊手段。

(5) 反转录聚合酶链反应法(RT-PCR)和套式反转录聚合酶链反应(NRT-PCR)：检测胆汁、血清和粪便中戊肝病毒核糖核酸(HEVRNA)。

3. 结果的解释

在做出急性、新近或者过去HEV感染时，应考虑以下几点。

(1) 临床标本(粪、胆汁、血清)中存在HEV，表示HEV急性感染(主要在潜伏期末或黄疸的第1周)。如未检出HEV，不能排除急性感染，因为许多患者检测不到病毒。对于戊型肝炎病毒感染低危险区的患者，须慎重解释阳性PCR结果，特别注意检测中污染的可能性。

(2) 抗-HEV，HEV-IgM表明急性或近期感染(感染几个月内)；然而用重组的多肽酶免疫技术检测HEV-IgM，暴发区的许多患者结果阴性，因此，没有检出这些抗体不能排除急性感染。以重组多肽抗原检测抗HEV，其特异性还不完全清楚；HEV-IgG是HEV感染唯一的特异性标志。它们几乎在所有的急性感染患者中均可检测到，但不能确定感染何时发生；在急性戊型肝炎期间，抗-HEV的抗体效价几乎总是最高。很少出现急性期和恢复期之间抗体水平的升高。没有检出抗-HEV不能排除过去感染。

六、庚型肝炎病毒的检测

(一) 生物学特性

庚型肝炎病毒(HGV)是单股正链RNA病毒，基因组全长约9.1～9.4kb，目前暂定为黄病毒科丙型肝炎病毒属成员，与HCV的氨基酸序列有27%的同源性。HGV颗粒的直径为50～100nm，包括两种类型：一种为极低密度(1.07～1.09g/cm^3)病毒颗粒，另一种为密度为1.18g/cm^{3}的核衣壳颗粒。根据基因差异分析，一般将庚型肝炎病毒分为5个基因亚型，其中多数为IE型。目前对HGV的理化性质了解甚少。

(二) 致病性

HGV主要经血传播，但也可能存在着其他非肠道传播的途径。有关HGV的致病性目前仍有较大争议。HGV感染常合并HBV、HCV或其他病毒感染，故有学者认为HGV可能是一种辅助病毒。多数临床病理研究表明，肝脏可能不是病毒复制的主要场所，HGV可能不是专一嗜肝病毒。

(三) 微生物学检测

(1) 标本的采集、处理和保存 HGV的采集、处理和保存方法可参考HCV。

(2) 检测方法主要有两种：一种是ELISA法检测HGV抗体，采用CHO细胞表达的HGVE2包膜抗原的EIA试剂已经开始应用于临床，另一种是用RT-PCR法检测HGVRNA，探针和引物来源于5UTR、NS3和NS5a，两套引物的PCR平行检测可消除病毒变异而引起的假阳性。

大多数 EIA 抗体阳性患者 HGVRNA 阴性，反之亦然，提示两者呈负相关。检测血清中 HGVRNA 可以诊断急性和慢性感染。疾病的康复与 RNA 的消失以及 HGVE2 抗体出现有关。

七、输血传播病毒的检测

（一）生物学特性

输血传播病毒 (TTV) 是一种环状、副性单链 DNA 病毒，无包膜，病毒颗粒直径为 30～50nm，在蔗糖中的浮力密度为 $1.26g/cm^3$，在氯化铯中的浮力密度为 (1.31～1.34) g/cm^3。TTVDNA 对 DnaseI 敏感，抗 RNaseA，巴斯德消毒法能有效地去除血制品中的 TTVDNA，化学消毒法灭活该病毒的效果不明显。

目前已知的单链无包膜 DNA 病毒只有两类，即微小病毒科和圆环病毒科，由于 TTVDNA 一度被认为与微小病毒 DNA 一样，呈线状，而且两者都能抗去污剂，DNA 分子中都存在 ORF、大量的 TATA 序列和以 AATAAA 为代表的多腺苷酸信号，因此，TTV 曾被认为是微小病毒科的成员。但 TTV 与微小病毒间无明显的同源序列，根据 5' 和 3' 方向延长和 113～114 碱基结果分析，其末端连接成环状，现在更认为它是属于圆环病毒科。

TTV 基因具有高度变异性，病毒之间变异最大达 30% 以上，根据其变异大小，可将 TTV 分为不同的基因型和亚型。

TTV 可经输血、静脉内注射毒品等肠道外途径传播，但多数 TTV 感染者无输血或静脉注射毒品史，提示存在肠道传播途径的可能，如粪－口传播，此外，母婴垂直传播和性传播途径也有报道。

流行病学调查表明 TTV 呈全球性分布，不明病因的非甲～庚型肝炎，包括暴发型肝炎、急慢性肝炎患者中 TTV 阳性率均高于正常人群，并且患者肝脏中 TTVDNA 滴度高于相应血清 10～100 倍，故推测 TTV 可能与非甲－庚型肝炎有关，但 TTV 在正常人群中感染率也较高，同时不引起肝功能损害或肝组织学改变，提示 TTV 可能与 HGV 相似，无明显致肝病作用，不是非甲非乙非丙型肝炎的原因。

（二）微生物学检测

(1) 核酸检测 目前主要通过核酸检测的方法来诊断 TTV 感染，包括核酸杂交和 PCR。前者主要有原位杂交法、斑点杂交法等，但敏感性较低。后者包括原位 PCR、套式 PCR 等，PCR 法敏感度大于杂交法，而特异性不如杂交法。

(2) ELISA 用 TTV 病毒抗原包被微孔，采用间接法检测 TTV-IgM 和 IgG，可用此方法来筛选献血者，减少 TTV 经输血传播。

第三节 人类免疫缺陷病毒

人类免疫缺陷病毒(HIV)1型和2型(HIV-1，HIV-2)是获得性免疫缺陷综合征(AIDS，艾滋病)的病原体。

1983年，法国巴斯德研究所的科学家们从一位患慢性淋巴结肿大的青年男性同性恋者身上分离到一株反转录病毒，称之为淋巴结相关病毒(LAV)1984年，一些生物学和分子结构相似的病毒在美国从艾滋病患者中分离出来，称为人类嗜T细胞病毒Ⅲ型(HTLV-Ⅲ)。根据分子病毒学分析证明，LAV与HTLV-Ⅲ是同一病毒的不同变种。1986年，国际病毒分类委员会将它们统一命名为HIV。

一、生物学特性

(一)形态与结构

HIV-1和HIV-2是反转录病毒科慢病毒属成员。它们是有胞膜的RNA病毒。电镜下病毒体呈球形，内核呈锥形，直径约110nm。HIV具有独特的三层结构。其核心(最内层)为反转录酶相关的基因组-核衣壳蛋白复合物。该复合物外面为一层衣壳蛋白，由病毒结构蛋白(p24或p25)组成。最外层为宿主细胞膜脂蛋白包绕的包膜，其中镶嵌有gP120和gp41两种病毒特异的糖蛋白。

HIV为正链双股RNA病毒，其基因组长度超过9kb，被结构蛋白包绕，构成核衣壳和基质外壳。后者附着有从宿主细胞膜上获得的脂质包膜。糖蛋白寡聚体插入该包膜中，可介导病毒对宿主的吸附和穿透。

如所有的反转录病毒一样，HIV有一种特征性的酶即反转录酶(RT)，该酶从一种前体蛋白被另一种反转录病毒酶即病毒蛋白酶(PR)切割而被激活。RT有三种不同的酶学功能：①RNA依赖的DNA聚合酶；②RNA酶H；③DNA依赖的DNA聚合酶。HIV感染宿主细胞后，RT的不同功能依次为合成病毒RNA的cDNA、消化掉cDNA-RNA异源双链中RNA和复制cDNA链服务。调控序列位于病毒RNA的两端(R-U5位于5'端，U3-R位于3'端)它们以互补并部分重复的方式产生所谓的"长末端重复序列"(LTR)。它们都包含了U3-R-U5，并位于病毒双链DNA的两个末端。dsDNA与整合前复合物中的一些蛋白结合，迁移到细胞核，在那里它可以在第三种反转录病毒酶即整合酶的作用下整合入宿主基因中。整合入基因组的反转录病毒DNA被称为"原病毒"。

尽管宿主细胞的感染和原病毒的整合在很大程度上是由毒粒本身携带的蛋白介导，但是病毒RNA、结构蛋白和酶的产生也与细胞内转录和翻译的相关酶有关，此外还涉及大量的病毒调控蛋白，如Tat、Rev、Nef和Vpr。病毒颗粒被聚集到细胞膜上，仍然以不成熟的、无感染性的状态存在，以出芽的方式释放。为了完全成熟为有感染性的颗粒，病毒的 Gag 和 Gag-Pol 前体蛋白必须被 PR 裂解成不同的亚单位蛋白。

(二) 培养特性

为了感染宿主细胞，毒粒必须与细胞膜上的病毒受体结合，对于 HIV 是 CD4。CD4 抗原主要存在于 TH 细胞及单核-巨噬细胞表面，故实验室中常用新鲜分离的正常人 T 细胞经 PHA 转化 3 天的培养细胞分离病毒。HIV 亦可以在某些 T 细胞株（如 Hp、CEM）中增殖。感染后细胞出现不同程度的病变，培养液中可测到反转录酶活性，而培养细胞中可查到病毒的抗原。当然，不是所有被 HIV 感染的细胞都表达可被检测的 CD4，如星形细胞。同样，小肠或阴道的上皮细胞、精子、少突细胞都是 CD4 阴性，均可通过半乳糖神经酰胺或相关的糖脂受体发生感染。HIV-1 和 HIV-2 都有很严格的宿主范围。

(三) 抵抗力

HIV 对理化因素的抵抗力较弱。56℃ 30 分钟可灭活，20℃活力可保持 7 天。虽然病毒在干燥或冻干状态下相对稳定，但 HIV 对包括肥皂在内的各种去垢剂非常敏感（如 Triton-x，NP40）。0.5% 漂白粉、70% 酒精、0.3% H_2O_2 或 0.5% 来苏处理 5 分钟，对病毒均有灭活作用。

二、致病性

HIV1 于 1983 年被发现，次年证实它在病毒学和血清学上与艾滋病的早晚期相关。HIV-1 具有更强的感染力，是形成艾滋病大流行的原因。HIV-1 有 M 及 O 两个群，M 群又分为 A～H 等八个亚型，其中 B 及 C 亚型较为多见。HIV-2 于 1986 年被鉴别，其致病力明显低于 HIV-1。HIV-2 有 a～e 五个亚型，其中与临床疾病有关的是 a 及 b 亚型，其中三个亚型于无症状带毒者中检出，HIV-2 的母婴传播率低，临床上以潜伏感染为主，偶尔也可以引起艾滋病。HIV-2 主要在西非流行但在欧洲、巴西有发现，后在印度也逐渐流行。

艾滋病的传染源是 HIV 无症状携带者和艾滋病患者。HIV 主要经过三个途径传播：①密切的性接触；②污染 HIV 的血液或血制品或针头等；③母婴传播，包括经胎盘传给胎儿，产道或哺乳等方式传给婴儿。

人类 HIV 感染可引起多种疾病状态，包括急性单核细胞增多样综合征、长期的无症状感染、有症状感染以及艾滋病。在大部分感染的患者中，最初的临床表现称为"急性反转录病毒综合征"，其特征为出现免疫激活和多系统功能紊乱的临床体征，表现为全身性淋巴结炎、咽喉炎、关节痛、疲劳、出疹和体重下降，出疹包括斑丘疹，特别是躯干部的斑丘疹，随后变为水疱性丘疹。在缺乏治疗的情况下，估计在感染后 10 年内有 50% 的人会发展为艾滋病。艾滋病可合并 Kaposi 肉瘤、卡式肺囊虫性肺炎、慢性腹泻（常由隐孢子虫引起）、隐球菌性脑膜炎、弓形体病、脑病、痴呆、CMV 性视网膜炎、食管念珠菌病、直肠肛门癌、B 细胞性淋巴瘤以及肺结核、复发性肺炎和浸润性宫颈癌。

三、微生物学检测

常规用静脉穿刺收集血标本,用于血清抗体分析和病毒检测。HIV 亦可以从其他体液(如脑脊液、乳汁、尿液、泌尿生殖道分泌物等)和感染组织的活检标本(如肠组织)中检出和分离。

HIV 诊断的理论基础源于大量血清流行病学资料并且根据这些资料的积累和更新而进展。血清流行病学调查表明,感染 HIV 后,血液中最先出现 HIV 结构蛋白,这种抗原很快消失直到疾病后期才重新出现;数周后出现抗这些蛋白的 IgM 类抗体并很快消失,这时 IgG 类抗体出现并一直存在。因此,HIV 的实验室诊断以检测抗体为主,抗原及核酸等检测为辅。

(一) HIV 抗体的检测

HIV 结构蛋白有十种。根据其分子量大小及是否为糖蛋白而命名,如 P24 表示分子量为 24kD 的核蛋白 gp41 表示分子量为 41kD 的包膜糖蛋白。HIV 感染者血清中会出现对 HIV 不同结构蛋白的抗体,这些抗体在诊断中的意义不同。其中像 gp41 抗体等由于几乎在所有感染者和患者血清中都会出现,因而在诊断中占主要地位;有些抗体出现概率较低,在诊断中占辅助地位。因为 HIV 感染的诊断要求十分准确,抗体检测一定要经过初筛和确认两步,即初筛试验为阳性的血清还要经确认试验,确认阳性后方肯定为被 HIV 感染。

1. 初筛试验

初筛实验的要求是敏感性高,理论上要达到 100%,不能出现假阴性;对特异性要求不太严,允许有少量假阳性,这些假阳性可以被确认试验排除。排除假阳性的另一种方法是阳性结果一定要进行重复性试验,重复阳性的才算真正初筛阳性。商品化的初筛试剂盒品种很多,并且不断更新换代。国产试剂也有很大发展。下面介绍几种国内常用的初筛试验,其他方法如免疫荧光、放射免疫法等已逐渐被淘汰。

(1) ELISA:在 ELISA 检测中,因酶的催化具有高度的放大作用,因此,这种技术特异性强、灵敏度高、半衰期较长。这种方法可同时检测大量样品,易于半机械化操作和质量控制,是目前国际上最常用的初筛方法。

国际上商品化的 ELISA 试剂有两类,一是间接法试剂,大多数是将抗原包被在聚乙烯板小孔内的试剂,只有 Abbott 公司的产品是包被在小球上,同时要使用该公司的酶标仪。第二类是竞争法试剂,这种试剂操作时间短,操作方便,但对质量控制要求较严。

用于包被的抗原,最初是用提纯的病毒蛋白,假阳性较多。大部分厂家已淘汰这类第一代试剂,改用基因工程生产的细菌蛋白或化学合成的多肽抗原,使试剂的特异性明显提高。现在已有许多可以同时检测 HIV-1 和 HIV-2 抗体的 ELISA 试剂盒。

(2) 快速蛋白印迹法:由于 ELISA 不适应中小实验室或小样品量的检测。因此许多快速简便的检测技术也相继问世,这些方法的优点是快速,能在几分钟或半小时内出结果;

简便，步骤少，血清不稀释或直接在板上稀释；对仪器和反应温度无特殊要求，结果肉眼判断。

快速蛋白印迹法(RWB)整个操作过程只需约30分钟。本试剂采用重组病毒蛋白，通过蛋白印迹技术进行纯化并印迹于硝酸纤维膜上，用小量高浓度的血清及酶标二抗与其反应，大大减少反应时间。由于反应时间短，非特异性吸附较弱。

本法出结果快，无须特殊仪器，操作简单而且用肉眼观察结果。由于其源于蛋白印迹法，所以敏感性和特异性很高。重组抗原的使用减低了成本，作为初筛试剂，适于基层及临床检验实验室使用。此外，还有供家庭使用的单人份试剂。

(3) 明胶颗粒凝集试验：将抗原致敏于明胶、乳胶或血细胞等上，加入血清后，血清中HIV-1抗体会使致敏颗粒相互凝集，形成肉眼可见的凝集。这类试剂有明胶颗粒凝集试验(PA)，胶乳凝集试验(LA)和间接血凝(PHA)等，以PA较为常用。

(4) 免疫斑点试验：基因工程重组的HIV-1抗原和(或)化学合成的HIV-2抗原打点在可渗透的膜上，当血清样品滴于孔中时，特异抗体就会结合在膜上，液体成分则会渗透过去，经洗涤后加入胶体金颗粒聚集在一起会出现肉眼可见的红色点，可以以此判断结果，这一方法只需几分钟即可完成，并可进行单人份检测，无须任何仪器。

2. 确认试验

(1) 蛋白印迹法(WB)：主要用于鉴别抗体，其敏感性和特异性均较高，是国际上主要使用的确认试验方法，我国规定确认试验只能用WB法，本实验操作简便，仪器简单。WB制作要求较高，因而价格较贵。国际上同时有免疫荧光等作为确认方法，以及采取几种初筛试验检测以达到确认的目的。

HIV病毒蛋白通过SDS聚丙烯酰胺电泳后，按分子量大小排列于胶上形成若干条特定蛋白区域，经印迹技术，被吸附在硝酸纤维膜上。用适当浓度的无关蛋白封闭无蛋白部位后，通过待检血清的孵育，特异蛋白的抗体与其对应抗原蛋白结合；漂洗掉非特异性结合的血清成分后，通过孵育酶标二抗和一抗结合；漂洗后与底物反应，底物在酶催化下显色，形成有色的沉淀物吸附在反应部位；肉眼可见反应部位的颜色反应，以此判断结果。

由于不同的抗原蛋白在诊断上具有不同意义，因此不同带型的出现可为诊断提供较多的信息。HIV-1结构蛋白分三类：env基因编码的gp160、gp120和gp41；gag基因编码的P55、P24、P17和FIB，pol基因编码的P66、P51和P32。其中gp160、P66和P55是前体蛋白。强阳性血清通常对大部分带有反应，因此根据流行病学资料制定了结果判断标准，我国执行的是WHO标准。对可疑结果要在三个月内复查。

(二) HIV抗原的检测

研究表明在一些感染者中，可先于抗体检测出抗原，抗原的出现与HIV感染的临床进程有关，在病毒培养及药物研究中较为常用。诊断上多用于婴幼儿感染早期感染的诊断。

(三) HIV 核酸的检测

HIV 是一种反转录病毒，感染细胞后在细胞内形成病毒 cDNA，也可以进行诊断。通常所用的方法为聚合酶链反应 (PCR)。PCR 是最直接的诊断方法之一，而且最为敏感，但方法较为复杂，技术上要求很高，试剂昂贵，只被一些大的实验室用于疑难样品辅助诊断和婴幼儿感染诊断。

(四) HIV 的其他诊断方法及实验室诊断注意事项

1. 其他诊断方法

从患者血淋巴细胞中分离培养 HIV 病毒，这种方法可取得 HIV 感染的直接证据，但病毒分离培养时间很长，成功率较低，对 HIV 感染者分离效果不佳，不能作为一种常规诊断方法。此外，还有检测淋巴细胞中反转录酶 (RT) 的方法，也是一种辅助手段。

2. HIV 实验室诊断注意事项

据目前掌握的流行病学资料，今后几年 HIV 在我国流行情况会进一步广泛和严重，各级医疗机构将不可避免地接触到 HIV 诊断。开展 HIV 诊断应注意以下几点：

(1) 安全性：HIV 检测是一个非常严肃的工作，在检测中时时刻刻要注意避免实验室的病毒污染，为此，WHO 专门制定了安全规范。

实验室的感染来源主要是待检样品，检测试剂中的感染性成分往往经过灭活，已无传染性。工作人员被感染的主要途径是经皮肤破裂处进入血液，因此在检测时一定要戴手套。在开始从事 HIV 检测之前，必须进行严格的安全性培训。

(2) 培训：从事 HIV 检测无须较高职称的技术人员，只需有一定的病毒血清学工作经验和上岗前经过培训即可。尽管各种检测技术很容易掌握，但由于 HIV 诊断的准确性要求，做到检测结果可信仍需在工作中不断接受培训，包括使用一种新方法前，都要接受适当的培训。

(3) 操作：HIV 检测的操作正向简单化方向发展，对操作人员的要求已变为每一个步骤严格的质量控制。实验室内应设专人长期从事 HIV 检测，并有详细的质量控制和自己的标准化操作规程。

(4) 方法和试剂选择：不同实验室对方法和试剂的选择不同。如样品量很大，应选择自动化程度较高的方法；样品量较少，可选择容易操作，特别是可进行单个样品检测的方法。同样的方法，在试剂选择时也值得注意，如 ELISA 方法，在选择时应注意血清稀释度、操作时间，选用血清稀释度低 (如 1∶10，1∶20)、操作时间短的试剂。

第四节 出血热病毒

出血热不是一种疾病的名称，而是一组疾病或一组综合征的统称。这些疾病或综合征以发热、皮肤和黏膜出现瘀点或瘀斑、不同脏器的损害和出血，以及可能伴有低血压和休克等为主要特征。引起出血热的病毒包括多种不同的病毒，分别属于5个病毒科：布尼亚病毒科、黄病毒科、披膜病毒科、砂粒病毒科及线状病毒科。目前在我国已发现的有汉坦病毒、新疆出血热病毒和登革病毒。

一、汉坦病毒

汉坦病毒是流行性出血热的病原体，分类于布尼亚病毒科汉坦病毒属。根据抗原性及基因结构特征的不同，汉坦病毒属至少可分为六个种：即汉滩病毒；多布拉伐-贝尔格莱德病毒；首尔病毒；普马拉病毒；辛诺柏病毒；希望山病毒。其中汉滩病毒、多布拉伐-贝尔格莱德病毒、首尔病毒和普马拉病毒为肾综合征出血热 (HFRS) 的病原；辛诺柏病毒为汉坦病毒肺综合征 (HPS) 的病原；而希望山病毒对人的致病性目前尚不清楚。

(一) 生物学特性

汉坦病毒为单股负链 RNA 病毒，呈圆形、卵圆形或长形 (75～210nm，大小不等的多形态性)，平均直径为 122nm，有双层包膜，外膜上有刺突。其基因组分大 (L)、中 (M)、小 (S) 三个片段。L 片段编码病毒多聚酶、M 片段编码病毒包膜 G1、G2 糖蛋白，S 片段编码病毒核衣壳蛋白。汉坦病毒的核衣壳蛋白有较强的免疫原性和稳定的抗原决定簇，宿主感染后核蛋白抗体出现最早，有利于早期诊断。病毒包膜 G1、G2 糖蛋白上均存在血凝素抗原和中和抗原决定簇，构成病毒最外层包膜表面镶嵌的刺突，其诱导宿主产生的中和抗体具有保护作用；而膜蛋白中具有的血凝活性，能产生低 pH 依赖性细胞融合，有利于病毒颗粒黏附于受感染宿主的细胞表面，这对随后病毒脱衣壳进入细胞质起重要作用。

汉坦病毒可在非洲绿猴肾细胞 (Vero-E6)、人胚肺二倍体细胞 (2BS)、大鼠肺原代细胞及地鼠肾原代细胞等细胞中生长，病毒在细胞内生长缓慢，一般需 7～14 天病毒滴度才达高峰，但无明显细胞病变。动物中以黑线姬鼠、小鼠、乳鼠等敏感；实验感染后在鼠肺、肾等组织中可检出大量病毒。该病毒对乙醚、氯仿和去氧胆酸盐敏感；不耐热，60℃ 1 小时被灭活；不耐酸，pH<3.0 易灭活；对紫外线、酒精和碘酒等消毒剂亦敏感；一般消毒剂如甲酚、苯扎溴铵等也能灭活病毒。

(二) 致病性

汉坦病毒由啮齿类动物传播，直接通过啮齿类动物的尿和分泌物播散。临床上引起的出血热表现为以肾病综合征、弥散性毛细血管出血为特征的急性多发性感染。

(三) 微生物学检测

因病毒传染性强，相关的实验室工作都应在生物安全达到Ⅱ～Ⅳ级防范设施的实验室进行，并采取严格的隔离措施，防止发生实验室感染。

1. 病毒分离与抗原检测

患者急性期血清、尸检组织和感染动物的肺、肾等组织均可用于病毒分离和抗原检测。常用 Vero-E6 细胞分离培养。通过免疫荧光染色，检查细胞胞浆内的病毒抗原。黑线姬鼠、大鼠或初生乳鼠接种标本后，在肺组织中可检查特异性病毒抗原。

2. 病毒鉴定

根据汉坦病毒基因组上的保守序列，设计特异性引物，应用 RT-PCR 技术，能对病毒进行精确鉴定并从流行病学的重要性上描述病毒株之间的关系。

3. 血清学试验

可采用 IgM 免疫捕获 ELISA(MacELISA) 检测汉坦病毒 IgM 类抗体。还可以用免疫荧光法 (IFA) 或 ELISA 检测血清 IgG 类抗体。中和试验是最特异的血清学方法，可用于病毒分型。最好用蚀斑减数试验测定中和抗体。

二、新出血热病毒

此病毒是从我国新疆塔里木盆地出血热患者的血液，尸体的肝、肾、脾以及在疫区捕获的硬蜱中分离到。分类上属于布尼亚病毒科内罗病毒属的克里米亚-刚果出血热病毒组。

(一) 生物学特性

病毒呈圆形或椭圆形，直径 90～120nm，病毒结构、培养特性和抵抗力与汉坦病毒相似，但抗原性、传播方式、致病性却不相同。

(二) 致病性

新疆出血热是一种自然疫源性疾病，流行于当地有硬蜱活动的荒漠牧场。亚洲璃眼蜱是该病毒的传播媒介，亦是储存宿主，初步证实病毒可经卵传递。本病发生有明显的季节性，每年 4～5 月蜱大量增殖，也是发病的高峰。人体被带毒硬蜱叮咬而感染。临床表现为发热、全身肌肉痛、中毒症状和出血，无肾病综合征。病死率约 10%～30%。病后免疫力持久。

(三) 微生物学检测

主要是病毒分离和应用 ELISA、免疫荧光间接染色法测抗体。而中和抗体、补体结合抗体及血凝抑制抗体的检测常用于流行病学调查。

第五节 黄病毒

黄病毒属是一类具有包膜的单正链 RNA 病毒。这类病毒通常通过吸血的节肢动物蚊、蜱等媒介叮咬传播，因此曾归类为虫媒病毒。但"虫媒病毒"一词目前在分类学中已不再使用。此类病毒具有以下共同特点：①病毒为小球形，直径 40～60nm，单股正链 RNA，有包膜，包膜表面有刺突；②病毒基因编码三种结构蛋白以及至少七种非结构蛋白；③对热、脂溶剂、酸敏感；④节肢动物为传播媒介，又是储存宿主；⑤多引起发热、脑炎、出血热等，致病有明显的季节性和地方性。在我国流行的黄病毒主要成员有日本脑炎病毒、登革病毒及森林脑炎病毒，本节将重点述及这些病毒的相关检测技术。另外，近10年来西尼罗病毒已经成为欧美国家重要的新发传染病病原体之一，其地理分布广、宿主移动范围广，而我国人群不具备免疫力，其潜在危害应引起高度重视，因此在本节一并提及。

一、流行性乙型脑炎病毒

（一）生物学特性

流行性乙型脑炎病毒简称乙脑病毒，是流行性乙型脑炎的病原体，分类上属黄病毒科、黄病毒属。本病毒于1935年首先由日本学者从脑炎死亡者的脑组织中分离获得，故亦称日本脑炎病毒，由乙脑病毒引起的流行性乙型脑炎，是我国及亚洲地区的严重传染病。

乙脑病毒颗粒呈球型，直径约 30～40nm，有包膜，核衣壳为二十面体立体对称。病毒基因编码三种结构蛋白以及至少七种非结构蛋白。三种结构蛋白分别是衣壳蛋白 C、膜蛋白 M 的前体蛋白 (PrM) 和包膜蛋白 E。E 蛋白和 M 蛋白均为糖基化蛋白，其中 E 蛋白具有血凝素活性和刺激机体产生中和抗体的作用。病毒在 pH 6.0～6.5 范围内能凝集雏鸡、鸽和鹅的红细胞。乙脑病毒抗原性稳定，不同地区不同时间分离的病毒株之间无明显差异。迄今只发现一种血清型，故疫苗预防效果良好。主要的抗原成分为 E 蛋白，但这种蛋白与其他黄病毒成员有交叉抗原性。乙脑病毒能够感染金黄色地鼠肾细胞、猪肾细胞、鸡胚成纤维细胞等原代细胞，也能够在白纹伊蚊 (C6/36)、Vero 及 BHK21 等传代细胞中增殖，并有明显的 CPE 作用。病毒在动物的脑内接种后，可引起小白鼠、猴、马等发生典型的神经系统症状和病理改变。病毒在动物体内及细胞培养中连续传代后致病性降低，但在自然界中该病毒的毒力可能通过体温超过 40℃的乳鸡、乳鸟等动物而增强。

乙脑病毒抵抗力不强，对乙醚、氯仿、蛋白酶、去氧胆酸等很敏感，在 pH 3～5 的条件下不稳定。56℃ 30 分钟或 100℃ 2 分钟可被灭活。对化学消毒剂也较敏感，在 3%～5% 的苯酚溶液中 1～2 分钟失活。对低温、干燥抵抗力强，-20℃可保存数月。

（二）致病性

乙脑病毒流行于夏秋季，多侵犯10岁以下儿童。其主要传染源是家畜、家禽，常通过蚊虫叮咬而传播，国内的主要传播媒介为三带喙库蚊。该病毒经蚊传播侵入人体后，人血形成病毒血症，引起发热、寒战等全身不适症状，多为轻型感染，一般可顺利恢复并获得强而持久的免疫力。只有少数免疫力弱者，病毒穿过血脑屏障，侵入脑组织内增殖，引起中枢神经系统症状、脑炎及脑膜炎，病死率可高达10%～40%。大约有5%～20%的患者痊愈后有不同程度的神经系统后遗症。

（三）微生物学检测

1. 标本的采集、运输和处理

应在疾病单期或急性期采集标本。检测乙脑病毒所需标本主要为患者的血液、脑脊液、动物宿主血液以及尸检标本。

(1) 血液标本：要求尽早采集急性期血标本，最迟不晚于发病后7天，一般入院抽血作为第一次血标本，恢复期血标本则在发病后3～4周或者出院前采集。包括全血(100IU/mL肝素抗凝)和不抗凝血以分离血清，每份采集2～4mL。

(2) 脑脊液：要求尽早采集，一般在发病1周内。每份采集1～2mL。

(3) 尸检标本：取死者脑组织2cm×2cm大小，置于螺口试管中。

应由专人负责保存及运送标本。详细填写标本送检表，尽快送实验室。标本至实验室后，应尽快接种细胞进行病毒分离，若未能接种则标本需冷冻(≤-70℃或液氮)保存。若需送至专门监测部门，应采用冷藏装置(建议使用液氮运送)并在24小时内运达。若短期保存3天以内则需于-20℃保存。

2. 病毒分离与培养

(1) 实验室和实验人员要求：由于在用吸管吹打和其他操作过程中产生的气溶胶可带有乙脑病毒，病毒可能通过嗅觉上皮细胞直接侵入中枢神经系统，导致实验室工作人员感染，因此美国国立卫生研究院(NIH)建议涉及此类病毒的实验应在生物安全达到Ⅱ～Ⅳ级防范设施的实验室内进行，并且所有实验应在生物安全柜内进行。应对实验室工作人员进行必要的疫苗接种以获得相应免疫力。

(2) 分离与培养：乙脑病毒的分离与培养可用乳鼠脑内接种或细胞培养，采集发病早期患者血液、脑脊液或尸检脑组织、蚊等，经常规处理后用于分离培养。①动物接种：可将发病初期患者的脑脊液接种于乳鼠脑内，乳鼠常于感染后3～5天发病，出现神经系统症状。如接种后几天乳鼠发病死亡，作传代接种并鉴定。②细胞培养：处理后的标本接种于原代或传代细胞进行培养，如原代地鼠肾细胞、鸡胚细胞或白纹伊蚊(C6/36)细胞，每日观察细胞生长情况。本法敏感性高于动物接种法。

(3) 参考步骤：标本加入Hatikps液1mL清洗，吸出液体后在研磨器中加入1.5mL Eagle液反复研磨，直到研磨成匀浆，组织碎片基本消失将研磨液吸入离心管，配平后在 4℃ 12000rpm 离心 20 分钟。上清液用 0.22μm 的滤器滤过。取 0.5mL 滤过液接种细胞，置 37℃，5% CO_2 培养箱孵育 1 小时，然后弃去液体，换细胞生长维持液 (含胎牛血清 2%，其他同生长液)，于 37℃，5% CO_2 培养箱培养，逐日观察细胞病变 (CPE)，连续传 3 代，无病变者视为阴性培养。取第三代细胞的上清对 3 日龄乳鼠颅内接种 (20μL/ 只)。

3. 病毒鉴定

根据动物接种和细胞培养结果做出初步鉴定。细胞培养不出现明显 CPE 时，需做红细胞吸附试验确定。亦可通过荧光免疫技术证实病毒抗原的存在，单克隆抗体标记的直接免疫荧光技术检测血液及脑脊液中乙脑病毒抗原，结果阳性有早期诊断意义。动物接种或细胞培养阳性时，以中和试验、血凝抑制试验、补体结合试验、免疫保护试验、ELISA 以及 RTPCR 等鉴定。

4. 血清学检测

乙脑病例的最终诊断必须依赖于血清学检验，取患者早期和恢复期双份血清作血清学诊断，如恢复期血清抗体效价增高 4 倍或以上有诊断意义。

(1) 血凝抑制试验：用于检测 IgM 和 IgG 类抗体。乙脑病毒感染发病早期即产生特异性 IgM，一般于感染后 4 天即可测出。利用 2- 巯基乙醇 (2-ME) 可以破坏 IgM 类抗体的特点，将血清分成两份，一份用等量 2-ME 作用，另一份不做处理，两份血清分别与乙脑病毒抗原作用，再加入鹅红细胞，以血凝被完全抑制的最高血清稀释度为效价终点。处理后血凝抑制效价下降＞4 倍或更多为特异性 IgM 抗体阳性。急性期患者血清中该抗体阳性率达到 70%。

(2) 补体结合试验：补体结合抗体出现较晚，常于病后第二周出现，不能作为早期诊断，而用于追溯性诊断近期感染。

(3) 中和试验：中和抗体出现早，在体内维持时间较长，特异性和敏感性都高，但操作繁杂，实验需用大批小鼠或培养细胞，观察周期长，不适于临床诊断常规使用，一般用于血清流行病学调查和新分离病毒的鉴定。

(4) ELISA：该法测定乙脑早期患者血清中的特异性 IgM 类抗体，阳性可达 90% 以上。此法特异性、敏感性较好，步骤同常规 ELISA。

(5) 荧光免疫法：微量荧光免疫法、间接荧光免疫法用荧光素标记的抗人 μ 链血清，检测已与细胞抗原片段结合的 IgM，根据特异性荧光颗粒，判断血清标本中 IgM 的存在，是目前早期诊断较好的方法。

参考步骤：

待病毒感染细胞出现病变，将细胞吹下，1500rpm 离心 3 分钟，PBS 洗细胞 2 次，重悬细胞后均匀涂在玻片上制作抗原片，待干燥后 80% 冷丙酮固定 10 分钟。准备好一抗：乙脑病毒特异性小鼠免疫腹水，二抗：荧光素标记羊抗鼠 IgG，0.01mol/L pH 7.4～7.6 PBS 洗液，蒸馏水等。抗原片用蒸馏水洗一次，吹干后加一抗 37℃湿盒孵育 1 小时，再加二抗 37℃湿盒孵育 1 小时，每步用洗液浸泡 5 分钟，蒸馏水浸泡 5 分钟。用甘油封片，荧光显微镜下观察。

(6) RT-PCR：建立在 RT-PCR 基础上的病毒核酸片段检测，适合于抗体尚未阳转患者的早期诊断，该法的特异性和敏感性均高。

(7) 其他方法：用 SPA 吸附血清中的 IgM 检测 IgM 抗体、特异性白细胞黏附抑制试验等可作早期诊断。

二、登革病毒

登革病毒属黄病毒科黄病毒属，是登革热 (DF) 和登革出血热 (DHF) 的病原体。登革热流行于热带亚热带地区，在我国流行于广东、海南及广西等地。

(一) 生物学特性

本病毒形态结构与乙脑病毒相似，具有双层包膜，约 17～25nm，为二十面体立体对称。根据抗原性不同分为 1、2、3 和 4 四个血清型，各型病毒间抗原有交叉，与乙脑病毒亦存在抗原交叉。病毒在蚊体内以及白纹伊蚊传代细胞 (C6/36 细胞)、猴肾、地鼠肾原代和传代细胞中能增殖，并产生明显的细胞病变。实验敏感动物主要局限于小白鼠乳鼠。登革病毒的抵抗力不强，常用化学消毒剂、脂溶剂、56℃ 30 分钟以及蛋白酶均可灭活病毒。

(二) 致病性

在自然界登革病毒储存于人和低等灵长类动物，经蚊传播，患者为主要传染源。病毒侵入人体后在毛细血管内皮细胞和单核细胞中增殖，并通过血液引起全身症状。临床患者包括普通型登革热和登革出血热／登革休克综合征 (DHF/DSS)。前者表现为发热、肌肉和关节酸痛、淋巴结肿胀。后者除了上述症状外，还出现皮肤出血、休克等，病情较重。登革出血热，登革休克综合征多发生于有登革病毒感染既往史患者，其发病机制尚未完全阐明，可能与病理性免疫应答有关。人感染登革病毒后，机体可产生相应抗体。

(三) 微生物学检测

1. 标本的采集、运输和处理

患者或可疑感染者的血清、死亡患者的肝和脾等标本可用于病毒的分离。取患者发病早期血清、恢复期血清作血清学诊断。

2. 病毒分离与培养

实验室和实验人员要求同乙脑病毒。病毒易在蚊体中增殖，可在蚊体胸内接种培养，也能在多种组织细胞和伊蚊传代细胞中增殖，并可产生明显的致细胞病变。初生小鼠对登革病毒敏感。

3. 病毒鉴定

根据蚊虫、动物接种和细胞培养结果，通过登革病毒的特异性单克隆抗体进行病毒抗原检测，结合病毒对乙醚、酸敏感等生物学特性，做出初步鉴定。疾病的最终诊断还有赖于血清学检测包括中和试验、血凝抑制试验、补体结合试验、ELISA 以及 RT-PCR 等鉴定。

二、森林脑炎病者

森林脑炎病毒由蜱传播，通常称为蜱媒脑炎病毒。森林脑炎发病于春夏季节，最早发现于苏联远东地区，故又称苏联春夏脑炎病毒，我国东北森林地带和西北的一些地区曾有流行。

森林脑炎病毒生物学性状与乙脑病毒相似，呈球形，直径 20～30nm，二十面体立体对称。病毒可在原代鸡胚细胞和地鼠肾传代细胞培养中生长并引起 CPE。接种鸡胚能在卵黄囊、绒毛尿囊膜中增殖。嗜神经性较强，接种成年小白鼠腹腔、地鼠或豚鼠脑内，易发生脑炎致死；接种猴脑内，可致四肢麻痹。能凝集鹅和雏鸡的红细胞，不同来源的毒株抗原性较一致，但毒力差异较大。

本病毒储存宿主为蝙蝠、刺猬、松鼠、野兔等。蜱是传播媒介，又是长期宿主，可经卵传代。易感人群进入林区被蜱叮咬而感染。牛、马、狗、羊等家畜在自然疫源地受蜱叮咬而传染，并可把蜱带到居民点，成为人的传染源。致病性与乙脑病毒相同，经 7～14 天潜伏期后发生脑炎，出现肌肉麻痹、萎缩、昏迷等症状，病死率达 20%～30%，少数痊愈者也常遗留肌肉麻痹。病愈后可获得持久免疫力。

病毒分离及血清学检验方法与乙脑病毒相似。

四、西尼罗病毒

西尼罗病毒 (WNV) 为黄病毒科黄病毒属成员之一，1937 年从乌干达西尼罗地区的一位发热患者血液中分离到而命名。鸟类是西尼罗病毒主要的储存宿主，主要通过蚊虫传播。病毒广泛分布于非洲、中东、西亚和欧洲南部地区，1999 年在北美的暴发流行，引起极大关注。目前虽尚未传播进入我国，但是其潜在威胁应引起充分重视和实施必要的预警监测。

（一）生物学特性

西尼罗病毒与日本脑炎病毒、圣路易斯病毒，墨里谷病毒、昆津病毒等同属一个血清型，具有黄病毒成员的典型特征，为直径 40～60nm 小球形结构，有包膜，呈二十面体对称结构。病毒颗粒有三种结构蛋白：核衣壳蛋白 (C)、包膜蛋白 (E) 和膜蛋白 (prM/M)，包膜蛋白和膜蛋白镶嵌在包膜中，是主要的病毒抗原，可凝集红细胞，可能与病毒的毒力以及亲嗜性相关，E 蛋白可介导病毒与宿主细胞黏附；七种非结构蛋白为 NS1、NS2A、NS2B、NS3、NS4A、NS4B 和 NS5，是病毒复制过程中所必需的一些酶类，NS1、NS3 蛋白可诱导中和抗体。西尼罗病毒有两个基因型，基因型 1 与人类感染有关，基因型 2 仅局限于非洲，引起地方性动物感染。病毒对热、紫外线、化学试剂如乙醚等敏感，加热至 56℃ 30 分钟即可灭活。

(二)致病性

人对西尼罗病毒普遍易感，感染潜伏期为3～14天(通常为3～6天)。病毒通过蚊虫叮咬进入人体，绝大多数人(80%)不出现任何症状，临床上表现为隐性感染。少数人(20%)由于病毒血症，表现为西尼罗热，出现发热、头痛、肌肉疼痛、皮疹、淋巴结肿大等自限性症状，持续3～6天后自行缓解。仅约1/300～1/150感染者由于病毒侵入中枢神经系统而出现严重症状，表现为西尼罗病毒脑炎或脑膜脑炎，多数为老年人或免疫功能低下者。起病急骤，高热持续不降，伴意识障碍和脑膜刺激征，病死率可高达10%。近年暴发流行的西尼罗病毒感染，呈现重症病例明显增加的趋势，故受到极大关注。另外有患者表现为西尼罗病毒性心肌炎、胰腺炎或肝炎等，亦有报道称西尼罗病毒能够导致类似脊髓灰质炎样的疾病。

(三)微生物学检测

1. 生物安全要求

实验操作过程中产生的气溶胶可带有病毒，可能导致实验室工作人员感染，因此与病毒相关的一般实验操作建议在生物安全级别为II级以上的实验室进行。涉及死亡病例组织标本的采集，建议在II级生物安全柜中进行；病毒培养以及动物实验研究时，建议在生物安全III级实验室中进行。

2. 标本采集和保存

(1) 适用于分离病毒的标本有：患者的脑脊液、脑组织或感染早期血清，马的脑和脊髓组织，鸟的肾、脑和心脏组织，以及其他哺乳动物的肾、脑组织等。

(2) 记录患者基本资料、起病日期、标本采集时间等；急性期最佳标本采集时间为发病后3～6天，恢复期标本建议于2～3周后采集，尽可能使急性期和恢复期标本均送检；要求血清标本不少于0.5mL，脑脊液标本不少于1mL，组织标本不小于1cm；血清、脑脊液标本要求低温保存运送，组织标本应尽快冻存于-70℃。

3. 病毒检测

分离到的病毒标本，可用于间接免疫荧光试验、核酸检测或中和试验确证。由于病毒血症时病毒含量较低，且恢复期时病毒已被清除，从血液或脑脊液分离病毒较困难。通过ELISA进行病毒IgM、IgG抗体相关血清学检测，或利用PCR技术进行核酸检测是目前的主要检测方法。

(1) 血清学检测：利用IgM免疫捕获的方法检测患者血清以及脑脊液中IgM，其操作程序与常规ELISA类似。通过ELISA方法，至少90%患者发病8天内血清中可检测到西尼罗病毒特异性IgM抗体。大多数患者的IgM抗体可持续半年以上，故不作为提示近期感染的指标。脑脊液中若检测到IgM抗体，则强烈提示中枢神经系统感染。在美国目前诊断用的抗原为西尼罗病毒株Eg101和NY99。由于同日本脑炎病毒、登革病毒抗原的交叉反应性，曾感染黄病毒属的其他病毒或接种这些病毒疫苗者进行抗体检测时，可能出现假阳性。

ELISA 法一般用于病毒抗体的筛检，血凝抑制试验和中和试验用于确诊。特异性高的蚀斑减少中和试验 (PRNT) 可用于鉴别诊断西尼罗病毒与其他脑炎病毒感染所诱导的抗体。该试验方法同常规中和试验，在 Vero 细胞 t，减少 90% 病毒蚀斑的稀释度为血清滴度，依据不同抗血清中和抗体滴度之比来确定病毒种类，滴度之比要大于 4 倍。虽然 PRNT 特异性高，但由于操作较烦琐，耗时耗力，难以应用于大规模普查。

(2) 核酸检测：以西尼罗病毒特异性单抗为基础的免疫荧光技术，用于检测细胞、组织触片和细胞培养物里的病毒抗原；免疫组化方法可用于检测组织中的病毒抗原，但是由于病毒分离阳性率低，这些方法都受到一定限制，而具有高敏感性和特异性 RT-PCR 技术进行核酸检测得到快速发展。

该技术主要利用设计特异引物，扩增目的片段，经过特异探针或者测序比对进行病原体的检测；具有灵敏、快速、简洁的特点，其缺点是有假阳性，患者标本的采集时间会对检测效率有影响。患者标本采集时间越早，检测阳性率越高。美国 CDC 已经制定了标准 RT-PCR 规程并用于常规检测人和鸟的样品。因西尼罗病毒与乙脑病毒具有同源性，为鉴别诊断可对 PCR 产物进行限制性酶切片段长度多态分析 (RFLP)。巢式 RT-PCR 则有更高的敏感性，该方法是先按照常规办法提取病毒 RNA，然后进行两次 PCR，PCR 扩增的区域可选病毒基因的保守区如 E 蛋白基因区。

近来美国 CDC 还建立了用于西尼罗病毒检测的两种 NASBA(核酸序列扩增分析)方法，即 NASBA-电化学发光分析和 NASBA-信标分析，可用于西尼罗病毒的实验室诊断。该方法的基本原理是 RNA 扩增。扩增的反应体系中加三种酶：反转录酶、T7RNA 合酶和核酸酶 H，可使模板 RNA 无须进行温度循环过程而得到扩增，终产物是与模板 RNA 互补的单链 RNA。检测单链 RNA 有两种方法，①NASBA-电化学发光分析：用与磁珠结合的模板特异性捕捉探针去捕捉单链 RNA。捕捉了单链 RNA 的磁珠与钌标记的检测探针相结合，其电化学发光信号可被电化学发光仪器读取。②NASBA-信标分析：用荧光标记的探针与扩增出来的单链 RNA 结合，然后实时地检测积累的荧光信号，这种方法与定量实时荧光 PCR 的检测原理相同。

第四章　常见心血管系统疾病检验

第一节　心绞痛

一、概述

心绞痛是由于冠状动脉供血不足，心肌急剧的暂时缺血与缺氧而引起的临床综合征。

二、病因

心绞痛绝大多数是由于冠状动脉硬化所致，少数可由非冠状动脉硬化性心脏病所致，如严重的主动脉瓣狭窄或关闭不全、肥厚型心肌病、先天性冠状动脉畸形、梅毒性冠状动脉炎等。

三、临床表现

主要症状是疼痛。典型的疼痛部位在胸骨后上段或中段，也可在心前区或腹上区，范围约手掌大小，有的横贯前胸。胸痛常为压迫、发闷或紧缩感，患者可有出汗、濒死感，持续时间一般为3～5分钟，重度发作可为10～15分钟，超过30分钟者少见。患者心绞痛发作时常有心率增快、血压升高、表情焦虑，可有暂时性心尖区收缩期杂音。

四、检验诊断

（一）心电图检查

心绞痛发作时，绝大多数患者可有缺血性ST-T改变，ST段压低>0.1mV(1mm)，有时出现T波倒置或假性正常化。

（二）冠状动脉造影

选择性冠状动脉造影能显示病变的部位、范围和程度，有1支冠状动脉狭窄≥50%时即可确诊。

（三）运动放射性核素心肌灌注显像和心室造影

运动放射性核素心肌灌注显像可以了解心绞痛在安静状态下心肌显像的分布，心室造影在运动诱发心肌缺血时可使左室射血分数下降，如下降超过5%则有临床意义。

心绞痛的诊断主要依靠临床症状，有典型心绞痛发作表现诊断即可成立，但需排除其他原因引起的心绞痛。心电图和冠状动脉造影可为冠状动脉供血不足提供重要的客观依据。

五、鉴别诊断

（一）神经官能症

该病是由于神经功能失调所致的心血管功能紊乱，是以心血管、呼吸和神经系统症状为主要表现的特殊类型的神经症。

（二）急性心肌梗死

其疼痛持续数小时，患者常伴冷汗、恶心、呕吐，可出现休克、心律失常及心力衰竭，含服硝酸甘油不能缓解，特异性的心电图改变和心肌标志物含量升高可作鉴别。

（三）其他疾病引起的心绞痛

如主动脉瓣狭窄或关闭不全、梅毒性主动脉炎致冠状动脉口狭窄或闭塞、肥厚性心肌病、心脏 X 综合征等。

（四）肋间神经痛

疼痛常累及 1～2 个肋间，呈刺痛或灼痛，多为持续性疼痛，沿神经行经处有压痛，咳嗽、用力呼吸、手臂上举时可使疼痛加剧。

（五）Tietze 综合征

触诊时胸肋可有压痛，局部注射普鲁卡因或皮质激素可减轻疼痛。

（六）带状疱疹

出疹前可出现胸痛，但疼痛发生在带状疱疹沿神经径路分布部位，伴有发热等全身性症状，患者出院后诊断可明确。

（七）胆道与上消化道疾病

如胆绞痛、食管裂孔疝、反流性食管炎、弥散性食管痉挛、胃及十二指肠球部溃疡等，它们有各自的消化道症状。除病史外，可通过 X 线、超声波或内镜检查进行诊断。

第二节　心肌梗死

一、概述

心肌梗死是指冠状动脉突然发生完全闭塞或近乎堵塞，血流急剧减少或中断，使相应的心肌严重而持久地急性缺血，致心肌缺血性坏死，临床上产生剧烈而持久的胸痛和对组织坏死的一些全身性反应，血清心肌酶活力升高，心肌急性损伤与坏死的心电图表现呈进行性演变变化，并可发生严重的心律失常和急性循环衰竭。

心肌梗死累及心室全层或大部分者称为"透壁性心肌梗死";如仅累及心室壁内层,不到心室壁厚度的一半者,称为"心内膜下心肌梗死"。

二、病因

基本病因为冠状动脉粥样硬化。诱因以剧烈体力劳动、精神紧张或情绪激动最为多见,其次为饱餐、上呼吸道感染或其他感染、用力排便或心动过速,少数为手术大出血或其他原因导致的低血压、休克等诱发,气候寒冷、气温变化大也可诱发。

三、临床表现

胸痛特征同心绞痛,但疼痛程度较重,范围较广,持续时间可为数十分钟至数小时,休息或含服硝酸甘油片多不能缓解,伴出汗、烦躁不安和濒死感。患者在发病早期多有恶心、呕吐和上腹胀等症状。75%~95%的患者伴有心律失常,严重者合并心衰和休克。体征可完全正常,也可有心尖区第 1 心音减弱,第 3 或第 4 心音奔马律。10%~20%的患者发病后 2~3 天出现心包摩擦音,多在 1~2 天消失。乳头肌功能不全者可有收缩期杂音,以及心衰或休克相关体征。

四、检验诊断

(一)血清肌酸磷酸激酶(CK 或 CPK)和肌酸磷酸激酶同工酶(CK-MB)

CK 或 CPK、CK-MB 于发病 6 小时内升高,12~24 小时达高,48~72 小时后消失;ASR 或 GOT 于发病后 6~12 小时升高,24~48 小时达高峰,3~6 天恢复正常;LDH 于发病后 8~12 小时升高,2~3 天达高峰,1~2 周恢复正常;LDH_2 在 AHI 出现后、总 LDH 尚未升高前就已出现,可持续 10 天。

(二)血清肌钙蛋白测定

cTnT 和 cTnI 测定是诊断心肌梗死最敏感的指标,可反映微型梗死。正常情况下,周围血液中无 cTnT 或 cTnI(也有报道其正常值为 cTnT ≤ 0.2ng/mL、cTnI < 7mg/mL),当发生 AMI 时,两者均在 3 小时后升高,其中,cTnT 持续 10~14 天。

(三)其他实验室检查

在发病 1 周内 WBC 计数可增至 $(10 \sim 20) \times 10^9$/L,中性粒细胞比例多在 75%~90%,嗜酸性粒细胞减少或消失,血沉增快并持续 1~3 周,尿肌红蛋白在梗死后 5~40 小时开始减少,平均持续 83 小时。血清肌红蛋白在 4 小时左右出现升高,24 小时内恢复正常。

(四)心电图

心电图特征性改变包括病理性 Q 波、ST 段呈弓背向上型抬高和 T 波倒置。最早改变为异常高大、两肢不对称的 T 波,数小时后 ST 段明显抬高,弓背向上,与直立的 T 波连接形成单向曲线,并出现病理性 Q 波,同时,R 波减低或消失。发病后数日至 2 周左右,ST 段逐渐恢复到基线水平,T 波变为平坦或显著倒置。发病后数周至数月,T 波呈"V"

形倒置，两肢对称，波谷尖锐。T波倒置可永久存在，也有可能在数月至数年内恢复，而出现异常Q波者有70%～80%永久存在。

（五）放射性核素心肌显像

用 ^{99m}Tc 焦磷酸盐进行心肌热点显像，多数患者坏死心肌摄取率在发病后48～72小时升高，6～7天减少。

心肌梗死的诊断主要依据临床症状、心电图改变与演变规律，以及血清酶升高的演变规律，3项指标中具备2项者可确诊AMI。

五、鉴别诊断

（一）心绞痛

疼痛比AMI轻，通过检测血清酶和心电图的改变可加以鉴别。

（二）主动脉夹层

胸痛呈撕裂样，迅速达高峰且常放射至背部、腹部、腰部和下肢，两上肢血压和脉搏可有明显差别，可有下肢暂时性瘫痪、偏瘫和主动脉瓣关闭不全的表现，无AMI心电图的特征性改变及血清酶的改变，二维超声心动图检查有助于诊断，CT和MRI可确诊。

（三）急性心包炎

急性心包炎患者特别是急性非特异性心包炎患者也可出现严重而持久的胸痛及ST段抬高，但胸痛与发热同时出现，呼吸和咳嗽时加重，早期可听到心包摩擦音，心电图改变为普遍导联ST段弓背向上抬高，无AMI心电图演变过程，无血清酶学改变。

（四）肺动脉栓塞

肺动脉栓塞可引起胸痛、咯血、呼吸困难、休克等表现，但患者有右心负荷急剧增加表现，如发绀、肺动脉瓣区第2心音亢进、颈静脉充盈、肝肿大、下肢水肿、心电图电轴右偏、I导联过渡区左移、右胸导联T波倒置等改变，与AMI心电图的演变迥然不同，可作鉴别。

（五）急腹症

如胃或十二指肠溃疡穿孔、急性胰腺炎、急性胆囊炎、胆石症等，患者常有典型急腹症体征，心电图及酶学检查可协助鉴别。

（六）其他疾病

如自发性气胸、急性胸膜炎、胸部带状疱疹等。

第三节 原发性高血压

一、概述

高血压是以动脉收缩压和舒张压持续升高为主要表现的临床综合征，为最常见的心血管系统疾病。通常成人收缩压≥18.7kPa(140mmHg)、舒张压≥12kPa(90mmHg)为高血压。高血压不仅患病率高，而且是脑卒中、冠心病、心脏和肾脏衰竭最主要的危险因素。在高血压患者中，90%以上原因不明，我们称之为"原发性高血压"；其余仅为某种疾病的一种表现，我们称之为"继发性高血压"。

二、病因

原发性高血压的病因比较复杂，可能与下列因素有关：

(一) 遗传因素

原发性高血压很可能有多种遗传因子：父母均为正常血压者，其子女患高血压的概率明显低于父母均为高血压者。

(二) 不良的生活方式

如膳食不合理，高脂、高钠饮食，微量元素缺乏，吸烟，饮酒，缺少体力劳动等。

(三) 精神、神经因素

情绪紧张、创伤与原发性高血压的发生有一定的关系。有人认为原发性高血压的基础是调节动脉压的神经装置的高级神经部分的神经官能症。

总之，原发性高血压的发病因素是复杂的，它可能是在一定的内环境，如遗传缺陷、神经类型或内分泌特点的基础上，加以一定的外因，如精神、神经因素和环境因素等，使正常血压调节机制失代偿所致。

三、临床表现

一般起病缓慢，早期多无症状，患者偶尔在体检时发现血压升高，少数患者则在发生心、脑、肾等并发症时才发现。患者可有头痛、头晕、眼花、耳鸣，也有心前区不适、心悸等，症状与血压水平不一定呈正相关。常见体征有血压升高，主动脉瓣第2心音亢进。随病情进展，患者可有心、脑、肾等靶器官受损的征象，如心力衰竭、肾衰竭、脑血管意外等。

四、检验诊断

(1) 如血常规、尿常规、肝及肾功能、电解质、血脂、血糖、尿微量清蛋白测定，以及葡萄糖耐量试验和血胰岛素浓度测定等。

(2) 偶测血压：测量血压前需静坐 10 分钟，测压前 30 分钟禁止吸烟、饮酒或饮茶。收缩压为 Korotkoff 音开始的读数，舒张压为 Korotkoff 音消失的读数，连续测量 3 次，取 3 次读数的平均值。

(3) 24 小时动态血压监测它的优点是：

1) 能反映血压水平、昼夜节律与心、脑、肾等靶器官损害程度的相关性。

2) 对于轻型高血压的诊断可提供诊断依据，避免假阳性。

3) 可以正确评价休息、活动状况下血压的总体水平和昼夜节律，以及药物作用的持续时间，并可根据血压高峰和低谷时间，选择作用时间长短不一的降压药物，更好地控制血压。

(4) 其他：如 X 线检查、心电图、超声心动图等。

五、鉴别诊断

(一) 肾实质病变

原发性高血压的鉴别诊断，最重要的是排除继发性高血压。较常见的继发性高血压有慢性肾小球肾炎、糖尿病肾病、慢性肾盂肾炎、结缔组织病(以红斑狼疮性肾炎为多见)、硬皮病和结节性动脉炎、多囊肾等，肾移植后也可发生高血压。

(二) 肾动脉狭窄

肾动脉狭窄是指单侧或双侧肾动脉主干或分支狭窄，其引起的高血压，是继发性高血压中最常见的一种，病变可分为先天性、炎症性或动脉粥样硬化性，前两者主要见于青少年，后者见于老年人。

(三) 原发性醛固酮增多症

其主要临床表现为高血压伴低血钾，实验室检查可发现血钾低而尿钾高，血、尿中肾素活性低、醛固酮含量高。

(四) 嗜铬细胞瘤

患者表现为持续性或阵发性高血压，在血压升高时测定血或尿中儿茶酚胺及其代谢产物香草基杏仁酸(VMA)，其水平明显升高。

(五) 皮质醇增多症

患者在患有高血压的同时，还有向心性肥胖、满月脸、血糖升高等特征性表现。

(六) 妊娠后高血压综合征

妊娠后高血压综合征多发于妊娠后期 3～4 个月、分娩期或产后 48 小时内，以高血压、水肿和蛋白尿为特征。

(七) 主动脉狭窄

主动脉狭窄主要表现为上肢血压明显高于下肢血压，腹主动脉、股动脉和其他下肢动脉搏动减弱或不能触及。

第四节 慢性肺源性心脏病

一、概述

慢性肺源性心脏病，简称"肺心病"，是指肺部胸廓或肺血管的慢性病变引起的肺循环阻力升高，导致肺动脉高压、右心室肥大，伴或不伴右心衰竭的一种心脏病。

二、病因

(一) 慢性阻塞性肺部疾病

如慢性支气管炎、阻塞性肺气肿、哮喘、肺囊性纤维化等。

(二) 胸廓运动障碍性疾病

如胸廓先天畸形、肺间质病变或纤维化、胸膜病变、神经和肌肉病变等。

(三) 肺血管疾病

如原发性肺动脉高压、结节性肺动脉炎、多发性肺小动脉栓塞等。所有病因中，慢性支气管炎并阻塞性肺气肿最为多见，占患者总数的80%～90%。

三、临床表现

(一) 功能代偿期 (包括缓解期)

患者有慢性咳嗽、咳痰，喘息，劳动耐力明显下降，活动后气促、心悸，也可有胸痛、咯血及不同程度的发绀；体检有明显的肺气肿体征和右心室增大的表现，桶状胸，肋间隙增宽，肺部叩诊呈过清音，肺下界下移，肺底活动度减小，听诊呼吸音明显降低，呼气时间延长，可伴有湿性啰音，剑突下可见心脏搏动，心浊音界缩小甚至消失，心音低，肺动脉瓣区第2心音亢进，三尖瓣区可出现收缩期杂音。此外，可有颈静脉轻度怒张、发绀，偶有轻度皮下水肿或杵状指 (趾)。

(二) 功能失代偿期 (急性加重期)

此时的临床表现有的以呼吸衰竭为主，有的以心力衰竭为主，或两者并重。

四、检验诊断

(一) 血液检查

RBC 计数增多，Hb 浓度升高，红细胞比积正常或升高，全血黏度和血浆黏度升高，合并感染时，WBC 计数和中性多形核细胞升高，但 WBC 计数正常并不能完全排除感染的存在，血小板低于 $50×10^9$/L 应考虑 DIC 的可能。血电解质中，低钠、低氯多见，部分患者有低钾和低钙。血 BUN 水平升高，约 1/4 患者有肝功能异常，多为 ALT 水平升高。

(二) 动脉血气分析

缓解期患者动脉血气可维持正常，仅少数人 PaU 轻度下降。急性加重期患者 PaO_2 常低于 7.35kPa(55mmHg)，$PaCO_2$ 升高，＞7.04kPa(52.8mmHg)，pH 低于正常，CO_2-CP 升高。

(三) 细菌培养

痰菌培养对治疗有指导意义，甲型链球菌和奈瑟球菌最为多见，以下依次为肺炎球菌、大肠埃希菌、金葡萄、铜绿假单胞菌。近年来，革兰阴性杆菌感染有逐渐增多的趋势。

(四) 肺功能

肺功能异常以阻塞性通气障碍为主，表现为时间肺活量减低 (1 秒用力呼气容积占用力肺活量比值 FEV_1%＜60%)；最大通气量减少 (MBC＜预计值的 60%)；残气量增加，残气容积占肺总量百分比＞60%；最大呼气中段流速减低 (MMEF 占常数平均值＜12%)。

(五) X 线检查

除胸肺基础原发疾病和肺部感染表现外，主要观察有无肺动脉高压和右心室肥大的表现。

(六) 心电图和心电向量图

心电图特征性改变是右心室肥大和右心房肥大。心电向量图的改变与右心室病变程度有关，特征性改变是 QRS 环具有较大的向右、向后的晚期平均瞬间向量。

(七) 超声心动图

超声心动图可反映肺动脉和右心室、右心房的大小和功能，以及三尖瓣有无反流。

(八) 肺阻抗血流图

Q-b/b-y 比值明显增大，≥0.43；Q-b 间期明显延长，≥0.14s；Q-b 指数明显增大；b-y 间期明显缩短，≤0.26s；b-y 指数明显缩小，≤0.27s；Hs(波幅) 明显降低，≤0.15Ω；a(上升时间) 明显降低，＜0.15s。

(九) 血流动力学检查

在心功能代偿期，患者静脉压多正常，右心室收缩压、肺动脉压升高，肺总阻力增加，但右心室舒张压和右心房压不高，循环时间正常；在右心衰竭时，静脉压升高，右心室收缩压、肺动脉压和肺阻力更高，右心室舒张压和右心房压也升高。

(十) 放射性核素扫描

常用肺灌注扫描方法观察有无肺动脉高压。[201]TI 心肌灌注显像可显示右心室游离壁厚度。造影检查有助于诊断右心室功能和射血分数的异常。

五、鉴别诊断

(一) 风湿性心脏病

肺心病患者可在三尖瓣区出现收缩期杂音,加上右心室肥大、肺动脉高压,易与风湿性心脏病混淆。但风湿性心脏病患者较年轻,无慢性肺部疾病史,体检无肺气肿和右心室肥大体征,杂音较具特征性;心力衰竭一般不伴呼吸衰竭,发绀为周围型,动脉血氧饱和度可正常;X线检查除左心室肥厚外,还有明显的左心房增大;心电图有"二尖瓣型P波";超声心动图可见二尖瓣狭窄的"城垛样"改变。

(二) 发绀型先天性心脏病

患者发病早,有特征性杂音,杵状指(趾)明显,但无肺气肿,有右向右分流,晚期发生肺动脉高压,引起发绀、右心室肥厚和心力衰竭,但体检无肺气肿体征,X线和超声检查可作鉴别。

(三) 冠状动脉硬化性心脏病

两者均有心脏增大、心律失常和心力衰竭,少数肺心病患者胸导联可出现类似心肌梗死图形,但冠心病患者多有心绞痛或心肌梗死病史,心力衰竭以左心室衰竭为主,体检、X线及心电图检查均呈左心室肥厚的征象,选择性冠状动脉造影可确诊。冠心病患者继左心衰竭之后可发生右心衰竭,出现发绀,还可能同时患有老年性肺气肿,此时测定动脉血氧和二氧化碳分压有助诊断。若肺心病患者心浊音亢进,心尖部有明显收缩期杂音,主动脉迂曲钙化,或心电图有左心室肥大改变,应考虑合并冠心病的存在。

(四) 原发性扩张性心肌病

原发性扩张性心肌病患者无慢性肺部疾病史,左、右心室同时扩大,X线检查呈普大型心,无肺气肿和肺动脉高压,心电图呈广泛的ST段下降、T波低平或倒置,肺功能和血气一般正常。

第五章 常见消化系统疾病检验

第一节 慢性胃炎

一、概述

慢性胃炎是由各种原因引起的胃黏膜慢性炎症。慢性胃炎的疗程一般较长，短期内难治愈，这与细菌、乙醇、化学中毒、物理等因素引起的急性胃炎存在明显的区别。慢性胃炎的发病率较高，在医院门诊患者中占80%以上，必须十分重视。

二、病因

由于胃黏膜的修复能力很强，因而慢性胃炎的形成一般认为是周围环境中的有害因素反复、长期作用的结果，这些有害因素包括物理性、化学性和生物性因素。目前认为，慢性胃炎与下列因素有较大的相关性。

（一）十二指肠液反流

十二指肠液中含有丰富的胆汁和胰液等成分，而胆汁中的牛磺胆酸钠、鹅去氧胆酸和胰液混合十二指肠液后产生的溶血卵磷脂等可降低胃黏膜表面的黏液张力，破坏黏膜屏障，促进炎症的产生。

（二）免疫因素

一些慢性胃炎患者体内发现了抗自身物质的抗体，这些抗体的产生可能是因为已有各种有害因素造成胃黏膜的损伤，使得损伤的胃黏膜成为抗原，并且致敏免疫细胞引起免疫反应，产生抗自身胃黏膜的抗体。一旦抗体再与自身胃黏膜组织结合，将诱发更大的免疫反应，致使胃黏膜进一步损伤，久而久之，炎症趋向慢性。这些自身抗体有抗壁细胞抗体、胃泌素分泌细胞抗体、内因子抗体等。

（三）幽门螺杆菌感染

幽门螺杆菌只在胃黏膜上皮组织中生长，而不存在于肠组织中。幽门螺杆菌引发胃炎的机制可能是依靠其螺旋形并有鞭毛的结构，在黏液层中能自由地运动，并与上皮细胞及黏液中的糖蛋白的糖基相结合引发免疫反应，造成胃黏膜组织细胞微绒毛的脱落和细胞骨架的破坏。同时，幽门螺杆菌又通过自身产生的尿素酶等多种酶类，分解胃内的尿素成分，产生大量的氨及过氧化物歧化酶、蛋白溶解酶、磷酸酶A2、磷酸酶C等有害产物，造成胃黏膜的进一步损害，最终可使胃黏膜表面黏液消失、细胞变性坏死、腺窝出现水肿等，破坏腺体结构，并影响腺体的修复和再生。

（四）物理因素

有证据表明，某些饮食生活习惯，如长期进食过冷、过热的食物和饮料（如喝热茶），长期大量的吸烟等会对胃黏膜造成损伤。长期大量的饮酒、食用过量辛辣食物等与慢性胃炎有关。

（五）生物化学因素

非甾体类抗炎药（如阿司匹林、保泰松等）、长期接触某些金属物质（如铅、铜等）、除幽门螺杆菌以外的其他细菌和病毒（如慢性肝炎病毒）等感染也可以引起胃黏膜损伤和慢性炎症性改变。

（六）精神因素

精神紧张是慢性胃炎的诱发因素。长期精神紧张可造成自主神经功能紊乱、内分泌功能紊乱，进而造成胃泌素分泌失调、胃酸分泌过多、胃蠕动减慢、食物及胃液潴留，造成胃黏膜慢性炎症性损害。

（七）年龄因素

年龄与慢性胃炎也具相关性，年龄越大则抗胃黏膜损伤能力越低，受外界因素影响越显著。

（八）遗传因素

临床研究表明，慢性胃炎存在遗传倾向和家庭聚集现象，这些人体遗传易感性在慢性胃炎的发生中起着相当重要的作用，但具体的遗传基因缺陷还有待进一步研究。

三、临床表现

（一）常见症状

上腹部胃脘的疼痛和饱胀不适是慢性胃炎最为常见的症状。慢性胃炎的疼痛有的表现为刺痛，有的表现为隐隐作痛，有的疼痛比较剧烈。慢性胃炎常伴有胃动力障碍，因而患者表现为胃脘部饱胀感和胀闷感，进食后胀闷感可以加剧，常伴有嗳气、反酸、恶心、呕吐等，有时出现烧灼感。

（二）一般症状

除了以上主要症状外，慢性胃炎患者也可合并食欲缺乏、腹泻、消瘦、头晕、失眠等。体检时可发现上腹部有压痛，并见有消瘦、贫血等体征。患者还可能发生出血，出血可以是反复少量的，也可以是大出血，表现为黑便等。

（三）慢性胃炎的分类

中国慢性胃炎共识意见中采用了国际上新悉尼系统分类方法，根据病理组织学的改变和病变在胃的分布部位，结合可能病因，将慢性胃炎分成非萎缩性(以前称"浅表性")、萎缩性和特殊类型三大类。

1. 慢性非萎缩性胃炎

慢性非萎缩性胃炎是指不伴有胃黏膜萎缩性改变、胃黏膜层先以淋巴细胞和浆细胞为主的慢性炎症细胞浸润的胃炎。根据炎症分布的部位，慢性非萎缩性胃炎可再分为胃窦胃炎、胃体胃炎和全胃炎。全胃炎发展与否及发展快慢存在明显的个体差异和地区差异。自身免疫引起的慢性胃炎主要表现为胃体胃炎。

2. 慢性萎缩性胃炎

慢性萎缩性胃炎是指胃黏膜已发生了萎缩性改变的慢性胃炎。慢性萎缩性胃炎可再分为多灶萎缩性胃炎和自身免疫性胃炎两大类。前者的萎缩性改变在胃内呈多灶性分布，以胃窦为主，多由幽门螺杆菌感染引起的慢性非萎缩性胃炎发展而来；后者萎缩性病变主要位于胃体部，多由自身免疫引起的胃体胃炎发展而来。

3. 特殊类型胃炎

特殊类型胃炎种类很多，由不同病因所致，临床上较少见。常见的有感染性胃炎、嗜酸细胞性胃炎、淋巴细胞性胃炎、放射性胃炎及充血性胃炎等。

四、实验室检查

(一) X 线检查

慢性胃炎的 X 线诊断主要是利用向胃腔灌入钡剂等造影剂，使胃内腔充盈，通过 X 线透射，在胶片上或录像带上获取由钡剂铸成的胃内黏膜隆起、凹陷的轮廓侧影图像，就是通常所称的"钡剂检查"。

(二) 胃镜及活组织检查

在进行胃镜检查的同时钳取活组织进行病理检查是诊断慢性胃炎最可靠的方法。非萎缩性胃炎内镜下可见胃部有红斑，黏膜粗糙不平且有出血点、水肿、渗出等。萎缩性胃炎内镜下可见黏膜红白相同，以白为主，皱襞变平甚至消失，黏膜血管暴露，黏膜呈颗粒或结节状等，病理检查发现胃固有腺体减少时，即可诊断为"萎缩性胃炎"。

(三) 胃酸

浅表性胃炎胃酸正常或降低，萎缩性胃炎患者大多数胃酸明显降低，空腹常无酸。

(四) 胃蛋白酶原

胃蛋白酶主要由主细胞分泌，在胃液、血液及尿液中均可测得。蛋白酶含量的高低基本与胃酸平行。有人观察到，胃液与血液中的胃蛋白酶原含量与活组织病理检查的结果常一致。蛋白酶原含量低者活组织检查多数为萎缩性胃炎。

(五) 内因子

内因子由壁细胞分泌，壁细胞减少则内因子分泌也减少，检查内因子对萎缩性胃炎、胃萎缩及恶性贫血的诊断有帮助。

(六) 胃泌素

胃泌素由胃窦 G 细胞分泌，胃泌素能促进胃液特别是胃酸的分泌，胃酸含量高时，胃泌素分泌减少。此外，血清胃泌素含量高低与胃窦部黏膜病变的程度有密切的关系。萎缩性胃炎患者血清胃泌素的含量一般较高。

(七) 壁细胞抗体

萎缩性胃炎患者细胞抗体检查的阴性率较高，有助于慢性胃炎的分型。

(八) 胃泌素分泌细胞抗体

有研究表明，检查 106 例非萎缩性胃炎患者，胃泌素分泌细胞抗体阴性者有 8 例，而萎缩性胃炎患者该抗体检查结果全部为阳性，恶性贫血及正常人全部为阴性。

(九) 胃电图

在患者腹部等体表部位放置电极，插入胃电图仪，通过胃运动时发生的胃电信号，测定胃电节律，包括基本电节律和慢波，了解有无胃运动功能的问题。该法简单，患者不受痛苦，易于接受。

(十) Hp 检测

HP 检测有多种方法，如组织学、细菌培养、尿素酶、^{13}C 和 ^{14}C 呼气试验或粪便 Hp 抗原检测。

五、诊断与鉴别诊断

(一) 诊断

根据胃镜检查及胃黏膜活组织病理检查结果，加上幽门螺杆菌和相关实验室检查结果，本病的诊断并不困难。

(二) 鉴别诊断

本病需与严重的消化不良以及其他消化性溃疡相鉴别。

第二节 脂肪肝

一、概述

脂肪肝是由多种疾病和病因引起的一种肝实质细胞脂肪变性和脂肪堆积的临床病理综合征。近年来，随着人们生活水平的提高、饮食结构的变化以及预防措施相对滞后，脂肪肝的发病率持续上升，且发病年龄越来越小。

二、病因

流行病学调查显示，脂肪肝主要是由乙醇、肥胖等引起的慢性疾病，也可由妊娠、药物、毒物中毒、营养不良、糖尿病、肝炎病毒或其他病原体感染及先天性代谢缺陷等引起。脂肪肝常分为乙醇性脂肪肝和非乙醇性脂肪肝，它们在形态学上尚不能区分，因此，其诊断必须依靠临床资料，包括有无长期过量饮酒、有无易患因素，如肥胖、Ⅱ型糖尿病、高脂血症等。

三、临床表现

（一）主要症状

除原发临床表现外，脂肪肝患者还可出现乏力、肝区隐痛等症状，可伴肝脾大，血清谷丙转氨酶升高，可伴有 r-GT 含量增高、SF 和尿酸等含量增高。脂肪肝虽然是良性病变，但其纤维化的发生率高达 25%，且有 1.5%～8.0% 的患者可以发生肝硬化。一旦发生肝硬化，其预后与一般门脉性肝硬化相似。

（二）主要并发症

脂肪肝的主要并发症有腹腔积液、静脉曲张、消化道大出血，最后导致患者死亡。

（三）预后

四环素、黄磷中毒、妊娠等引起的急性脂肪肝预后差，病死率高。绝大多数慢性脂肪肝预后良好，如能早期诊治，可以阻止脂肪肝的进一步发展，甚至使其逆转。因此，脂肪肝的早期诊断十分重要。

四、实验室检查

（一）血清学检查

血清 ALT、γ-GT 含量正常或轻、中度升高（小于 5 倍正常值上限），通常以 ALT 升高为主。

（二）影像学检查

B 超检查是诊断脂肪肝最为实用的手段，其诊断脂肪肝的准确率为 70%～80%。CT 平扫结果显示肝脏密度普遍降低，肝/脾 CT 平扫密度比值≤1，可明确对脂肪肝的诊断。根据肝/脾 CT 平扫密度可判定脂肪肝的严重程度。

（三）病理学检查

肝穿刺活组织检查是确诊脂肪肝的重要方法，对鉴别局灶性脂肪肝病与肝肿瘤以及某些少见疾病如白塞病、胆固醇脂储积病等有重要意义，也是判断预后的最敏感和特异的方法。

(四)肝纤维化项目检查

根据肝纤维化项目检查结果,可帮助排除肝硬化。

(五)细胞因子检测

细胞因子如IL-2、sIL-2的检测,可反映患者的细胞免疫状态。

五、诊断和鉴别诊断

(一)诊断

根据本病的临床表现,通过实验室检查、影像学检查,排除病毒性肝炎、药物性肝病、全胃肠外营养、肝豆状核变性、Wilson病、自身免疫性肝病等可导致脂肪性肝病的特定疾病,即可诊断。

(二)鉴别诊断

本病尚需与病毒性肝炎、药物性肝炎、全胃肠外营养、肝豆状核变性等可导致脂肪性肝病的特定疾病相鉴别。

第三节 肝硬化

一、概述

肝硬化是各种慢性肝病发展的晚期阶段,病理上以肝脏弥散性纤维化、再生结节和假小叶形成为特征;临床上起病隐匿,病程发展缓慢,晚期以肝功能减退和门静脉高压为主要表现,常出现多种并发症。肝硬化发病的高峰年龄为35~50岁,男性多见,出现并发症时病死率高。

二、病因

引起肝硬化的原因很多,在我国以病毒性肝炎为主,欧美国家以慢性乙醇中毒为主。

(一)病毒性肝炎

主要为乙型病毒性肝炎,其次为丙型肝炎,甲型肝炎一般不会发展为肝硬化。其发病机制与肝炎病毒引起的免疫异常有关,其演变为肝硬化主要是经过慢性肝炎,尤其是慢性治疗性肝炎阶段。

(二)血吸虫病

血吸虫卵主要沉积于肝脏的汇管区,虫卵及其毒性产物的刺激引起大量结缔组织增生,导致肝纤维化和门静脉高压症。过去所谓的"血吸虫病性肝硬化",应称为"血吸虫病性肝纤维化"。

(三) 乙醇中毒

乙醇中间代谢毒物（乙醛）对肝脏的直接损害和降低肝脏对某些毒性方面的抵抗力，是引起乙醇性肝硬化的主要发病机制。由酗酒所致的长期营养失调也在其中起一定作用。

(四) 工业毒物或药物

长期反复接触某些化学毒物（如四氯化碳、砷等）或长期服用某些药物（如双醋酚汀、辛可芬、甲基多巴、四环素等）可引起中毒性肝炎或慢性活动性肝炎，最终演变为化学性（药物性）肝硬化。

(五) 胆汁淤积

肝胆管阻塞或肝内胆汁淤积持续存在时，高浓度的胆汁酸和胆红素的毒性作用，可使肝细胞发生变性、坏死，久之则发展为胆汁性肝硬化。

(六) 循环障碍

慢性充血性心力衰竭、萎缩性心包炎、肝静脉阻塞等，可使肝脏长期淤血缺氧、肝细胞坏死和结缔组织增生，最终演变为淤血性（心源性）肝硬化。

(七) 肠道感染或炎症

慢性特异性或非特异性肠炎常引起消化、吸收和营养障碍，病原体在肠内产生的毒素经门静脉直达肝脏，引起肝细胞变性、坏死，最终发展为肝硬化。

(八) 代谢紊乱

因遗传或先天缺陷致使某些物质因代谢障碍而沉积于肝脏，引起肝细胞变性、坏死、结缔组织增生，逐渐形成肝硬化。例如，肝豆状核变性时，铜因代谢障碍而沉积于肝脏；血色病时，铁沉积于肝脏。

(九) 营养失调

实验证明，食物中长期缺乏蛋白质、维生素B、维生素E和抗脂肪因子（如胆碱）等能引起肝细胞坏死，发生脂肪变性，直到形成营养不良性肝硬化，但也有人否定营养失调与人类肝硬化的直接关系。目前，多数人们认为，长期营养失调可降低肝脏对其他致病因素的抵抗力，成为产生肝硬化的间接病因。

(十) 其他

部分肝硬化的发病原因一时难以确定，称为"隐源性肝硬化"，其中部分病例与隐匿性无黄疸型肝炎有关。

三、临床表现

肝硬化起病隐匿，病程发展缓慢，可潜伏数年至10年以上，早期可无症状或症状轻微。

当出现腹腔积液或并发症时，临床上称为"失代偿期肝硬化"。

代偿期肝硬化症状轻且无特异性，患者可有乏力、食欲减退、腹胀不适等。患者营养状况一般，可触及增大的肝脏，质偏硬，脾可增大，肝功检查正常或仅有轻度酶学异常，常在体检或手术中被偶然发现。失代偿期肝硬化临床表现明显，可发生多种并发症。

(一) 症状

1. 全身症状

乏力为早期症状，其程度轻重不等。体重下降往往随病情进展而逐渐明显。少数患者有不规则的低热，与肝细胞的坏死有关，但注意与合并感染、肝癌相鉴别。

2. 消化道症状

食欲缺乏为常见症状，偶伴呕吐。腹胀也常见，与胃肠积气、腹腔积液和肝脾大有关。腹腔积液量大时，患者往往难以忍受。患者对脂肪和蛋白质耐受性差，稍进油腻肉食后即发生腹泻。部分患者有腹痛，多为肝区隐痛，当出现明显腹痛时要注意合并肝癌、原发性腹膜炎、胆道感染、消化性溃疡等情况。

3. 出血倾向

患者可有牙龈和鼻腔出血、皮肤紫癜，女性患者出现月经过多等，主要与肝脏合成凝血因子减少及脾功能亢进所致血小板减少有关。

4. 与内分泌紊乱有关的症状

男性可有性功能减退、男性乳房发育，女性可发生闭经、不孕。肝硬化患者糖尿病发病率增加，严重者肝功能减退，并出现低血糖。

5. 门静脉高压症状

如食管胃底静脉曲张破裂而致上消化道出血时，临床表现为呕血和黑便。脾功能异常可致白细胞、红细胞、血小板计数减少，患者因贫血而出现皮肤黏膜苍白等。发生腹腔积液时，腹胀表现更为凸出。

(二) 体征

患者呈肝病病容，面色黝黑而无光泽，晚期消瘦，肌肉萎缩。皮肤可见蜘蛛痣、肝掌，男性可出现乳房发育。腹壁静脉以脐为中心显露至曲张，严重者脐周静脉凸起呈水母状，并可听见静脉杂音。黄疸提示肝功能储备已明显减退，黄疸呈持续性或进行性加深提示预后不良。腹腔积液伴或不伴下肢水肿是先代偿期肝硬化最常见的表现，部分患者可伴肝性胸腔积液，以右侧多见。肝脏早期大，质硬而边缘钝；后期缩小，肋下常触不到。多数患者可能触及增大的肝脏，常为中度，少数重度。

(三) 并发症

(1) 食管胃底静脉曲张破裂出血：这是最常见的并发症，多为突然发生，进而出现呕血和黑便，常为大量出血，引起出血性休克，可诱发肝性脑病。在血压稳定、出血暂停时进行内镜检查可以确诊。部分肝硬化患者可发生上消化道大出血，可由消化性溃疡、门脉高压性胃病等疾病引起，内镜检查可作鉴别。

(2) 感染：肝硬化患者免疫功能低下，常并发感染，呼吸道、胃肠道、泌尿道等也出现相应症状。有腹腔积液的患者常并发自发性细菌性腹膜炎。

(3) 肝性脑病：这是本病最严重的并发症，也是最常见的死亡原因，主要表现为性格行为失常、意识障碍、昏迷。

(4) 电解质和酸碱平衡紊乱：肝硬化患者常见的电解质和酸碱平衡紊乱有低钠血症、低钾低氯血症。

(5) 原发性肝细胞癌：肝硬化特别是病毒性肝炎肝硬化和乙醇性肝硬化患者发生肝细胞癌的危险性明显增高。

(6) 肝肾综合征。肝肾综合征指发生在严重肝病基础上的肾衰竭，但肾脏无器质性损害，故又称"功能性肾衰竭"。

(7) 肝肺综合征：肝肺综合征是指发生在严重肝病基础上的低氧血症，有肺内血管扩张而无心肺基础疾病。

(8) 门静脉血栓形成：近年来发现，这一并发症并不少见，如果血栓缓慢形成，可无明显的临床症状，如发生门静脉急性完全性阻塞，患者可出现剧烈的腹痛、腹胀、血便、休克、脾脏迅速增大和腹腔积液迅速增加等表现。

四、实验室检查

(一) 血常规

血常规检查结果在肝硬化初期多正常，以后可提示有轻重不等的贫血。有感染时，白细胞计数增高，但因合并脾功能亢进，需要与自身过去的白细胞计数进行比较。脾功能亢进时，患者体内白细胞、红细胞和血小板计数减少。

(二) 尿常规

检查结果一般正常，有黄疸时可出现胆红素、尿胆原增加。

(三) 粪常规

消化道出血时，出现肉眼可见的黑便。门脉高压性胃病可引起慢性出血，粪隐血试验阳性。

(四) 肝功能试验

代偿期患者肝功能大多正常或仅有轻度的酶学异常，失代偿期发生普遍的酶学异常，且其异常程度往往与肝脏的储备功能减退程度有关。

1. 血清酶学

ALT 含量升高与肝脏炎症和坏死有关，一般为轻、中度升高；肝细胞严重坏死时，AST 含量也升高，γ-GT 和 AKP 含量也可轻度或中度升高。

2. 蛋白质代谢

人血清蛋白含量下降，球蛋白含量升高，清蛋白/球蛋白比值倒置，血清蛋白电泳以 γ- 球蛋白增加为主。

3. 凝血酶原时间

凝血酶原时间有不同程度的延长，且不能被注射维生素 K 纠正。

4. 胆红素代谢

肝储备功能明显下降时出现总胆红素及非结合性胆红素升高，仍以结合性胆红素升高为主。

5. 其他检查

Ⅲ型前胶原氨基氨基末端肽、Ⅳ型胶原、透明质酸、层黏蛋白等指标升高及升高程度可反映肝纤维化存在及其严重程度，但要注意这些指标会受肝脏炎症、坏死等因素影响。肝硬化失代偿期可见总胆固醇特别是胆固醇脂下降。肝功能定量试验包括吲哚青绿试验、利多卡因代谢试验等，可定量评估肝功能储备情况，主要用于手术风险的评估。

（五）血清免疫学检查

(1) 乙型、丙型、丁型病毒性肝炎标志物有助于分析肝硬化的病因。

(2) 甲胎蛋白含量明显升高提示可能合并原发性肝细胞癌，但要注意肝细胞严重坏死时甲胎蛋白含量也可升高，但往往伴有转氨酶活性明显升高，且随转氨酶活性下降而下降。

(3) 自身免疫性肝炎引起的肝硬化可检出相应的血清自身抗体。

(4) 细胞因子检测。肝硬化患者血清 IL-2 含量降低，sIL-2、IL-6、IL-8 和 IL-18 含量升高，对临床观察疗效有一定的价值。

（六）影像学检查

1. X 线检查

食管静脉曲张时，行食管吞钡 X 线检查，显示虫蚀样或蚯蚓样充盈缺损，纵向黏膜皱裂增宽，胃底静脉曲张时胃肠钡剂可见菊花瓣样充盈缺损。

2. 腹部 B 超

B 超图像可提示肝硬化，但不能作为确诊依据，而且约 1/3 的肝硬化患者 B 超检查无异常。

3. CT 和 MRI

CT 和 MRI 对肝硬化的诊断价值与 B 超相似，但对肝硬化合并原发性肝癌的诊断价值高于 B 超。当 B 超筛查疑似合并原发性肝癌的病例时，常需进一步做 CT 检查。诊断仍有疑问的病例，可配合 MRI 检查进行综合分析。

（七）内镜检查

内镜检查可确定有无食管胃底静脉曲张，阳性率较钡剂 X 线检查高，尚可了解静脉曲张的程度，并对其出血的风险性进行评估。食管胃底静脉曲张是诊断门静脉高压的最可靠的指标。在并发上消化道出血时，急诊胃镜检查可判明出血部位和病因，并进行止血治疗。

（八）肝穿刺活组织检查

肝穿刺具有确诊价值，尤其适用于代偿期肝硬化的早期诊断、肝硬化结节与小肝癌的鉴别以及诊断有困难的其他情况。

（九）腹腔镜检查

腹腔镜能直接显示肝、脾等腹腔脏器及组织的情况，方便医生在直视下取组织活检，对诊断困难者有一定价值。

（十）腹腔积液检查

肝硬化者可抽取腹腔积液做常规检查、腺苷脱氨酶测定、细菌培养及细胞学检查。腹腔积液培养应在床边进行，使用血培养瓶分别做需氧菌和厌氧菌培养。无合并自发性细菌性腹膜炎的肝硬化腹腔积液为漏出液性质，血清－腹腔积液清蛋白梯度大11g/L。合并自发性细菌性腹膜炎时，腹腔积液为渗出液或中间型，白细胞增多，细菌培养结果是阳性。腹腔积液呈血性者应高度怀疑癌变，细胞学检查有助于明确诊断。

（十一）门静脉压力测定

经颈静脉插管测定肝静脉楔入压与游离压之差，即肝静脉压力梯度，可反映门静脉压力。正常人门静脉压力小于5mmHg，门静脉压力大于10mmHg时为门脉高压。

五、诊断和鉴别诊断

（一）诊断

依据下列各类可作出临床诊断：
(1) 有病毒肝炎、长期大量饮酒等导致肝硬化的有关病史。
(2) 有肝功能减退和门静脉高压的临床表现。
(3) 肝功能试验有清蛋白下降、血清胆红素含量升高及凝血酶原时间延长。
(4) B超、CT、MRI检查结果显示肝硬化。

（二）鉴别诊断

1. 肝脏肿大的鉴别诊断

血液病、代谢病也可引起肝脏肿大，必要时做肝穿刺活检以鉴别。

2. 腹腔积液的鉴别诊断

出现腹腔积液有多种原因，如结核性腹膜炎、缩窄性心包炎、腹性肾小球肾炎等，根据病史及临床表现、腹腔积液检查结果，诊断并不困难，必要可行腹腔镜检查。

3. 肝硬化并发症的鉴别诊断

肝硬化还需与上消化道出血所致的肝性脑病、肝肾综合征等相鉴别。

第四节 肝脓肿

一、概述

肝脓肿是由细菌感染或溶组织内阿米巴原虫所引起的肝组织内单个或多发的化脓性病变。本病是一种继发性病变，由细菌感染引起的称为"细菌性肝脓肿"，常见病原菌为大肠埃希菌和葡萄球菌，链球菌和产气杆菌少见。阿米巴性肝脓肿的发病与阿米巴性结肠炎有密切关系，且脓肿较大，大多数为单发，多见于肝右叶；细菌性肝脓肿的细菌侵入途径除败血症外，还可由腹腔内感染直接蔓延或肝外伤后继发感染，胆道蛔虫也可成为引起细菌性肝脓肿的诱因。有一些原因不明的肝脓肿称"隐源性肝脓肿"，可能与肝内已存在的隐匿性病变有关。这种隐藏病变在机体抵抗力减弱时，病原菌在肝内繁殖，发生肝脓肿。

二、病因

（一）细菌性肝脓肿

全身细菌感染，特别是腹腔感染时，如患者抵抗力弱，可发生肝脓肿。细菌可经胆道、肝动脉、门静脉、淋巴系统等侵入肝。开放性肝损伤时，细菌则可经伤口直接侵入肝引起感染而形成肝脓肿。致病菌多为大肠埃希菌、金黄色葡萄球菌等。单个肝脓肿的体积可能很大，多个肝脓肿直径则在数毫米和数厘米之间，数个脓肿可融合成一个大脓肿。

（二）阿米巴性肝脓肿

阿米巴性肝脓肿是阿米巴肠感染的并发症，多数是单发的。

三、临床表现

（一）临床症状

细菌性肝脓肿起病急，主要症状是寒战、高热、肝区疼痛和肝大，体温可达39～40℃，伴恶心、呕吐、食欲缺乏和周身乏力，严重或并发胆道梗阻者可出现黄疸。阿米巴肝脓肿起病较缓慢，可伴高热等症状。

（二）体征

肝区疼痛或腹痛多持续性，有的可伴右肩牵涉痛、右下胸及肝区叩击痛，肿大的肝脏有压痛。巨大的肝脓肿可使右肋呈现饱满状态，有时可见局限性隆起，局部皮肤可出现凹陷性水肿。

四、实验室检查

（一）血常规

白细胞和中性粒细胞比例显著升高，部分中性粒细胞有中毒性颗粒，中性粒细胞趋化功能下降，红细胞计数和血红蛋白含量轻度下降。

（二）细菌培养

细菌性肝脓肿在细菌培养时可呈阳性，阿米巴肝脓肿如无继发细菌感染，则血液培养呈阴性，粪便中偶可找到阿米巴包囊或滋养体。酶联免疫法测定血中阿米巴抗体结果可呈阳性，阳性率为85%～95%。细菌性肝脓肿内可抽出黄绿色或黄白色脓液，培养可获得致病菌。阿米巴肝脓肿内可抽出巧克力色脓液。

（三）影像学检查

1. X线检查

右侧脓肿可使右膈肌升高，肝脏阴影增大或有局限性隆起。有时出现右侧反应性胸膜炎或胸腔积液、左叶脓肿，X线钡剂造影检查可见胃小弯受压、推移现象。

2. CT检查

CT检查可见单个或多个圆形或卵圆形的界限清楚、密度不均的低密区，区内可见气泡，增强扫描脓腔密度无变化，腔型有密度不规则增高的强化，称为"环月征"或"日晕征"。

3. B超检查

B超可见肝脏病变内部无回声液性暗区，脓肿壁增厚，呈强回声，内壁不光滑，病变后方回声增强。B超检查为首选的检查方法，对诊断及确定脓肿部位有较大的价值，阳性率可达96%。早期脓肿液化不全时，需与肝癌鉴别。

五、诊断和鉴别诊断

（一）诊断

根据临床表现，结合B超、CT和实验室的相关检测指标，对本病进行诊断并不困难。

（二）鉴别诊断

本病需与原发性肝癌、肝硬化、慢性肝炎等疾病进行鉴别。

第五节 慢性病毒性肝炎

一、概述

慢性病毒性肝炎是肝炎病毒引起的一组传染病，也是世界范围内的常见病和多发病。目前公认的慢性病毒性肝炎主要有 5 型，即甲型、乙型、丙型、丁型和戊型肝炎。

二、病因

甲型和戊型肝炎主要经粪—口途径感染，也可引起暴发性流行，通常在 3 个月内恢复健康，一般不转为慢性肝炎。丁型肝炎一般只与乙型肝炎同时发生或继发于乙型肝炎感染，故其发病多取决于乙型肝炎的感染情况。乙型、丙型肝炎的传播途径较为复杂，以血液传播为主，无季节性，常为散发，感染后常转变为慢性肝炎，其中绝大部分转变为肝硬化，少数甚至发展为肝癌，对人类健康危害极大。其中，丁型肝炎的发病率已有所下降，乙型肝炎和丙型肝炎的发病率居高不下。据统计，全世界有 3.5 亿人是乙型肝炎病毒携带者，亚洲和非洲人群的乙型肝炎病毒携带率为 8%～15%。乙型肝炎病毒携带者中，50%～70%患者体内病毒复制活跃，是慢性肝炎患者。全世界有 1.7 亿人感染丙型肝炎病毒，中国丙型炎病毒携带率为 0.8%～3.2%。

三、临床表现

（一）轻度慢性肝炎

轻度慢性肝炎多由急性肝炎迁延所致，临床表现多样，反复迁延，也有完全无症状者。患者主要症状为食欲缺乏、恶心厌油、腹胀、便溏、肝区胀痛或隐痛，女性月经不调、情绪易波动、乳房发胀或出现肿块；肝脏轻度增大，质地尚软，边缘光滑，边缘有触痛或压痛，肝区有叩击痛。有一部分病例可无任何体征。

（二）中度慢性肝炎

中度慢性肝炎由急性肝炎持续不愈、反复发作而产生。患者主要症状为乏力、食欲缺乏、腹胀、便溏、厌油恶心以及肝区胀痛、刺痛或隐痛，反复黄疸，女性月经周期紊乱，男性性功能减退等；肝脏肿大，质地中等，有明显压痛、叩击痛或脾大。

（三）重度慢性肝炎

患者病情进一步加重，症状明显且持续不退，可发生重度慢性肝炎，主要症状为精神萎靡、纳呆、腹胀、便溏、肝区刺痛、反复黄疸或有出血倾向，如鼻出血、齿出血、皮肤紫癜或腹腔积液、上消化道出血等；查体可见肝病面容、皮肤黄褐或黝黑、唇色暗紫、蜘蛛痣、肝掌、颊面毛细血管扩张，肝脏肿大，质地中等以上，脾脏进行性增大。

四、实验室检查

（一）ALT

轻度慢性肝炎血清 ALT 浓度轻度或偶尔升高，又或非持续性升高。轻度、中度慢性肝炎患者血清 ALT 浓度含量中度至重度升高。

（二）γ-GT

中度、重度慢性肝炎患者血清 γ-GT 浓度升高明显，反映肝细细受损和胆汁淤积情况。

（三）天门冬氨酸转移酶

天门冬氨酸转移酶活性持续升高或高于谷氨酸氨基转移酶，提示病情处于活动期。

（四）AKP

AKP 不具特异性指标，肝病患者体内 AKP 含量升高提示胆汁淤积或胆管增生。重度慢性肝炎晚期患者体内 AKP 含量升高明显。

（五）清蛋白与球蛋白

重度慢性肝炎患者体内清蛋白含量降低，球蛋白升高，严重者清蛋白与球蛋白比值倒置。

（六）蛋白电泳

轻度、中度慢性肝炎患者体内 γ-球蛋白含量明显升高。

（七）氨基酸改变

中度、重度慢性肝炎患者血浆内总游离氨基酸含量及必须氨基酸含量增加，支链氨基酸与芳香氨基酸比值倒置。

（八）乙肝病毒标志物

HBsAg 阳性是乙型肝炎病毒的标志，HBsAb 阳性提示人体感染过乙型肝炎病毒或接种过乙肝疫苗而产生了保护性抗体。HBeAg 阳性提示病毒复制，具传染性。HBcAg 阳性提示病毒感染及复制，主要见于急性、慢性乙型肝炎及其恢复期。乙肝病毒 DNA 阳性直接表示病毒核酸的存在。

（九）细胞因子含量检测

外用血 CD3 含量降低、CD8 含量升高，提示患者 T 细胞比例发生紊乱。IL-2 含量降低，IL-4、IL-8、IL-12、IL-18 含量升高提示患者细胞免疫抑制，细胞因子紊乱，对观察病情和判断预后有一定的临床价值。

（十）肝活组织检查

肝活组织检查是鉴别轻度、中度、重度慢性肝炎准确性较高的检查手段。

(十一)超声检查

超声切面显像提示肝表面回声光带增强、变厚，甚至出现波浪样改变，有较密到密集光点或小光斑，分布不均匀，无明显静脉增宽，胆囊壁常增厚，重型慢性肝炎患者门静脉增宽，但不超过1.4cm。

五、诊断和鉴别诊断

(一)诊断

根据临床体征、实验室相关项目检测结果及超声检查结果，本病的诊断并不困难。

(二)鉴别诊断

本病需与自身免疫性肝炎、肝硬化、肝癌等疾病加以鉴别。

第六节 自身免疫性肝炎

一、概述

自身免疫性肝炎(AIH)是一种原因不明的肝脏慢性炎症，有高免疫球蛋白血症、循环自身抗体和组织学上有界面性肝炎及汇管区浆细胞浸润的特征。此病多见于男性，男女比例为4：1，任何年龄都可发病，常同时合并肝外自身免疫性疾病，免疫抑制剂治疗有效。

二、病因

自身免疫性肝炎的发病机制尚未明确，目前认为，遗传易感性是主要因素，而病毒感染、药物和环境则可能是在遗传易感性基础上的促发因素。

三、临床表现

女性多见，在10～30岁及40岁出现2个发病高峰。AIH一般起病缓慢，类似慢性病毒性肝炎，约有1/3病例的症状类似急性病毒性肝炎。患者症状轻重不一，轻者可无症状，一般表现为疲劳、上腹不适、瘙痒、食欲缺乏等。早期患者有肝大，通常还有脾大、黄疸、蜘蛛痣等表现，部分晚期患者可出现肝硬化，可有腹腔积液、肝性脑病。肝外表现为持续性发热伴急性复发性游走性大关节炎，女性患者通常有闭经，可有牙龈出血、鼻出血、满月面容、痤疮、多毛、皮肤紫纹，还可以有甲状腺炎和肾小球肾炎等表现。合并肝外表现时，多提示疾病处于活动期。

四、实验室检查

(一)肝功能检查

在发病之初，基本上所有的患者都有ALT含量升高，且与肝坏死程度相关，但如果数值达几千，则提示急性肝炎或其他疾病。胆红素和 AKP 含量多数轻到中度升高。AKP 含量急剧升高常提示可能并发 PBC 或肝癌。

（二）免疫学检查

AIH 患者血清 γ- 珠蛋白和 IgG 含量升高，可反映患者对治疗的反应。自身抗体动态变化有助于评价病情、临床分析及指导治疗，包括抗核抗体 (ANA)、抗平滑肌抗体 (SMA)、抗肝肾微粒体抗体 (LKMI)、抗 I 型肝细胞溶质抗原抗体 (LCI)、抗可溶性肝抗原抗体 (anti-SLAP)/ 抗肝胰抗体 (anti-Lp)、抗唾液酸糖蛋白受体抗体 (ASGPK)、抗中性粒细胞胞质抗体 (pANCA) 等。

（三）组织学检查胞质

肝活检组织学检查有助于明确诊断，应与其他疾病相鉴别。

（四）细胞因子检测

血清 IL-2 含量降低，IL-18、IFN-γ 含量升高，有助于疾病的诊断。

五、诊断和鉴别诊断

（一）诊断

根据临床表现、实验室检查和肝穿刺活检的结果可诊断 AIH，诊断并不困难。

（二）鉴别诊断

本病需与慢性病毒性肝炎、乙醇、药物和化学物质引起的肝损伤进行鉴别。

第六章 常见内分泌系统疾病检验

第一节 内分泌疾病的特种检测项目及意义

一、血清蛋白结合碘测定

(一) 概述

蛋白结合碘 (PBI) 包括甲状腺素 (T_4) 所含碘约 315.2nmol/L(4μg/dl)、三碘甲腺原氨酸 (T_3) 所含碘为 0.2～0.3μg/dl，一碘酪氨酸所含碘约 0.7μg/dl，二碘酪氨酸所含碘约 0.5μg/dl，以及微量甲状腺球蛋白所含碘。游离 T_4 碘约 1.4μg/dl。游离 T_3 碘约 0.9μg/dl。此外，无机碘化物约为 0.3μg/dl。可见血清蛋白结合碘大部分为甲状腺素的碘，故测定血清蛋白结合碘可反映甲状腺激素水平。

(二) 正常值

0.32～0.63μmol/L(4～8μg/dl)。

(三) 临床意义

(1) 甲状腺功能亢进症：蛋白结合碘 (PBI) 增高可超过正常值的上限，但 T_3 型甲状腺功能亢进症则正常。

(2) 甲状腺功能减退症：不论是原发还是继发于垂体功能减退者，多低于正常值的下限。

(3) 亚急性甲状腺炎病变广泛时，大量的腺泡破坏导致甲状腺素及碘化蛋白质一过性释放入血，可引起甲状腺功能轻度亢进症候群及短暂性甲状腺浓度与 PBI 值高于正常。

PBI 测定可受某些外界因素的影响，如含碘合物、药物、碘造影剂可使 PBI 增高，凡能使甲状腺素结合球蛋白 (TBG) 增高或降低的因素，可使 PBI 升高或降低。

二、甲状腺激素结合试验 (THBT)

(一) 概述

血浆中与甲状腺素结合的蛋白质主要是 TBG，后者与 T_4 结合后尚有多余未结合的部分，如血中 T_4 浓度高，则未结合的 TBG 少；如 T_4 浓度低，则未结合的 TBG 多。T_3 也可与 TBG 相结合，因而可用外源性 T_3 来结合多余的 TBG 部分，T_3 与 TBG 结合的亲和

力远不如 T_4 大，因此，T_3 很少能够把与 TBG 结合的 T_4 置换下来。加一定量 ^{125}I-T_3 于患者的血清中，^{125}I-T_3 则与 TBG 多余部分结合，未被结合的游离状态的 ^{125}I-T_3 则可被吸附剂（如红细胞、树脂、活性炭等）所吸收。测定吸附剂吸收的游离 ^{125}I-T_3 的量（吸收试验）或测定血浆中 TBG 结合 ^{125}I-T_3 的量（结合试验），就能了解 TBG 的剩余结合量，从而间接反映血中 TT_4 浓度。如做吸收试验，甲状腺功能亢进时，^{125}I-T_3 吸收率升高，甲状腺功能减退时降低；如测 TBG 结合 ^{125}I-T_3 的结合试验，甲状腺功能亢进时，^{125}I-T_3 结合率降低，甲状腺功能减退时升高。为了减少实验室条件的影响因素，有的用与正常检测血清相比的比值（吸收比值或结合比值）来表示。

（二）试验方法

THBT 常用的方法有以下几种：

(1) ^{125}I-T_3 树脂吸收试验：主要通过计算 ^{125}I-T_3 树脂吸收率或 ^{125}I-T_3 树脂吸收比值来判断甲状腺功能。

(2) ^{125}I-T_3 大颗粒聚合清蛋白吸收试验：^{125}I-T_3 吸收试验采用大颗粒（聚合）清蛋白 (MAA) 作为吸收剂。^{125}I-T_3MAA 吸收试验主要通过计算 ^{125}I-T_3MAA 吸收率后计算 ^{125}I-T_3MAA 吸收比值，来判断甲状腺功能。

(3) ^{125}I-T_3 红细胞吸收率：本试验技术比较复杂，又受血细胞比容、红细胞内在因素、血液 pH 的影响，因此现多用树脂代替红细胞作吸收试验。

(4) ^{125}I-T_3 血浆结合实验：本法可直接测 TBG 上结合的 ^{125}I-T_3，测得的数字与正常标准血清比较，得出一比值。

（三）正常值

^{125}I-T_3 树脂吸收比值为 0.8～1.10。^{125}I-T_3MAA 吸收比值为 0.83～1.09；^{125}I-T_3 红细胞吸收率为 (13.05±4.59)%；^{125}I-T_3 血浆结合比值为 (0.99±0.1)。

（四）临床意义

甲状腺功能亢进时 ^{125}I-T_3 树脂吸收比值 > 1.10，^{125}I-T_3MAA 吸收比值 > 1.09；^{125}I-T_3 红细胞吸收率 > 17.64%，^{125}I-T_3 血浆结合比值 < 0.83；甲状腺功能减退时，^{125}I-T_3 树脂吸收比值 < 0.8，^{125}I-T_3MAA 吸收比值 < 0.83，^{125}I-T_3 红细胞吸收率 < 8.46%，^{125}I-T_3 血浆结合比值 > 1.15。

THBT 方法简便，在体外进行，对人体无辐射影响，且不会受含碘合物及药物的影响，但受 TBG 含量和结合力所影响，凡能使 TBG 增高或降低的因素均可影响 THBT 试验。

三、游离甲状腺素指数和有效甲状腺素比值

（一）概述

T_4 或 PBI 测定受 TBG 影响，^{125}I-T_3 吸收试验也受 TBG 影响，TBG 对这两种测定

结果正好相反。例如，妊娠时或服避孕药后，由于血中TBG浓度增高，而使TT_4或PBI升高，可被误诊为甲状腺功能亢进；TBG增高使$^{125}I-T_3$吸收率(或吸收比值)相应降低，可被误诊为甲状腺功能：减退。若将$^{125}I-T_3$树脂吸收率或吸收比值乘以血清TT_4，将所得的数值称为"游离甲状腺素指数"($FT_4I = TT_4$(或PBI)$/^{125}I-T_3$吸收比值)，此指数与血清游离$T_4(FT_4)$水平成正比，可代表FT_4的相对值，从而避免TBG增高或降低的影响。

有效甲状腺素比值(ETR)是应用竞争性蛋白结合分析法(CPBA)测血清TT_4浓度及T_3吸收试验测血清TBG的量，然后与标准血清结果相比而得。此法较FT_4I更简便、准确，只需做一次试验便可得出结果。

(二)正常值

FT_4I：2.23～7.08。

ETR = (1.00±0.07)(范围 0.86～1.14)。

(三)临床意义

甲状腺功能亢进时FT_4I与ETR可超过正常值上限，甲状腺功能减退时可低于正常值下限。妊娠合并甲状腺功能亢进及影响TBG增高或降低情况，均可选用此几种试验。

四、红细胞甲状腺素浓度测定

(一)概述

常规的血清甲状腺谱诊断并不能反映体内细胞对甲状腺激素的利用和代谢状态。许多文献证实了红细胞(RBC)的胞质内含有甲状腺素结合蛋白。因此，RBC可以作为研究体内细胞对T_4代谢和利用的理想材料。

(二)正常值

(1.2±0.1)nmol/L。

(三)临床意义

甲状腺功能亢进症RBC T_4值为(4.4±0.8nmol/L)，显著高于正常值；甲状腺功能减退症RBC T_4值(0.4±0.1nmol/L)，显著低于正常值。RBC T_4浓度与FT_4有显著相关性，故RBC T_4浓度测定可以反映血中FT_4的水平，也可以反映细胞对甲状腺激素的利用和代谢状况。这对甲状腺疾病的研究提供了一个有价值的观察指标。

五、甲状腺激素结合球蛋白测定

(一)概述

T_4与T_3分泌入血循环后，绝大部分与血浆内蛋白质相结合，主要与甲状腺素结合球蛋白(TBG)结合。TBG是一种糖蛋白，相对分子质量为64000，电泳上移动在α_1和α_2球蛋白之间，它与T_3亲和力强，与T_4亲和力较弱。

(二) 正常值

RIA 测定：男性为 (17±3.3μg/L(17±3.3μg/ml)；女性为 (176±3.9)μg/L(176±3.9μg/ml)。

(三) 临床意义

血清 TBG 增高见于甲状腺功能减退症。由于甲状腺功能减退时血清 TBG 代谢常减慢、降解消除率下降；相反，血清 TBD 减少见于甲状腺功能亢进症及肾病综合征等。

六、甲状腺摄 ^{131}I(^{131}碘) 率

(一) 概述

甲状腺具有选择性吸收血液中碘化物的能力。在给予示踪量的 ^{131}I 后，进入甲状腺的 ^{131}I 能放射出 γ 射线，用探测器在甲状腺部位测出甲状腺对 ^{131}I 的摄取率。此 3 个无机碘进入甲状腺的数量和速度，从而反映甲状腺的功能状态。常用的 γ 计数器近距离测定的闪烁计数器远距离测定法，一般测定 3h 及 24h 两次，并按公式计算出甲状腺摄 ^{131}I 率。

(二) 正常值

甲状腺部位 3h 及 24h 摄 ^{131}I 率分别为 5%～25% 及 20%～45%。高峰值在 24h 出现。闪烁计数器 24h 正常值为 25%～65%。摄 ^{131}I 的正常值因不同地区饮水、食物及食盐中碘含量的多少略有差异。

(三) 临床意义

1. 摄 ^{131}I 率增高

摄 ^{131}I 率增高：3h > 25% 和 24h > 45%。

(1) 未经治疗的甲状腺功能亢进症，甲状腺摄 ^{131}I 不仅强度增高，且速度增快，多伴有高峰提前出现 (3～6h 出现)。部分甲状腺功能亢进患者 24h 摄 ^{131}I 率可在正常范围内。此由于甲状腺内碘代谢进行得很迅速、摄 ^{131}I 高峰已过去。若仅测定 24h 的摄 ^{131}I 率，就可使这些病例漏诊。摄 ^{131}I 率测定对甲状腺功能亢进症的符合率可达 80%～90%，但摄 ^{131}I 率的高低不一定与病情的严重程度呈平行。甲状腺功能亢进症患者在甲状腺全切后，其甲状腺摄 ^{131}I 率可持续偏高，但并不表示甲状腺功能亢进仍存在。甲状腺功能亢进患者服用磺脲类药物后，常可使甲状腺摄 ^{131}I 率降低，故不能依靠摄 ^{131}I 率来判断疗效指标。

(2) 缺碘性甲状腺肿及单纯性甲状腺肿患者摄 ^{131}I 率增高，但高峰不提前，摄 ^{131}I 增高的程度常不及甲状腺功能亢进症。

(3) 女子青春期、绝经期也偶见摄 ^{131}I 率增高。

2. 摄 ^{131}I 率降低

摄 ^{131}I 率降低：3h < 5% 和 24h < 20%。

(1) 原发性与继发性 (垂体性或小丘脑性) 甲状腺功能减退症。

(2) 亚急性甲状腺炎早期，病变广泛时，由于甲状腺滤泡大量遭受破坏，滤泡内甲状腺激素及非激素碘化蛋白质一时性大量释放、垂体分泌 TSH，可使甲状腺 ^{131}I 率显著降低。

故如血清 T_4 及蛋白结合碘 (PBI) 升高，甲状腺摄 ^{131}I 率明显降低，两者呈分离现象，对诊断本症有帮助。

(3) 慢性淋巴细胞性甲状腺炎又称桥本甲状腺炎，在后期并发甲状腺功能减退时摄 ^{131}I 率降低。

3. 影响甲状腺摄 ^{131}I 的因素

(1) 使摄 ^{131}I 率降低的因素有服用各种碘化物和药物，使体内碘库增长，于是同位素碘烯释，而使甲状腺 ^{131}I 率降低。服用可抑制 TSH 分泌的药物，如：甲状腺素、可的松、保泰松及能促使尿碘排泄增多的利尿药物，均可使甲状腺摄率降低。能使 ^{131}I 率降低的药物还有抗甲状腺药物、溴剂、利舍平、对氨抑酸及甲苯碘丁脲等。

(2) 使率增高的因素有长期服用避孕药及缺碘等。

因此，在测定前应停用上述有关药物 1～2 个月以上。因 ^{131}I 可通过胎盘、乳汁影响胎儿和婴儿的甲状腺，故孕妇和哺乳期的妇女禁用甲状腺 ^{131}I 率测定。

七、三碘甲腺原氨酸抑制试验

(一) 概述

正常人服用外源性 T_3 后，血中 T_3 浓度升高，通过负反馈可抑制腺垂体 TSH 分泌，而使甲状腺摄 ^{131}I 率明显降低。弥散性甲状腺肿伴甲状腺功能亢进症患者，由于血中存在有长效甲状腺刺激物与长效刺激物保护物等，能刺激甲状腺引起摄 ^{131}I 增高，且不受 T_3 抑制。

(二) 试验方法

患者于第 1 次摄 ^{131}I 试验后，每天 T_3 口服 60μg，分 3 次服，8h 一次，连服 6 天，或甲状腺片 60mg，tid，连服 8 天。分别于第 7 天或第 9 天再做第 2 次摄 ^{131}I 测定，并求出其抑制率。

(三) 正常值

正常人服 T_3 后甲状腺摄 ^{131}I 率明显抑制，抑制率＞50%；弥散性甲状腺肿伴甲状腺功能亢进症患者摄 ^{131}I 率不受抑制，抑制率＜50%。

(四) 临床意义

T_3 抑制试验主要用于鉴别摄 ^{131}I 率增高的性质。例如，弥散性甲状腺肿伴甲状腺功能亢进症与单纯性甲状腺肿患者的 ^{131}I 率虽增高，但前者服 T_3 后摄 ^{131}I 率不受抑制，抑制率＜50%；而后者摄 ^{131}I 率受明显抑制，抑制率＞50%。甲状腺肿大较显著的单纯性甲状腺肿患者，每天服 T_3 60μg 常不能抑制其摄 ^{131}I，要加倍服用至每天 120μg 才能被抑制。浸润性突眼患者 T_3 抑制试验不被抑制，而其他原因引起的突眼者服 T_3 后摄 ^{131}I 受抑制。

甲状腺功能亢进症治疗停药后，若 T_3 抑制试验能抑制者，一般认为复发机会较小。

孕妇和哺乳期妇女禁用本实验，年老及有冠状动脉粥样硬化性心脏病或甲状腺功能亢进症患者禁用本实验，以免诱发心律失常、心绞痛等，可做 TRH 兴奋试验较为安全。

八、过氯酸盐排泄试验

（一）概述

过氯酸盐能阻滞甲状腺从血浆中摄取碘离子或促使碘离子从甲状腺内释出的作用。甲状腺内碘有机化缺陷患者，如做过氯酸盐试验，则进入甲状腺细胞内的高氯酸离子将置换细胞内未被有机化的碘离子，并促使后者排出。

（二）试验方法

口服法：口服示踪 ^{131}I 后 1 或 2h，测甲状腺摄 ^{131}I 率；随之口服过氯酸钾，服量按 10mg/kg 计，1h 后再次测摄 ^{131}I 率。静脉法：静脉注射 ^{131}I 碘化钠 0.925MB(25 微居里) 后 10 分钟测甲状腺部位的放射性，然后静脉注射过氯酸钠 200μg，10 分钟后再测甲状腺部位放射性。静脉法可避免口服法药物的吸收因素，故较口服法灵敏。

（三）正常值

甲状腺功能正常者，口服或静脉法所测第 2 次摄 ^{131}I 率与第 1 次比较均无明显下降。

（四）临床意义

甲状腺内有机化缺陷的患者，口服过氯酸钾或静脉注射过氯酸钠后摄 ^{131}I 率较服药或注射前明显下降，为阳性反应。此实验对某些甲状腺疾病，如耳聋甲状腺肿综合征的诊断具有一定的价值。后者由于碘化酪氨酸耦联缺陷所致。碘化物所致甲状腺肿患者本实验阳性。甲状腺功能亢进症患者服用硫氧嘧啶类药物或接受 ^{131}I 治疗后，有时也可呈阳性反应。慢性淋巴细胞性甲状腺炎由于甲状腺摄取的碘化物与酪氨酸结合有障碍，过氯酸钾排泌试验常显示阳性反应。

九、甲状腺闪烁扫描

（一）概述

甲状腺能选择性地吸聚碘化物，后者可放射出 γ 射线。应用扫描机可测出 ^{131}I 在甲状腺内分布情况，可得到甲状腺闪烁图。根据图形的变化，对某些甲状腺疾病及甲状腺部位肿块的诊断具有一定价值。此外，尚可发现身体其他部位具有吸 γ 功能的甲状腺组织。甲状腺显像应用的示踪剂除 γ 外，还可用 ^{123}I、^{99}mTc 等。用高锝酸钠做甲状腺扫描，所得的扫描图较用 ^{131}I 扫描清晰。

（二）正常图像

正常甲状腺闪烁图呈蝴蝶状，分左右两叶，右叶高于左叶，两叶之间有一峡部相连，峡部较薄。但甲状腺的形状变异很大，尤其是在峡部，可由看不见的很宽厚的程度。正常情况下，甲状腺内放射性分布是均匀的。

(三）临床意义

1. 根据甲状腺结节有无吸收 ^{131}I 功能，鉴别甲状腺结节的性质

可通过扫描加以区别，一般分为三大类。

(1) 热结节：结节摄 ^{131}I 功能，但绝大多数为良性，较少数有癌变者。热结节常见于自主性功能亢进性腺瘤。在扫描图上只看到一个热结节，其周围甲状腺组织无摄取 ^{131}I 功能而不显示。这是由于功能亢进性腺瘤分泌大量的甲状腺激素，抑制腺垂体 TSH 的释放。使腺瘤周围组织发生萎缩而失去 ^{131}I 功能。在注射外源性 TSH 后，其周围组织摄 ^{131}I 功能可以恢复，甲状腺轮廓可重新显现。有时功能亢进性腺瘤分泌甲状腺激素不很多，不能完全抑制周围正常组织的摄 ^{131}I 功能。在扫描图上可以有不同程度的显示，如在给予甲状腺素一个时期后再做扫描，则只有结节具有摄 ^{131}I 功能，其图形不变，而周围组织由于摄 ^{131}I 功能被抑制，故不再显示。

(2) 温结节：结节与周围甲状腺组织摄 ^{131}I 功能相同或几乎相同，通常为甲状腺内良性肿瘤。

(3) 冷结节：结节无摄 ^{131}I 功能，或摄 ^{131}I 功能低于周围中状腺组织，称为冷结节。结节可分为血块、囊肿、钙化、纤维化、坏死、功能低下的腺瘤癌肿。如：结节为多发性的，边界清楚，以良性机会较大。若为单一性的冷结节与周围组织的分界不十分清楚，应怀疑恶性可能，通常恶性肿瘤无摄 ^{131}I 功能。

2. 甲状腺大小和形态的观察

根据扫描所得的甲状腺面积可算出甲状腺重量，以决定 ^{131}I 治疗剂量，还可用扫描观察术后甲状腺组织的形态。舌下甲状腺、脑脊后甲状腺均可应用扫描做出诊断。故为分化的甲状腺癌特别是滤泡型，尚有一定的摄 ^{131}I 功能，如癌肿转移至身体其他部位，可在转移显示出有效的放射性浓度，有助于诊断及定位。

十、基础代谢率

（一）概述

在维持机体基本生理活动（即血液循环、呼吸及恒定的体温）时，每小时单位体表面积最低耗热量减去标准消耗热量，其差值与标准耗热量之百分比，称为BMR。测试前一天晚餐不宜过饱、夜间应有充足睡眠、测试日禁早餐，利用BMR测定器进，行测定。如无BMR测定器设备时，也可利用测定患者的脉率、血压，并选用下列公式之一进行计算。如取以下4种公式结果的平均值，则更为可靠。

(1) BMR％＝（脉率＋脉压差）－111(Gale)

(2) BMR％＝0.75×(脉率＋脉压差×0.74)－72(Read)

(3) BMR％＝0.75×(脉率＋脉压差)－72(Lohle)

(4) BMR％＝1.28×(脉率＋脉压差)－116(Kosa)

正常值：－10％～＋15％

(二)临床意义

1. BMR 增高

(1) 约 95% 甲状腺功能亢进者 BMR 增高,其增高程度与病情轻重相一致。

(2) 妊娠、发热、心肺功能不全、嗜铬细胞瘤、肾上腺皮质功能亢进症、白血病、恶性肿瘤等也都有不同程度的增高。

2. BMR 减低

(1) 甲状腺功能减退症:BMR 多介于 -20%~-40%,下降程度往往与病情严重程度成比例。

(2) 恶病质、神经性食欲缺乏、禁食、肾上腺皮质减退症也可不同程度的降低。

BMR 不受含碘食物、药物及 TBG 浓度和结合力的影响,如能除外环境、技术、生理、病理等因素的影响,则对判断甲状腺功能亢进病情轻重和观察治疗效果有一定参考价值。

十一、肾小管对磷重吸收率

(一)概述

甲状旁腺激素有促进尿磷排泄的作用,其原理主要是抑制肾小管对磷的重吸收而不增加肾小球滤过的磷量;在甲状旁腺功能亢进时,肾小管对滤过磷的重吸收率减少,故肾小管重吸收磷的百分率的测定对诊断甲状旁腺功能亢进症具有一定的价值,但只有当肾小球滤过率正常时才有意义。

(二)试验方法

晨起患者排空尿液,记录时间,随后饮水数杯,以保证以后 2h 内有较多的尿液排泄。1h 后采血测血磷和肌酐,在第 1 次排空尿液后 2h,患者再排空尿液并记录时间、尿量,测尿磷及肌酐浓度。

尿磷及尿肌酐浓度乘以尿量等于 2h 内尿磷及尿肌酐排泄量。此排泄量除以收集尿液的正确时间即得出单位时间内磷及肌酐排泄率 (mg/min)。有肌酐排泄率 (mg/min) 和血清肌酐浓度 (mg/ml) 比率,即得出肌酐廓清率 (ml/min),后者可代表肾小球滤过率。血磷浓度 (mg/ml) 乘以肌酐廓清率即可得出肾小球滤过磷 (mg/min),肾小球滤过磷与尿磷排泄率之差即为每分钟肾小管重吸收磷。肾小管重吸收磷和肾小球滤过磷比率即等于肾小管重吸收磷百分率。后者反映甲状旁腺激素 (PTH) 对肾脏的影响。

上述计算法可演算如下:

尿磷排泄率 (mg/min) = 尿磷浓度 (mg/ml) × 尿量 (ml)/ 时间 (120min)

尿肌酐排泄率 (mg/min) = 尿肌酐浓度 (mg/ml) × 尿量 (ml)/ 时间 (120min)

肌酐廓清除率 (ml/min) = 尿肌酐排泄率 (mg/min)/ 血肌酐浓度 (mg/ml)

肾小球滤过磷 (mg/min) = 血磷浓度 (mg/ml) × 肌酐廓清率 (ml/min)

肾小管重吸收磷 (mg/min) = 肾小球滤过磷 (mg/min) − 尿磷排泄率 (mg/min)

肾小管重吸收磷百分率＝(肾小管重吸收磷/肾小球滤过磷)×100％

(三) 正常值

肾小管重吸收磷百分率为 (90.7±3.4)％，范围介于 84％～96％。

(四) 临床意义

甲状旁腺功能亢进症患者肾小管重吸收磷百分率下降，平均值约为 79％，范围介于 76％～83％。在手术治疗后肾小管重吸收磷百分率上升至平均值为 94％，范围 91％～99％，证明有暂时性的功能性甲状旁腺功能不全。

十二、磷廓清率

(一) 概述

本试验用于诊断甲状旁腺功能减退症。因磷廓清率的计算优于肾小管重吸收磷百分率。正常人肾小管对滤过磷的重吸收可达 95％，甲状旁腺功能减退症患者的磷重吸收率即使再高些，与正常人的区别也不大，而采用磷廓清计算时正常人与甲状旁腺功能减退症者的区别较为明显。

(二) 试验方法

同肾小管重吸收磷百分率方法，并按下列公式求出磷廓清率：

磷廓清率 (ml/min) ＝尿磷排泄率 (mg/min)/ 血磷浓度 (mg/ml)

(三) 正常值

平均值为 (10.8±2.7)ml/min，范围为 6.3～15.5ml/min。

(四) 临床意义

(1) 甲状旁腺功能亢进症患者磷廓清率可增至 16～40ml/min。

(2) 甲状旁腺功能减退症患者磷廓清率可减少至 1.7～7.3ml/min，平均为 5ml/min。

十三、钙耐量试验

(一) 概述

血清钙含量直接影响甲状旁腺功能，血钙骤然升高时，对正常的甲状旁腺有抑制作用，甲状旁腺激素分泌减少，于是尿磷排泄量降低，血磷增高；而对甲状旁腺功能紊乱者，血钙的增高不引起上述的正常反应。

(二) 试验方法

连续 3 天，给患者进相同饮食，上午 8：00 早餐后，收集第 2 天 (从第 2 天上午 8：00 至第 3 天上午 8：00 早餐前) 及第 3 天 (时间间隔同上) 的尿液，分别测尿钙及尿磷含量。第 4 天，早餐后 1h，静脉滴注生理盐水 500ml，在盐水内加入 10％葡萄糖酸钙溶液，用量为钙 15mg/kg，滴注历时 4h，在滴注时患者进食午餐如常，滴注开始前、滴注中途 (即滴注 2h 后)、滴注完毕、滴注完毕后 4h，以及开始滴注后 24h，分别抽血测血钙、血磷。

(三) 正常值

甲状旁腺功能正常者在滴注钙盐后，血磷明显增高，尿磷显著减少。

(四) 临床意义

(1) 甲状旁腺功能亢进症患者，如由腺瘤引起者，可分泌大量的甲状旁腺激素。不受或甚少受血钙增高的抑制作用，故血磷增高及尿磷的减少不如正常人显著。

(2) 甲状旁腺功能减退者由于缺乏具有功能的甲状旁腺组织，因而高血钙对血磷浓度及尿磷排量不引起如正常人样的变化，部分患者尿磷排量反而增加。

第二节 糖尿病

一、概述

糖尿病是一种常见病、多发病，是因胰岛素分泌绝对或相对不足，引起葡萄糖、脂肪、蛋白质和水、电解质、酸碱平衡等失调的代谢性疾病。临床上可分为胰岛素依赖型(1 型，青少年)和非胰岛素依赖型(2 型，成年型)两种。可引起多系统损害，导致眼、肾、神经、心脏、血管等组织器官进行性病变，功能减退及衰竭。

二、病因

病因尚不完全明了。一般为与遗传、环境及免疫等因素有关。胰岛素由胰岛 B 细胞合成和分泌，经血循环到达体内各组织器官的靶细胞，与特异受体结合并引发细胞内物质代谢效应，在整个过程中任何一个环节发生异常均可导致糖尿病的发生。

三、临床表现

(一) 代谢紊乱症状群

血糖升高后因渗透性利尿引起多尿，继而口渴多饮；外周组织对高血糖的利用障碍，脂肪分解增多，蛋白质代谢负平衡，渐见乏力、消瘦，儿童生长发育受阻；为了补偿损失的糖，维持机体活动，患者常易饥，多食，故糖尿病的临床表现常被描述为"三多一少"即多尿、多饮、多食和体重减轻。可有皮肤瘙痒，尤其是外阴瘙痒、血糖升高较快时可使眼房水、晶体渗透压改变而引起屈光改变致视力模糊。

(二) 并发症和伴发病

糖尿病患者常发生疖、痈等皮肤化脓性感染，可反复发生，有时可引起败血症或脓毒血症，皮肤真菌感染、体癣也常见。真菌性阴道炎病、巴氏腺炎为女性患者常见的并发症，多为念珠菌感染所致。糖尿病合并肺结核的发生率较非糖尿病患者高，病灶多呈渗出干酪性，易扩散，形成空洞。肾盂肾炎和膀胱炎多见于女性患者，反复发作可转为慢性。

糖尿病的慢性并发症可遍及全身各重要器官，发病机制极其复杂，尚未完全阐明，与遗传易感性、胰岛素抵抗、高血糖、氧化应激等多方面因素影响有关。其中以大血管病变(如动脉粥样硬化侵犯主动脉、冠状动脉、脑动脉、肾动脉和肢体外周动脉等)引起出血性和缺血性脑血管病、肾动脉硬化等。微血管病变：微血管是指微小动脉和微小静脉之间管腔直径在100以下的毛细血管及微血管网，其中以糖尿病肾病和视网膜病变为重要。

此外，还可影响胃肠、心血管、泌尿生殖系统，出现尿失禁、尿潴留、阳痿等；还可以出现糖尿病足，引起足部溃疡，糖尿病是截肢、致残的主要原因。皮肤病变也很常见。

四、检验诊断

(一) 尿糖测定

胰岛素依赖型患者尿糖可持续阳性，餐后更加明显，非胰岛素依赖型尿糖可以阴性，或仅在餐后阳性。有的患者肾阈增高，即使血糖较高，尿糖仍可阴性。

(二) 尿液其他检验

尿密度增高，可达 1.030～1.040 以上，与尿中糖含量成正比。尿蛋白一般为阴性，但在并发肾小球硬化或尿路感染时可阳性。尿中可见红细胞、白细胞及管型。

(三) 血糖测定

空腹血糖 ≥ 7.0mmol/L，可确诊为糖尿病，若多次测定低于 5.6mmol/L，则可排除糖尿病。

(四) 餐后 2h 血糖测定

餐后 2h 血糖若 ≥ 11.0mmol/L，可以确诊，< 7.8mmol/L 者可以排除糖尿病，此测定对胰岛素依赖型患者意义较大。

(五) 葡萄糖耐量试验

疑似为糖尿病，而空腹或餐后血糖高于正常，但又未达到肯定诊断水平的患者需做本实验。一次口服一定量的葡萄糖，24h 后如测得血糖 ≥ 11.0mmol/L，尿糖阳性时间较长，高血糖持续时间较久者，可诊断为糖尿病。若血糖 < 7.0mmol/L、尿糖阴性，则可排除糖尿病。

(六) 糖化血红蛋白测定

糖尿病患者升高，高血糖特别是血糖和尿糖波动较大的患者，用本实验来诊断或监测病情的发展有独特的临床意义。未控制者升高,被控制者减低。

(七) 糖化红细胞膜蛋白

非糖尿病患者糖化红细胞膜蛋白为 (67.13±4.65)μmol/L(果糖),糖尿病患者的红细胞膜蛋白和红细胞膜蛋白总量均升高。

(八) 果糖胺测定

糖尿病患者血清果糖胺明显升高,本指标可很好地判断糖尿病被控制的程度。

(九) 胰岛素和胰岛素释放试验

血浆胰岛素测定,胰岛素依赖型患者血浆胰岛素降低,非胰岛素依赖型患者则升高,本法有助于鉴别糖尿病两大类型。

(十) C 肽释放试验

血 C 肽测定:胰岛素依赖型患者口服葡萄糖后,血清 C 肽低于正常,非胰岛素依赖型患者则与胰岛素反应一致,高峰出现迟缓,下降也慢。尿 C 肽测定:胰岛素依赖型可明显下降至 11pg/L,非胰岛素依赖型患者降低不明显。

(十一) 血脂检查

病情未控制时,血脂及脂蛋白升高,以三酸甘油升高为主,胆固醇升高次之,高脂蛋白血症常以Ⅲ型为主,Ⅱ型次之。

(十二) 肾功检查

糖尿病伴肾病患者,除尿中有管型外,血尿素氮、肌酐及其他肾功检查异常。

(十三) 血乳酸测定

用于诊断糖尿病乳酸中毒患者。

(十四) 有关病因和发病机制的检查

GAD65 抗体、IAA 及 IA-2 抗体的联合检测、胰岛素敏感性检查、基因分析等。

五、诊断与鉴别诊断

(一) 诊断

(1) 三多一少症状。

(2) 以糖尿病的并发症首诊的患者;原因不明的酸中毒、失水、昏迷、休克;反复发作的皮肤疖或痈、真菌性阴道炎、结核病等;血脂异常、高血压、冠心病、脑卒中、肾病、视网膜病、周围神经炎、下肢坏疽及其他代谢综合征。

(二) 鉴别诊断

注意其他原因所致的尿糖阳性,肾性糖尿因肾糖阈降低所致,尿糖阳性,但血糖及口服葡萄糖耐量试验 (OGTT) 正常。某些非高血糖的糖尿,如:果糖、乳糖、半乳糖尿,用班氏试剂检测呈阳性，用葡萄糖氧化酶试剂检测呈阴性反应。

甲状腺功能亢进症、肾空肠吻合术后，因糖类在肠道吸收快，可引起进食后 1/2～1h 血糖过高，出现糖尿，但空腹血糖 (FPG) 和 2h 血糖 (PG) 正常。弥散性肝病患者，葡萄糖转化为肝糖原功能减弱，肝糖原储存减少，进食后 1/2～1h 血糖过高，出现糖尿，但 FPG 偏低，餐后 2～3h 血糖正常或低于正常。急性应激状态时胰岛素拮抗激素（如肾上腺素、促肾上腺皮质激素、肾上腺皮质激素和生长激素）分泌增加，可使糖耐量减低，出现一过性血糖升高，尿糖阳性，应激过后可恢复正常。

第三节　肥胖症

一、概述

肥胖症是指体内脂肪堆积过多或分布异常，体重增加，包括遗传和环境因素在内的多种因素相互作用所引起的慢性代谢性疾病。肥胖症可以被认为是一种营养过程所造成的营养不良疾病，也可以认为是一种能量代谢紊乱的疾病，其病因和发病机制是复杂的，尚未完全澄清。但进食过多，饮食所含热量超过机体的需要，多余的营养物质以脂肪形式储存起来，使机体脂肪增多、脂肪组织增生，为肥胖症的直接起因。

二、病因

肥胖症是一组异质性疾病，病因未明，被认为是包括遗传和环境因素在内的多种因素相互作用的结果。脂肪的积累是由于摄入的能量超过消耗的能量，即多食或消耗减少，或两者兼有，均可引起肥胖。环境因素中主要是饮食和体力衰竭，坐位生活方式，体育运动少，体力活动不足使消耗减少，从而引起肥胖症。

三、临床表现

肥胖症可见于任何年龄，女性较为多见，多有进食过多或运动不足史，尚有肥胖家族史。轻度肥胖症多无症状。中度肥胖症可引起气急、关节痛、肌肉酸痛、体力活动减少及焦虑、忧郁等。临床上，肥胖症、血脂异常、脂肪肝、高血压、冠心病、糖耐量异常或糖尿病等疾病同时发生，并伴有高胰岛素血症即代谢综合征。此外，还可以伴有高尿酸血症和痛风、骨关节病、静脉血栓、生育功能受损及某些癌肿（如女性乳腺癌、子宫内膜癌，男性前列腺癌、结肠、直肠癌等）。

四、检验诊断

（一）血糖和糖耐量曲线

多数人空腹血糖正常，饭后 2h 血糖正常或偏低，糖耐量曲线在进糖后 0.5～1h 血糖峰值偏高，而3～4h反而出现反应性低血糖；另一部分患者是空腹血糖高，糖耐量试验呈糖尿病曲线。因此，可以认为肥胖症是糖尿病的前兆。

（二）血脂

胆固醇、三酰甘油高于正常。

（三）蛋白质

一般在正常范围内。

（四）胰岛素

胰岛素水平低于高水平，在口服葡萄糖耐量试验中随血糖升高，胰岛素水平也升高，血糖降至正常，胰岛素水平也降至正常。

（五）肾上腺皮质激素水平

血皮质醇水平增高，而尿中17-OH、17-KS水平高于正常，说明患者在某种程度上肾上腺皮质功能亢进。

（六）生长激素

甲状腺激素、性腺激素：生长激素水平低下，甲状腺功能正常，性腺激素水平无显著变化。

五、诊断与鉴别诊断

（一）诊断

以体重指数 (BMI) 值 ≥ 24 为超重，≥ 28 为肥胖，男性腰围 ≥ 85cm 和女性腰围 ≥ 80cm 为腹型肥胖，用 CT 或 MRI 扫描腹部第 4、5 腰椎间水平面计算内脏脂肪面积时，以腹内脂肪面积 ≥ 100cm^2 作为判断腹内脂肪增多切点。

（二）鉴别诊断

主要与继发性肥胖症相鉴别，如库欣综合征、原发性甲状腺功能减退症、下丘脑性肥胖、多囊卵巢综合征等相鉴别。

第四节 骨质疏松症

一、概述

骨质疏松症 (OP) 是一种以骨量降低和骨组织微结构破坏为特征，导致骨脆性增加和易于骨折的代谢性骨病。按病因可分为原发性和继发性两类。继发性 OP 的原发病因明确，常由内分泌代谢疾病（如性腺功能减退症、甲亢、甲旁亢、库欣综合征、Ⅰ型糖尿病等）或全身性疾病引起。Ⅰ型原发性 OP 即绝经后的骨质疏松症，发生于绝经后女性。Ⅱ型原发性 OP 即老年性 OP，见于老年人。

二、病因

主要有内分泌功能紊乱：如性腺功能减退症、肾上腺皮质功能亢进症、长期应用皮质类固醇药品、甲状腺功能亢进症、肢端肥大症。营养不良：如钙缺乏与吸收不良综合征、蛋白质缺乏、坏血病等。特发性：如绝经后骨质疏松、老年性骨质疏松、幼年性骨质疏松。另外，遗传因素影响结缔组织，如成骨不全症、尿胱氨酸血症等。

三、临床表现

（一）骨痛和肌无力

轻者无症状，仅在 X 线片或骨质密度 (BMD) 测量时发现。轻者常诉腰痛、乏力或全身骨痛。有时疼痛加重，有畸形或骨折阳性体征。

（二）骨折

常因轻微活动、创伤、弯腰、负重挤压或摔倒后发生骨折。多发部位为脊柱、髋部和前臂，其他部位也可发生。

（三）并发症

驼背和胸廓畸形者常伴有胸闷、气短、呼吸困难，甚至发绀等表现。肺活量、肺最大换气量和心输血量下降，常易并发上呼吸道感染和肺部感染。

四、检验诊断

(1) 骨质疏松无生化异常，但由于长期不活动导致快速骨脱钙（高尿钙），血钙可不正常，血磷在服用皮质醇时降低，而在肢端肥大症时升高，AKP 在新近骨折时可升高。

(2) 甲状腺功能亢进时以及类固醇激发的骨质疏松时，尿钙也可增高。

(3) 血细胞因子测定：IL-2 降低，IL-18、IL-32 升高。

五、诊断与鉴别诊断

（一）诊断

诊断线索：

(1) 绝经后双侧卵巢功能切除后的女性。

(2) 不明原因的慢性腰背疼痛。

(3) 身材变矮或脊椎畸形。

(4) 脆性骨折史或脆性骨折家族史。

(5) 存在各种 OP 危险因素，如高龄、吸烟、制动低体重、长期卧床、服用糖皮质激素等。根据体征、X线摄片或BMD测定，结合CT或MRI扫描，其诊断并不困难。

（二）鉴别诊断

(1) 老年性OP与PMOP鉴别：在排除继发性OP后，老年女性患者要考虑PMOP、老年性OP或两者合并存在的可能，可根据既往病史，BMD和骨代谢生化指标结果予以鉴别。

(2) 内分泌性OP：根据需要，选择必要的生化或特殊检查逐一排除。甲旁亢者的骨骼改变主要为纤维囊性骨炎，早期可仅表现为低骨量或OP，测定血PTH、血钙和血磷一般可予鉴别。如仍有困难可行特殊影像学检查或动态试验。其他内分泌疾病均因本身的原发病表现较为明显，鉴别不难。

(3) 血液系统疾病：血液系统肿瘤的骨损伤有时可酷似原发性OP或甲旁亢，此时有赖于血PTH、PTH相关蛋白(PTHrp)和肿瘤特异性标志物测定进行鉴别。

(4) 原发性或转移性骨肿瘤：转移性骨肿瘤（如肺癌、前列腺癌、胃肠癌等）或原发性骨肿瘤（如多发性骨髓瘤、骨肉瘤和软骨肉瘤等）的早期表现可酷似OP。当临床高度怀疑为骨肿瘤时，可借助骨扫描或MRI扫描明确诊断。

(5) 结缔组织病：成骨不全的骨损害特征是骨脆性增加，多数是由于Ⅰ型胶原基因突变所致，临床表现依缺陷的类型和程度而异，轻者可仅表现OP而无明显骨折，必要时可借助影像学检查或Ⅰ型胶原基因突变分析予以鉴别。

(6) 其他继发性OP：如原发性甲旁亢、原发性甲旁减、肾性骨病、类固醇性骨质疏松症、佝偻病或骨软化等可以根据临床表现和实验室系列性生化检查予以鉴别。

第七章 妇科疾病及临床检验

第一节 细菌性阴道病

一、疾病概述

细菌性阴道病(BV)为阴道内正常菌群失调所致的一种混合感染,但临床及病理特征无炎症改变。在性活跃的妇女中发病率远远高于正常人群。对于具有阴道菌群失调而无症状者,称为无症状细菌性阴道病。

(一)病因与发病机制

细菌性阴道病是正常寄生在阴道内的细菌生态平衡(菌群)失调所致的一种混合感染。生理情况下,阴道内有各种厌氧菌及需氧菌,其中以产生过氧化氢的乳杆菌占优势。细菌性阴道病时,阴道内乳杆菌减少而其他细菌大量繁殖,主要有加德纳菌、厌氧菌(普雷沃菌属、动弯杆菌、紫单胞菌、类杆菌、消化链球菌等),部分患者可合并入型支原体感染,其中以厌氧菌居多,其数量可增加100~1000倍。厌氧菌繁殖的同时可产生胺类物质,碱化阴道环境,使阴道分泌物增多并有特殊臭味。BV相关病原体还可使阴道分泌物中唾液酸酶、胶原酶等物质活性增高。促使阴道菌群发生变化的原因仍不清楚,可能与频繁性交、性伴侣数目、阴道灌洗、或妇科手术有关。

(二)临床表现

10%~40%患者无临床症状,有症状者的主要表现为阴道分泌物增多,有鱼腥臭味,可伴有轻度外阴瘙痒或烧灼感。分泌物呈灰白色,均匀一致,稀薄,分泌物容易从阴道壁拭去,阴道黏膜无充血等炎症表现。

BV不仅引起阴道感染,还与盆腔炎、流产、早产、胎膜早破、不孕、不育、妇产科手术后感染、新生儿感染和产褥感染等的发生有关。

(三)诊断与鉴别诊断

1983年,Amsel等提出BV诊断的4项标准,即:

(1) 匀质、稀薄、白色阴道分泌物,常黏附于阴道壁。

(2) 阴道分泌物pH>4.5。

(3) 胺臭味试验阳性。

(4) 线索细胞阳性。

以上有3项符合即可诊断BV。

该病应与滴虫性阴道炎、外阴阴道假丝酵母菌病相鉴别，通过典型的白带及相应的病原体检测，多能确诊。

目前对细菌性阴道病的实验室诊断，主要采用阴道分泌物的细菌学检验、免疫学试验、现代分子生物学技术和细菌代谢产物测定等方法。

1. 阴道分泌物检查

(1) 检查方法

1) 阴道菌群检查：取阴道分泌物涂片做革兰染色，在显微镜下观察革兰阳性杆菌和革兰阴性菌的比例。①直接判断：阴道分泌物中只有乳杆菌，每视野在6～30个，阴道加德纳菌未见或仅见少许，为BV阴性；阴道分泌物中混合有多种菌群，包括阴道加德纳菌和其他革兰阴性或阳性杆菌，而乳杆菌无或每视野少于5个，属BV阳性；②评分后判断：1983年Spiehel等根据显微镜下细菌形态的不同，制定了一个评分标准，判断标准以每个油镜视野平均的乳杆菌的数量而定。每油镜视野乳杆菌的菌数≤1个为1＋、1～5个为2＋、6～30个为3＋、>30个为4＋。正常阴道分泌物乳杆菌为3＋～4＋，无或少许阴道加德纳菌；BV患者阴道分泌物乳杆菌为1＋～2＋，含有大量阴道加德纳菌和其他革兰阴性或阳性杆菌。

2) 线索细胞检查：BV患者阴道分泌物中阴道加德纳菌、类杆菌和革兰阳性球菌等一种或几种细菌大量增多，黏附在上皮细胞表面，使细胞溶解，边缘呈锯齿状模糊不清，形成BV所特有的线索细胞。其检查方法为在洁净玻片加一滴生理盐水，将阴道分泌物与生理盐水混匀，加上盖玻片后，显微镜检查，在高倍镜下观察到阴道鳞状上皮细胞表面覆许多球杆菌和球菌，使上皮细胞表面毛糙或有细小的颗粒，好像撒上了一层面粉，即为线索细胞阳性。

3) 阴道分泌物16SrDNA序列分析：提取阴道分泌物标本中的总DNA，针对细菌16SrDNA保守区设计通用引物进行PCR扩增、克隆、测序，将获得的16SrDNA序列与美国国立生物技术信息中心(NCBI)数据库中的发表序列进行比对，分析克隆群中细菌种类和比例。比对结果显示>98%的同源性表明分泌物中存在BV感染相关病原菌。

4) 基因芯片技术：将BV感染相关病原菌的特征性基因片段(靶基因)或寡核苷酸作为检测探针固定于载体上制成芯片，将从患者阴道分泌物中提取的总DNA或RNA经扩增、标记荧光后与芯片进行杂交，杂交信号由扫描仪扫描，再经计算机分析，判断结果。

(2) 临床诊断意义及评价

1) 正常阴道菌群以乳杆菌占优势，为革兰阳性大杆菌，末端钝圆或平齐，单个、链状或栅状排列，细菌性阴道病时乳杆菌减少或消失，以阴道加德纳菌和类杆菌为主的革兰阴性或染色不定的小杆菌、球杆菌或弯曲杆菌增多。阴道分泌物涂片检查可为BV的诊断提供参考。

2) 线索细胞是BV的必然产物，是诊断BV的主要指标。

3) 健康妇女和 BV 患者阴道分泌物菌群种类有较大区别，BV 患者在治疗前用 16SrDNA 序列分析进行阴道分泌物菌群检测可避免盲目用药，有较大的临床意义。

4) 基因芯片技术具有高度平行性、多样性、微型性和自动化的特点。虽然基因芯片检测技术还有许多问题亟待解决，如提高芯片的特异性、简化样品制备和标记程序、增加信号检测的灵敏度等。但基因芯片作为一种先进的、大规模的、高通量的检测技术，将在早期诊断和个性化诊断方面有巨大的应用前景。

2. BV 患者优势菌群检查

(1) 检查方法

1) 阴道加德纳菌分离鉴定：①分离培养：阴道加德纳菌在普通培养基上不生长，将阴道分泌物分区划线接种于血平板或巧克力琼脂上生长，37℃需氧环境中培养 24~48 小时，观察细菌生长情况；②阴道加德纳菌的鉴定：阴道加德纳菌在血平板或巧克力琼脂上为灰白色，细小半透明的菌落；在羊血琼脂培养基上不溶血，在人或兔血琼脂培养基上出现溶血环；氧化酶及过氧化氢酶阴性；葡萄糖、麦芽糖、糊精阳性；甘露醇、山梨醇阴性。

2) 阴道加德纳菌免疫荧光检测：吖啶橙染色免疫荧光检测法是一种较为理想的检测手段，吖啶橙是一种具有异染性染料，根据病原体 DNA 或 RNA 对吖啶橙染料的吸附方式不同所放射的荧光也不同来检测，阴道加德纳菌侵袭的靶目标为上皮细胞聚集，当吖啶橙染色后在荧光照射下，发射出橘红色荧光，能清晰地检测出加德纳菌在上皮细胞上的聚集现象。利用荧光显微镜观察结果，在上皮细胞中发现成堆橘黄色细小杆菌为阳性。

3) 荧光定量 PCR 检测：①绘制荧光定量 PCR 标准曲线：提取 GV 标准菌株的基因组 DNA，与质粒载体进行连接反应，筛选后提取重组质粒测序鉴定，紫外分光光度计测定核酸浓度，确定拷贝数，连续稀释后检测得到的 CT 值与样品浓度绘制荧光定量 PCR 标准曲线；②荧光定量 PCR 分析：配制荧光定量 PCR 反应体系，设置合适的循环参数进行 PCR 扩增、检测溶解曲线；③荧光定量 PCR 结果计算：调节基线至适宜处，各荧光曲线与基线的交叉点即 Ct 值，根据标准曲线上的浓度和 Ct 值的对应关系，可求出各待测标本的初始浓度。

(2) 临床诊断意义及评价

1) BV 是阴道中乳杆菌与其他多种菌群间的平衡失调所致，因此对单一种类细菌的分离培养在 BV 诊断中的价值受到限制。由于阴道加德纳菌可在 95% 的 BV 妇女中被分离到，所以曾一度认为该菌就是 BV 的病原菌，但后来的研究发现，在无 BV 症状的正常妇女中，该菌培养阳性率可达 36%~55%。因此，单独检测阴道加德纳菌不再是诊断 BV 的指标，但阴道加德纳菌协同纤毛菌属、普氏菌属特别是阴道阿托波菌的出现更能反映阴道微生态的异常状况。此外，阴道分泌物中未检出阴道加德纳菌也有助于排除 BV 的诊断。

2) 荧光定量 PCR 协同检测阴道加德纳菌和阴道阿托故氏菌是对 BV 的诊断有较高的价值，当诊断标准定为阴道加德纳菌 DNA 水平 ≥ 10^9 拷贝/ml、阴道阿托波氏菌 DNA 水平≥10^8拷贝/ml 时，诊断 BV 的敏感性为 95%，特异性为 99%，阴性预测值为 99%，阳性预测值为 95%。目前一些机构已经将此检测方法列为 BV 诊断的"金标准"。

3. 微生物代谢产物测定

(1) 阴道 pH 测定：BV 患者阴道生态系统紊乱，造成厌氧菌大量繁殖，将产生丁二胺、三甲胺等氨类物质，使 pH 升高，碱化阴道环境。

1) 检测方法：用无菌棉拭子取出阴道分泌物，与 pH 范围为 3.8～6.0 的精密 pH 试纸直接接触，与标准 pH 比色带比较得出阴道分泌物的 pH。

2) 结果评价：正常成人阴道分泌物 pH4.0 左右，BV 时 pH > 4.5，通常为 4.7～5.7，多为 5.0～5.5。

(2) 胺试验：阴道加德纳菌能产生高浓度的丙酮酸和氨基酸，被阴道厌氧菌脱羧生成胺，在碱性环境中形成挥发性氨而逸出。

1) 检查方法：将阴道分泌物滴于玻片上，加 1～2 滴 10% KOH，闻到氨味或鱼腥样气味，为胺试验阳性。

2) 临床诊断意义及评价：胺试验阳性为诊断 BV 的主要指标之一，但该试验要求大量的阴道分泌物，检测敏感性较低。

(3) 气-液相色谱分析法检测酸碱代谢产物：1980 年 Spiegel 等用气-液相色谱法分析阴道分泌物中不易挥发的脂肪酸。此法需要特殊仪器装置，尚未在临床广泛应用。

(4) 唾液酸酶检测：研究证实，阴道分泌物中唾液酸酶活性与 BV 之间存在一定的量的关系。BV 患者阴道中的优势菌，如普雷沃菌、类杆菌等能产生大量的唾液酸酶。BV 患者阴道分泌物中唾液酸酶的含量明显高于其他妇女。

BV 蓝是一种临床使用较为广泛的唾液酸酶活性检测试剂，主要含有细菌唾液酸酶专性可生色底物 IBX4041，当含有 IBX4041 的溶液和细菌唾液酸酶接触时，会产生化学反应，依据加入足量酶后底物出现颜色不同而判断。

此外，还有多种市售的试剂盒用于唾液酸苷酶快速检测。

1) 检查方法：将阴道分泌物浸入测试管溶液中，于 37℃保温 10 分钟，加入 1～2 滴显色液，3 分钟观察结果，黄色为阴性，绿色至蓝色为阳性。

2) 临床诊断意义及评价：唾液酸酶法与 Amsel 标准具有很高的一致性，而且具有简单、快速、结果易判读，特异性强，设备简单，可批量操作等优点，适用于门诊患者作为细菌性阴道病筛查和治疗效果的监测。为临床医生对相关疾病进行诊断和治疗提供了快速、准确的实验室检查结果。

(5) 脯氨酸氨肽酶法：BV 患者阴道中的优势菌，如阴道加德纳菌和弯杆菌能产生脯氨酸氨肽酶，检测阴道分泌物中此酶含量可以辅助诊断细菌性阴道病。

1) 检查方法：用 ELISA 方法检测，检测产物为 β-萘胺，通过显色剂判断结果：以黄色为阳性结果，无色为阴性。

2) 临床诊断意义及评价：①BV 患者阴道分泌物中脯氨酸氨肽酶活性高于正常妇女；

②体外试验证实多种细菌、真菌和阴道毛滴虫也能产生脯氨酸氨肽酶，故该法特异性较差。

(6) BV 联合测定试剂盒：BV 三联法 (过氧化氢 - 唾液酸苷酶 Nacase- 白细胞酯酶 LE 三联法)。

1) 过氧化氢 (H_2O_2，阴道乳酸杆菌的标志物)：阴道液中过氧化氢经过氧化物酶作用，释放出新生态氧，后者在 4- 氨基安替比林存在下，使 3，5- 二氯二羟基苯磺酸氧化呈红色或紫色。反应结果显蓝色为异常，H_2O_2 浓度 < 2μmol/L，显红色或紫色为正常，H_2O_2 浓度 > 2μmol/L。

2) 唾液酸苷酶 NAcase(加德纳菌、游动弯曲杆菌等 BV 致病菌的标志物)：唾液酸苷酶水解 5- 溴 -4- 氯 -3- 吲哚神经氨酸，释放出溴吲哚基遇重氮盐起反应呈红色或紫色为阳性，不显色为阴性。

3) 白细胞脂酶 LE(炎性细胞的标志物)：白细胞脂酶水解 5- 溴 -4- 氯 -3- 吲哚乙酸盐，释放出溴吲哚基，后者在氧的条件下显蓝色或绿色为阳性，不显色为正常。

①检查方法：用 0.5ml 专用稀释液稀释取得的阴道分泌物，在 BV 三项反应装置中的 3 个反应孔中各加 1 滴稀释后的阴道分泌物，再在唾液酸苷酶反应孔内加 1 滴唾液酸苷酶显色液，置 35℃水浴箱上反应 15 分钟后观察结果。

②临床诊断意义及评价：细菌性阴道病快速三联检测法具有符合率较高，敏感性高，检测速度快、操作简便，受主观因素影响少，可尝试替代传统方法。适用于门诊患者的 BV 快速检测，是值得推广的检测细菌性阴道病 (BV) 的一个较好的方法。另外，还有在三联检测法基础上发展而来的四联、五联快速检测试剂盒，均和其他诊断标准有较高的一致性，可以互补或替代阴道分泌物检查中的部分旧指标，有较好的临床应用价值，可在各级医疗保健机构推广使用。

第二节　盆腔炎

一、疾病概述

盆腔炎 (PID) 是女性上生殖道及其周围组织的炎症，主要包括子宫内膜炎、输卵管炎、输卵管卵巢脓肿、盆腔腹膜炎等。盆腔炎有急性和慢性之分，急性盆腔炎发展可引起弥漫性腹膜炎、败血症、感染性休克，严重者可危及生命；若在急性期未能得到彻底治愈，则转为慢性盆腔炎，常经久不愈，并可反复发作。由于医疗条件及保健水平的提高，严重危及生命的急性盆腔炎及久治不愈的慢性盆腔炎，临床已不多见。

(一) 病因与发病机制

女性生殖道在解剖、生理上有比较完善的自然防御功能，增强了对感染的防御能力，除外阴、阴道、宫颈固有的自然防御功能外,孕龄妇女子宫内膜的周期性剥脱,输卵管黏膜上皮细胞的纤毛向子宫腔方向摆动以及输卵管的蠕动,均有利于阻止病原体的侵入。

但当机体存在急性盆腔炎发生的高危因素时,如:年轻、不良性行为、宫腔手术操作后感染、下生殖道感染、邻近器官炎症直接蔓延、既往有盆腔炎史等,致病菌可通过淋巴系统、生殖道黏膜上行、血液循环侵入及直接蔓延,导致急性盆腔炎症的发生。引起盆腔炎病原体的来源有:

(1) 寄居于阴道内的菌群,包括需氧菌及厌氧菌。

(2) 来自外界的病原体,多为性传播疾病的病原体,如沙眼衣原体、淋病奈瑟菌,其他有支原体、铜绿假单胞菌、结核分枝杆菌等。

急性盆腔炎若未能得到彻底治愈,病程迁延,则易转为慢性盆腔炎,但沙眼衣原体所致的慢性输卵管炎,可无急性盆腔炎病史。慢性盆腔炎常经久不愈,并可反复发作。

(二) 临床表现

急性盆腔炎可因炎症轻重及范围大小而有不同的临床表现,通常发病时下腹痛伴发热,月经期发病可出现经量增多、经期延长,非月经期发病可有白带增多;若有弥漫性腹膜炎,则出现消化系统症状如恶心、呕吐、腹胀、腹泻等;若有脓肿形成,可有下腹包块及局部压迫刺激症状。轻者可无明显体征,重者呈急性病容,体温升高,心率加快,下腹部压痛、反跳痛及肌紧张。妇科检查可见宫颈内大量脓性分泌物,穹窿触痛明显,宫颈充血、水肿,举痛明显;宫体有压痛,活动受限;附件区压痛明显。根据感染的病原体不同,临床表现也有差异,淋病奈瑟菌感染起病急,多在48小时内出现高热、腹膜刺激征及阴道脓性分泌物。若为厌氧菌感染,则易复发,常伴有脓肿形成。衣原体感染病程较长,长期持续低热、主要表现为轻微下腹痛,久治不愈。

慢性盆腔炎主要表现为慢性盆腔疼痛,下腹坠胀不适,腰骶酸痛;另外,还可能伴月经异常、不孕及异位妊娠等。

(三) 诊断和鉴别诊断

盆腔炎性疾病的诊断标准(2006年美国疾病控制中心CDC诊断标准):

最低标准:宫颈举痛或子宫压痛或附件区压痛。

附加标准:体温超过38.3℃(口表);宫颈或阴道异常黏液脓性分泌物;阴道分泌物0.9%氯化钠溶液涂片见到大量白细胞;红细胞沉降率升高;血C反应蛋白升高;实验室证实的宫颈淋病奈瑟菌或衣原体阳性。

下列检查可增加诊断的特异性:子宫内膜活检组织学证实子宫内膜炎;阴道超声或磁共振检查显示输卵管增粗、输卵管积液,伴或不伴有盆腔积液、输卵管卵巢肿块,以及腹腔镜检查发现盆腔炎性疾病征象。

依据病史、症状和体征及实验室检查可做出明确诊断,在做出急性盆腔炎的诊断后,尚需进一步明确病原体。急性盆腔炎应还与急性阑尾炎、输卵管妊娠流产或破裂、卵巢囊肿蒂扭转或破裂等急腹症相鉴别。

慢性盆腔炎的诊断并不困难，根据病史、症状和体征，一般即可做出诊断。对主诉症状较多，但无明显盆腔炎病史及体征者，不可轻易做出慢性盆腔炎的诊断，有时需与盆腔静脉瘀血症、子宫内膜异位症、盆腔结核、异位妊娠及卵巢肿瘤等相鉴别。诊断困难时，需行腹腔镜检查。

二、检验诊断

盆腔炎的诊断主要根据临床表现和腹腔镜、实验室、组织病理学等检查，其中腹腔镜是盆腔炎最有价值的诊断手段。在做出急性盆腔炎的诊断后，尚需进一步明确病原体，以利于盆腔炎的个性化治疗。

(一) 一般检验项目

1. 白细胞计数与分类

(1) 检测方法、标本。

(2) 参考范围：白细胞计数：女 $(3.5 \sim 9.5)\times 10^9$/L，其中中性粒细胞百分比为 40%～75%。

(3) 临床诊断意义及评价：白细胞检查不是诊断盆腔炎的特异性指标，但急性盆腔炎患者血常规检查中，白细胞总数和中性粒细胞百分比可有不同程度的增多。

2. 红细胞沉降率

(1) 检测方法：魏氏法、动态红细胞沉降率分析仪法、光学毛细管停流动力学法。嘱患者抽血前空腹，抽取静脉血。

1) 魏氏法：将含 10^9mmol/L 枸橼酸钠的抗凝血置于魏氏红细胞沉降率管内，垂直立于室温，60 分钟测量管内血浆高度即为红细胞沉降率，结果以 mm/h 报告。

2) 动态红细胞沉降率分析仪法：将含 10^9mmol/L 枸橼酸钠的抗凝血加入特制的小试管内，垂直放置于仪器内部固定的孔位，按照设定，仪器的光电检测部件会定时上下扫描每根小试管，根据玻璃管、血浆、全血的透光度不同，仪器自动扫描并记录每个标本的血浆高度。

3) 光学毛细管停流动力学法：该方法可以用血液常规分析的 EDTA-K2 抗凝血 (真空采血管) 直接上机检测，仪器自动混匀、动态扫描红细胞的变化，自动记录检测结果。此法的结果可以换算成魏氏法结果报告。

(2) 魏氏法红细胞沉降率参考范围：女 0～20mm/h。

(3) 临床诊断意义和评价：红细胞沉降率不是诊断盆腔炎的特异性指标，但急性盆腔炎患者，红细胞沉降率往往增快。

(4) 方法学评价及问题

1) 影响红细胞沉降率测定结果的因素较多：生理因素如饮食、剧烈运动、妊娠等；标本因素如血液标本的采集和抗凝剂比例不当，研究显示静脉血细胞检验准确性高、重复性稳定；测定时各种物理因素如温度等。

2) 为了报告单位的统一，动态红细胞沉降率分析仪法和光学毛细管停流动力学法均换算成魏氏法报告。

3. C 反应蛋白 (CRP) 含量测定

(1) 检测方法：可采用免疫比浊、ELISA 及胶乳凝集等方法，目前主要采用免疫散射比浊法。

(2) 参考范围：不同的厂家试剂所测定参考值有所不同。一般正常人血清 CRP 含量为 0～8mg/L。

(3) 临床诊断意义和评价

1) CRP 不是诊断盆腔炎的特异性指标，但急性盆腔炎患者 CRP 往往增高。

2) CRP 在发病后数小时迅速升高，病变好转时又迅速降至正常，可作为病情监测的指标。

(二) 特殊检验项目

盆腔炎的病原体种类复杂，包括大肠埃希菌、阴道加德纳菌、链球菌、金黄色葡萄球菌、克雷伯菌属和流感嗜血杆菌等需氧菌及厌氧菌，且往往是需氧菌及厌氧菌的混合感染。淋病奈瑟菌、衣原体也是盆腔炎常见的病原体。因此，病原体的确定在盆腔炎的诊断和治疗中起着比较重要的作用。

1. 阴道分泌物、宫颈管分泌物或后穹窿穿刺液显微镜检查

分泌物或穿刺液直接涂片，干燥、固定，革兰染色后显微镜检查。观察白细胞的量和细菌的存在情况。

2. 普通细菌分离培养及鉴定

用灭菌的接种环取宫颈分泌物或后穹窿穿刺液分区划线接种于血琼脂平板，置 35℃ 孵箱培养 18～24 小时后，观察细菌生长情况。如为单一细菌，直接进行鉴定试验，如为两种或两种以上细菌，经分离纯化后，再经系统生化鉴定确定菌种。

3. 厌氧菌分离培养及鉴定

盆腔炎患者要考虑厌氧菌感染，尤其是临床症状符合盆腔炎普通细菌培养阴性的患者，可能由于厌氧菌造成感染。怀疑厌氧菌感染者，一般用甲硝唑治疗，对于治疗无效或慢性感染者，可根据需要进行厌氧菌培养。

(1) 标本采集和处理：无菌抽取后穹窿穿刺液，立即用橡皮塞塞住注射器针头以隔绝空气，立即送实验室。

(2) 标本的接种：在选择性厌氧培养基和血琼脂平板上各接种 2～3 滴，分区划线。接种后立即放入厌氧装置中进行培养。

(3) 厌氧菌鉴定：生长的细菌需经耐氧试验证实为厌氧菌，再根据厌氧菌的菌体形态、染色反应、菌落形态以及对某些抗菌药物的敏感性等做出初步鉴定，最后鉴定则要进行

生化反应及终末代谢产物检查。

4. 淋病奈瑟菌的检查

(1) 涂片检查：由于女性宫颈分泌物中杂菌多，宫颈分泌物涂片检查淋病奈瑟菌敏感性和特异性较差，阳性率仅为 50%～60%，且有假阳性，因此世界卫生组织推荐用培养法检查。

(2) 培养检查：淋球菌培养是淋病诊断的金标准。实验室大多采用巧克力琼脂或改良的 Thayer-Martin(TM) 培养基，均含有抗生素，可选择地抑制许多其他细菌生长。在 35～37C，5%～10% CO_2 环境中培养 24～72 小时观察结果。培养后根据菌落形态、革兰染色、氧化酶试验和糖发酵试验等鉴定。

(3) 淋球菌其他检查方法。

5. 宫颈分泌物衣原体检查

目前大多试验室采用 Clear-view-Chlamydia 试剂盒（简称 C-C 法）或 PCR 法。

(1) C-C 法：该法通过含有抗衣原体脂多糖单克隆抗体的带色乳胶，与衣原体脂多糖结合出现色带的原理进行检测。

1) 标本采集与处理：先用一支棉拭或棉球去除外宫颈处多余的黏液，然后丢弃。另用一支棉拭伸入子宫颈内膜，滚动 10～30 秒。取出棉拭时应避免使其与阴道表面接触。

2) 检测方法：在提取试管中加入提取试剂 (1 号试剂) 至标线 (0.6ml)。将棉拭标本浸没在提取试剂中并进行搅动。将带有棉拭的提取试管放入加热器，让其加热 10～12 分钟。从加热器中取出提取试管。在提取试管中转动并挤压棉拭以去除其上的液体，然后轻轻地将棉拭从试管中取出，丢弃棉拭，从箔片袋内取出一个检测块，并将其水平放置。将滴管附件盖在提取试管上，然后向检测块的标本窗滴上 5 滴提取液，滴加提取液 15 分钟后应读取检测结果。

3) 结果判读：控制窗内有一条线出现，即表示检测过程中操作正确无误，在结果窗内有一条线出现，即表示检测结果为阳性。

4) 方法学问题及评价：金标快速法不需特殊设备，快速简便，与细胞培养法相比，其灵敏度为 93.9%、特异性为 99.8%，是目前诊断衣原体较为理想的方法之一。

(2) PCR 法：敏感性特异性均较高，但对实验室设备、人员素质要求也相对较高。

6. 病原菌药物敏感试验

采用纸片扩散法或稀释法进行病原菌药物敏感性试验，以 S、I、R 形式报告，稀释法同时报告 MIC 值。

7. 临床诊断意义和评价

(1) 分泌物和穿刺液涂片检查是盆腔炎的辅助诊断方法之一，镜检可发现白细胞，但非盆腔炎诊断的特异性指标。

(2) 涂片镜检如发现细菌，应根据需要进一步进行细菌培养和药敏试验，以确认病原菌种类并选择治疗药物；如在中性粒细胞内找到革兰阴性双球菌，必须进行淋球菌培养，以确定病原菌。

(3) 病原菌药敏试验结果可指导临床选择抗菌药物。

第三节　生殖器结核

一、疾病概述

结核病至今仍然为我国常见疾病之一。由结核分枝杆菌引起的女性生殖器炎症称生殖器结核，又称结核性盆腔炎，包括卵巢、输卵管、子宫内膜、宫颈、盆腔腹膜结核。多见于20～40岁妇女，也可见于绝经后的老年妇女。病程缓慢、隐蔽，结核菌可随月经血排出，成为周围环境中的传染源。近年来由于免疫力低下的人群和耐药结核病患者增加，加上人类免疫缺陷病毒(HIV)在一定程度上的流行，生殖器结核的发病率有升高趋势。

(一) 病因与发病机制

生殖器结核是全身结核的一个表现，常继发于身体其他部位结核如肺结核、肠结核、腹膜结核、肠系膜淋巴结的结核病灶，也可继发于淋巴结核、骨结核或泌尿系统结核，约10%的肺结核患者伴有生殖器结核。主要传播途径有血行传播、直接蔓延、淋巴传播及性交传播，其中血行传播为最主要的传播途径。

(二) 临床表现

生殖器结核潜伏期很长，临床表现依病情轻重、病程长短而异，不少患者可无症状，有的患者症状较重。

1. 不孕

由于输卵管黏膜破坏、粘连，使宫腔阻塞；或输卵管周围粘连，黏膜纤毛破坏，使输卵管蠕动受限；也可因子宫内膜受到结核病灶的破坏导致不孕，青春期患者的隐匿性感染常造成婚后不孕。

2. 月经失调

早期因子宫内膜充血及溃疡，可有经量过多，但多数患者就诊时患病已久，子宫内膜已遭受不同程度破坏，而表现为月经稀少或闭经。

3. 下腹坠痛

由于盆腔炎症和粘连，可有不同程度的下腹坠痛，经期加重。

4. 全身症状

若为活动期，可有结核病的一般症状，如低热、盗汗、乏力、食欲缺乏、体重减轻等。轻者全身症状不明显，偶有经期发热，重者可有高热等全身中毒症状。

5. 妇科检查

因病变的程度及范围的大小不同而有较大差异，较多的患者缺乏自觉症状，甚至无明显体征，而仅因不孕而做诊断性刮宫、腹腔镜检查或子宫输卵管碘油造影时，才发现患有生殖器结核。较严重病例如有腹膜结核，检查时腹部有柔韧感或腹腔积液征象，有时可触及囊性肿块。青春期结核感染的患者，子宫常发育不全，有时周围有粘连。附件受累时，在子宫两侧偶可触及大小不等及形状不规则的肿块，或可触及钙化结节。

(三) 诊断和鉴别诊断

多数患者缺乏明显症状，阳性体征不多，故诊断时必须详细询问病史，有以下病史者应考虑有生殖器结核的可能：

(1) 原发不孕、月经稀少或闭经。

(2) 未婚女性有低热、盗汗、盆腔炎或腹腔积液。

(3) 慢性盆腔炎久治不愈。

(4) 既往有结核病接触史或本人曾患肺结核、胸膜炎、肠结核等。

结合子宫内膜病理检查、胸部及盆腔 X 线检查、子宫输卵管碘油造影、腹腔镜检查、检验诊断等辅助检查方法，可协助诊断。

生殖器结核应与非特异性慢性盆腔炎、子宫内膜异位症、卵巢肿瘤、宫颈癌等相鉴别。

二、检验诊断

结核病诊断应以找到结核分枝杆菌或通过活检发现典型的病理改变为依据，但由于结核分枝菌涂片检查和培养的阳性率不高，临床一般根据患者的临床表现、影像学特点再结合病理改变和实验室检查结果诊断生殖器结核。

(一) 一般检验项目

1. 白细胞计数与分类

(1) 检测方法、标本。

(2) 参考范围：白细胞计数：女 $(3.5 \sim 9.5) \times 10^9$/L，其中淋巴细胞百分比为 20%～50%。

(3) 临床诊断意义及评价：生殖器结核患者外周血中白细胞计数常不高，淋巴细胞可增高。

2. 红细胞沉降率

(1) 检测方法、标本要求、参考范围及方法学评价。

(2) 临床诊断意义和评价：红细胞沉降率不是诊断生殖器结核的特异性指标，但红细胞沉降率加快常提示处于活动期，且增快程度与结核病变活动程度平行，可作为结核病诊断与治疗的参考。

3. 结核菌素试验（OT 试验）

(1) 检测方法：取结核菌素 5 个单位注射于前臂皮内，48～72 小时观察结果。

(2) 结果判断：无反应为阴性；局部出现红肿硬结且＞5mm 者为阳性反应，具体标准：5～10mm 为阳性（＋），11～20mm 为一般阳性（＋＋），＞20mm 为中度阳性（＋＋＋），水疱或溃烂为（＋＋＋＋）为强阳性。

(3) 临床诊断意义和评价

1) OT 试验阳性表明受试者曾感染过结核分枝杆菌，或接种过卡介苗，但不一定患有结核病。

2) OT 试验强阳性者可能患有活动性结核，但不能说明病灶部位，应进一步检查。

3) 对于年轻女性，如患有输卵管炎，而 OT 试验强阳性，提示该患者可能有生殖器结核。

4) OT 试验阴性不能完全排除结核病，可能有几种情况：①未感染过结核杆菌或感染初期；②细胞免疫功能低下的老年人或肿瘤患者；③严重的结核病患者或使用免疫抑制剂致免疫功能下降者。

（二）特殊检验项目

1. 生殖道标本涂片检查

(1) 标本的采集与处理：取盆腔穿刺液、子宫内膜、经血、宫腔或宫颈分泌物等标本涂于洁净玻片上。

(2) 检查方法

1) 经瑞氏染色后显微镜检查，可发现有大量白细胞，以淋巴细胞或单核细胞为主。

2) 抗酸杆菌检查：①涂片自然干燥、火焰固定；②抗酸染色：在涂有标本的玻片上覆盖石炭酸复红溶液，徐徐加热至有蒸气出现，不可沸腾，染 5 分钟，水洗，加 3% 的盐酸-酒精脱色，不时摇动玻片至无红色脱落为止，水洗，加吕氏甲烯蓝复染 1 分钟，水洗；③涂片干燥后镜检，抗酸杆菌呈红色，非抗酸杆菌为蓝色。

(3) 临床诊断意义和评价

1) 上述标本中出现白细胞不是结核病的特异性指标，但白细胞中淋巴细胞或单核细胞比例增高对结核诊断有一定价值。

2) 上述标本涂片中找到抗酸杆菌对生殖器结核的诊断具有很大意义。

3) 直接涂片找到抗酸杆菌阳性率低，阴性不能排除结核。

2. 结核分枝杆菌培养

(1) 标本类型：子宫内膜、月经血、宫腔或宫颈分泌物。

(2) 培养方法：将标本接种于罗氏培养基或专用结核分枝杆菌培养基中。如有生长，一般用抗酸染色即可确定，必要时结合一定的生化鉴定试验。

(3) 临床诊断意义和评价

1) 结核分枝杆菌培养阳性可以确诊结核病，但结核分枝杆菌培养阳性率不高，仅在急性活动期稍高。培养阴性不能排除结核。

2) 结核分枝杆菌培养技术要求较高，培养时间长，一般需要 6～8 周，且所需条件较高，在一般基层单位无法进行。不利于尽快对生殖器结核做出诊断，难以推广应用。

3. 结核菌 DNA 的检测

对于临床怀疑生殖器结核但培养阴性的患者，可取宫腔分泌物、腹腔积液或静脉血，采用 PCR 或 LCR 检测结核分枝杆菌 DNA，此法检测敏感性高，在早期诊断中也有良好的敏感性，且不受抗结核药物的影响。

4. 血清学检查

在结核病诊断中有一定意义。如应用结核分枝杆菌纯化蛋白抗原酶联免疫吸附试验，检测血清中抗纯蛋白衍化物 (PPD) 的特异性抗体 IgG 和 IgA；间接免疫荧光试验检测患者血清中特异抗体。

5. 噬菌体生物扩增法

选用从试剂公司购置的试剂盒。

(1) 培养液化后的白带标本用液体培养基离心洗涤 2 次，在沉淀中加入 1ml 液体培养基，37℃温育 24 小时。

(2) 噬菌体浸染：在上述处理过的样本中加入 100μl 结核分枝杆菌噬菌体，混匀后放 37℃温育 1 小时。

(3) 终止浸染：在每个反应管中加入 100μl 杀菌剂，充分混匀，室温作用 5 分钟。

(4) 终止杀菌剂作用：于各反应管中加入 5ml 液体培养基，充分摇匀，然后每管加入 1ml 指示细胞，混匀。

(5) 浇注平皿：将上述液倒入无菌平皿中，随即加入 5ml 熔化的琼脂 (55℃左右) 旋转混合，静置成形后，放 37℃培养 18～24 小时。

(6) 结果观察：对照结果正确的条件下观察测试样品结果。阳性结果可见有大小和数量不等的噬菌斑，或许多噬菌斑相互融合成透亮状；阴性结果可见指示细胞在琼脂平板中均匀生长，使整个平板呈毛玻璃状，无噬菌斑出现。

(7) 结果判定：0～19 个菌斑：表明阴性结果，说明标本中无活的结核分枝杆菌；20 个或更多菌斑，表明阳性结果，说明标本中有活的结核分枝杆菌。

第四节 宫颈上皮内瘤变和宫颈癌

一、疾病概述

宫颈上皮内瘤变 (CIN) 是与宫颈浸润癌密切相关的一组癌前病变，它反映宫颈癌发生发展中的连续过程，包括子宫颈轻度、中度、重度不典型增生及原位癌。CIN 具有两种不同结局：一是病变自然消退，很少发展为浸润癌；二是病变具有癌变潜能，可能发展为浸润癌。

（一）病因与发病机制

近二十余年的研究表明，HPV 感染是 CIN 发生、发展中最重要的危险因素。流行病学调查发现 CIN 与性生活、吸烟、性生活过早（＜16 岁）、性传播疾病、经济状况低下、口服避孕药和免疫抑制剂相关。

1. 人乳头瘤病毒 (HPV) 感染

90% 以上 CIN 有 HPV 感染，而正常宫颈组织中仅 4%。HPV 感染多不能持久，常自然被抑制或消失。许多 HPV 感染妇女并无临床症状。当 HPV 感染持久存在时，在吸烟、使用避孕药、性传播疾病等因素作用下，可诱发 CIN。目前已知 HPV6、11、42、43、44 属低危型，一般不诱发癌变；而 HPV16、18、31、33、35、39、45、51、52、56 或 58 属高危型。

2. 宫颈组织学特性

宫颈上皮是由宫颈阴道部鳞状上皮和宫颈管柱状上皮组成。宫颈组织学的特殊性是宫颈上皮内瘤样变的病理学基础。

(1) 宫颈阴道部鳞状上皮：由深至浅可分为基底带、中间带及浅表带 3 个带。基底带由基底细胞和旁基底细胞组成。中间带与浅表带为完全不增生的分化细胞，细胞渐趋死亡。

(2) 宫颈管柱状上皮：柱状上皮为分化良好细胞，而柱状上皮下细胞储备细胞，具有分化或增生能力，通常在病理切片中见不到。

(3) 移行带及其形成：宫颈鳞状上皮与柱状上皮交接部，称为鳞-柱状交接部或鳞-柱交接。根据其形态学发生变化，鳞-柱状交接部又分为原始鳞-柱状交接部和生理鳞-柱状交接部。

（二）临床表现

CIN 大多无特殊症状，偶有阴道分泌物增多，伴或不伴臭味，也可在性生活或妇科检查后发生接触性出血。检查宫颈可光滑，或仅见局部红斑、白色上皮，或宫颈柱状上皮异位表现，未见明显病灶。

（三）诊断

CIN 诊断应遵循"三阶梯式"诊断程序——细胞学、阴道镜及组织病理学检查。

1. 宫颈细胞学检查

为最简单的 CIN 辅助检查方法，可发现早期病变，但存在一定的漏诊及误诊率。炎症可导致宫颈鳞状上皮不典型改变，故应按炎症治疗 3～6 个月后再重复检查。目前，国内宫颈细胞学检查的报告形式采用两种分类法：传统的巴氏 V 级分类与 The Bethesda System 分类（简称 TBS 分类）。若发现异常细胞（巴氏分类 II 级及 II 级以上或 TBS 中异常上皮细胞）应做阴道镜检查，进一步明确诊断。

2. HPV检测

高危型HPV-DNA筛查可作为宫颈细胞学检查异常分流及宫颈病变治疗后病灶残留、复发判定、疗效评估与随诊的方法。

3. 阴道镜检查

可了解病变区血管情况。注意宫颈移行带区内醋酸白色上皮、毛细血管形成的极细红点、异形血管；由血管网围绕的镶嵌白色或黄色的上皮块。

4. 宫颈活组织检查

为诊断CIN的最可靠方法。

（四）鉴别诊断

注意与宫颈糜烂、息肉、宫颈内膜异位、宫颈腺上皮外翻和宫颈结核性溃疡等宫颈良性病变鉴别。

宫颈癌是最常见的妇科恶性肿瘤，以鳞状细胞癌为主，高发年龄为50～55岁。我国每年新增宫颈癌病例约13.5万，占全球发病数量的1/3。近40年由于宫颈细胞筛查的普遍应用，使宫颈癌和癌前病变得以早期发现和治疗，宫颈癌的发病率和病死率已有明显下降。但是，近年来发病趋于年轻化。

（五）病因与发病机制

目前认为人乳头瘤病毒感染，特别是高危型别的持续性感染，是引起子宫颈癌前病变和宫颈癌的基本原因。近年研究发现人乳头瘤病毒（HPV）与宫颈癌的发生关系密切，90％以上的宫颈癌患者合并HPV感染。其他的如单纯疱疹病毒Ⅱ型（HSV-Ⅱ）、人巨细胞病毒（CMV）和衣原体等各种微生物的感染，可能与宫颈癌发病也有一定关系。

另研究认为，宫颈癌的发生与性生活紊乱、过早性生活、早婚多育、经济状况差、种族和地理环境等因素有关。高危男子在宫颈癌的发病风险中已被重视，凡患有阴茎癌、前列腺癌或妻子患宫颈癌者均为高危男子，与高危男子有性接触的妇女，易患宫颈癌。

多数宫颈癌起源于移行带，成熟的化生鳞状上皮对致癌物的刺激相对不敏感。但未成熟的化生鳞状上皮代谢活跃，在HPV等的刺激下，可发生细胞分化不良，排列紊乱，细胞核异常，有丝分裂增加，形成宫颈上皮内瘤变（CIN）。当宫颈上皮化生过度活跃，伴某些外来致癌物质刺激，或随着CIN的继续发展，异形细胞突破上皮下基膜，浸润间质，则形成宫颈浸润癌。

（六）病理

1. 宫颈鳞状细胞浸润癌

占宫颈癌80％～85％。

(1) 巨检：镜下早期浸润癌及极早期宫颈浸润癌肉眼观察常类似宫颈糜烂，随病变发展，可形成4种类型。

1) 外生型：最常见，癌灶向外生长呈乳头状或菜花状，组织脆，易出血，常累及阴道。

2) 内生型：癌灶向宫颈深部组织浸润，宫颈表面光滑或仅有轻度糜烂，宫颈肥大变硬，常累及宫旁组织。

3) 溃疡型：上两型癌组织继续发展合并感染坏死，脱落后形成溃疡或空洞，似火山口状。

4) 颈管型：癌灶发生于宫颈管内，常侵入宫颈及子宫下段供血层或转移至盆腔淋巴结。

(2) 显微镜检

1) 镜下早期浸润癌：在原位癌基础上镜检发现小滴状、锯齿状癌细胞团突破基膜，浸润间质。

2) 宫颈浸润癌：癌灶浸润间质范围已超出镜下早期浸润癌，多呈网状或团块状浸润间质。

2. 宫颈腺癌

占宫颈癌15%～20%。

(1) 巨检：大体形态与宫颈鳞癌相同。

(2) 显微镜检：主要组织学类型有3种：

1) 黏液腺癌：最常见，来源于宫颈管柱状黏液细胞，镜下见腺体结构，腺上皮细胞增生呈多层，异型性明显，可见核分裂象，腺癌细胞可呈乳突状突入腺腔。可分为高、中、低分化腺癌。

2) 宫颈恶性腺癌：又称微偏腺癌(MDC)，属高分化宫颈内膜腺癌。腺上皮细胞无异型性，但癌性腺体多，大小不一，形态多变，呈点状突起伸入宫颈间质深层，常伴有淋巴结转移。

3) 宫颈腺鳞癌：较少见，占宫颈癌3%～5%，是由储备细胞同时向腺细胞和鳞状细胞分化发展而形成。癌组织中含有腺癌和鳞癌两种成分。

(七) 临床表现

早期宫颈癌常无典型的症状及体征，难与宫颈柱状上皮异位有明显区别，有时甚至见宫颈光滑。有些宫颈管癌患者(病灶位于宫颈管内)，因宫颈阴道部外观正常，易被忽略而漏诊或误诊。宫颈癌的症状和体征主要有：

1. 症状

阴道流血，常表现为性生活后或妇科检查后的接触性出血；患者常诉阴道排液增多，白色或血性，晚期因癌组织坏死，继发感染有大量脓性或米汤样恶臭白带；晚期宫颈癌当病灶波及宫旁组织、骨盆壁、侵犯输尿管或直肠、坐骨神经时，患者诉尿频、尿急、肛门坠胀、大便秘结、里急后重、下肢肿痛等，严重时导致输尿管梗阻、肾盂积水，最后引起尿毒症，终末期患者出现恶病质。

2. 体征

镜下早期浸润癌,局部可无明显病灶,宫颈光滑或轻度糜烂如一般宫颈炎表现。随着宫颈浸润癌的生长发展,局部体征亦不同:外生型见宫颈病灶呈菜花状突起,常合并感染而出血;内生型则见宫颈管膨大如桶状,宫颈表面光滑或有浅表溃疡;晚期由于癌组织坏死脱落,形成火山口状溃疡;癌灶浸润阴道壁可见阴道穹窿变硬、消失,向两侧宫旁浸润,妇科检查可及两侧宫旁结节状增厚,如浸润达盆壁,形成冰冻骨盆。

(八) 诊断和鉴别诊断

根据病史和临床表现,尤其有接触性阴道流血者,应想到宫颈癌的可能,需做详细妇科检查,并结合宫颈细胞学检查、阴道镜检查宫颈和宫颈管活组织检查等辅助检查。

鉴别诊断:应与有临床类似症状或体征的各种宫颈病变鉴别,宫颈糜烂或宫颈息肉均可引起接触性出血,肉眼难与ⅠA期宫颈癌相区别。此外,宫颈结核、宫颈乳头状瘤、宫颈子宫内膜异位症及子宫内膜癌转移宫颈等均可引起宫颈接触性出血,需与宫颈癌相鉴别,确诊依靠病理活组织检查。

二、检验诊断

宫颈癌是最常见的妇科恶性肿瘤之一,宫颈上皮内瘤变和宫颈癌作为同一类疾病的不同疾病阶段在检验诊断方法上基本类似。

(一) 一般检验项目

血常规:

1. 检测方法

大多采用自动化血液学分析仪检测法。

2. 标本

EDTA-K2抗凝全血。

3. 参考区间(成年女性)

白细胞数$(3.5 \sim 9.5) \times 10^9$/L,红细胞数$(3.8 \sim 5.1) \times 10^{12}$/L,血红蛋白$(115 \sim 150)$g/L,血小板$(125 \sim 350) \times 10^{12}$/L,中性粒细胞百分比为40%~75%,淋巴细胞百分比为20%~50%。

4. 临床诊断意义及评价

血常规检查不是宫颈上皮内瘤变和宫颈癌的特异性检测指标,有阴道流血表现患者可出现贫血,主要是血红蛋白、红细胞数量降低,特别是晚期病灶如果侵袭大血管可能引起致命性大出血;接受放、化疗的患者可出现白细胞数量下降,中性粒细胞数下降。

(二) 肿瘤标志物及其联合检测

肿瘤标志物检测在宫颈癌的辅助诊断、疗效判断、随访监测等方面具有重要意义,在早期病变的宫颈上皮内瘤变中也有一定意义。

1. 鳞状上皮细胞癌相关抗原 (SCCA)

SCCA 是 1977 年从宫颈鳞状细胞分离出的抗原 TA-4 的亚成分，是一种分子量为 42～48kD 的糖蛋白，它包括两个基因 SCC1 和 SCC2，是一种特异性较好且较早用于诊断鳞状细胞癌的肿瘤标志物。

(1) 检测方法：放射免疫分析、酶联免疫吸附试验、化学发光分析。

(2) 标本：血清。

(3) 参考区间：0～1.5μg/L。

(4) 临床诊断意义及评价

1) 宫颈癌中以鳞状细胞癌为多见，约占 85% 左右。宫颈鳞状细胞癌患者血清 SCCA 含量常增高，其诊断敏感性约为 73%，特异性为 96%。

2) 血清 SCCA 水平与肿瘤发展、侵犯程度及有否转移相关，常用于治疗监测和预后判断。若肿瘤明显侵及淋巴结，SCCA 水平常明显升高。宫颈癌根治术后 SCCA 浓度显著下降，一旦升高往往预示病情恶化。50% 患者的 SCCA 浓度升高先于临床诊断。

3) SCCA 在其他鳞状细胞癌如肺鳞状细胞癌、食管鳞状细胞癌可增高；肝炎、肝硬化、肺炎、肾功能衰竭、结核等疾病，SCCA 也可有一定程度的升高。

2. 癌胚抗原 (CEA)

CEA 是一种富含多糖、结构复杂的可溶性糖蛋白，其编码基因位于 19 号染色体，分子量 150～300kD。最初发现于结肠癌和胎儿肠组织中，故名癌胚抗原。

(1) 检测方法：放射免疫分析、酶联免疫吸附试验、化学发光分析。

(2) 标本：血清。

(3) 参考区间：CEA < 5.0mg/L。

(4) 临床诊断意义及评价

1) CEA 为非器官特异性肿瘤相关抗原，在多种肿瘤中均可升高。资料显示约 23%～38% 的宫颈癌患者的 CEA 升高。

2) CEA 水平与肿瘤的病程有一定关系，对治疗效果评价有一定价值，如手术彻底，术后 2 周内 CEA 水平可下降，如手术不彻底或有复发，CEA 升高或持续高水平；若化疗有效，则 CEA 迅速下降至正常，反之则无变化或再次升高。

3. 糖蛋白抗原 125(CA125)

测定 CA125 是一种分子量为 200～1000kD 的糖蛋白。

(1) 检测方法：放射免疫分析、酶联免疫吸附试验、化学发光分析。

(2) 标本：血清。

(3) 参考区间：< 35U/ml。

(4) 临床诊断意义及评价

1) CA125 是临床上应用最广泛的卵巢上皮性肿瘤标志物。

2) CA125 对宫颈腺癌诊断有一定价值，其对原发性腺癌的诊断敏感性约为 60%，对腺癌的复发诊断敏感性可达60%～80%。

4.其他肿瘤标志物及联合检测

其他肿瘤标志物如糖链抗原19-9(CA19-9)、细胞角蛋白19片段(CYFRA21-1)等在宫颈癌的诊断、疗效观察、预后判断中有一定作用，但其灵敏度和特异性均有限。联合多种肿瘤标志物检测可以提高诊断的灵敏度和特异性。

(三) 特殊检验

1.宫颈脱落细胞学检查

(1) 检测方法：传统巴氏涂片检查方法；液基薄层细胞学诊断技术。

(2) 标本：于宫颈外口鳞-柱上皮交接处用木制刮板刮取一周，制成均匀薄涂片后固定、染色。

(3) 结果判定：巴氏分类法结果判定如下：

1) 巴氏Ⅰ级：正常。为正常宫颈细胞涂片。

2) 巴氏Ⅱ级：一般属良性改变或炎症。临床分为ⅡA及ⅡB。ⅡB是指个别细胞核异质明显，但又不同于恶性病变，其余为ⅡA。

3) 巴氏Ⅲ级：可疑癌。

4) 巴氏Ⅳ级：高度可疑癌。

5) 巴氏Ⅴ级：癌。

TBS描述性诊断，最早由多位细胞病理学家在美国马里兰州的Bethesda城召开会议讨论的宫颈/阴道细胞学诊断报告方式。

1) 良性细胞学改变：①感染；②反应性细胞学改变。

2) 鳞状上皮细胞异常：①不典型鳞状细胞；②低度鳞状上皮细胞内病变；③高度鳞状上皮细胞内病变；④鳞状细胞癌。

3) 腺上皮细胞改变：①不典型腺上皮细胞；②腺原位癌；③腺癌。

(4) 临床诊断意义及评价：宫颈脱落细胞检查是发现宫颈上皮内瘤变和早期宫颈癌的最常用的筛查方法，作为筛查手段可提高宫颈癌的早期诊断率。

(5) 方法学评价及问题

1) 传统的巴氏涂片检查方法由于取材制片等因素，影响其诊断的准确性，有较高的假阴性率(2%～50%)及假阳性率(约5%)。基于液基薄层细胞学检测系统的宫颈细胞学新技术通过技术处理去掉涂片上的杂质，直接制成清晰的薄层涂片，使阅片者更容易观察，其诊断准确性比传统法高。

2) 宫颈细胞学诊断的报告形式主要为分级诊断及描述性诊断两种，我国目前多数医院仍采用改良巴氏分级诊断。由于巴氏分类法主观因素较多，各级之间无严格的客观标准，现逐渐推广TBS分类法及其描述性诊断，TBS描述性诊断的细胞病理学诊断报告中包括为临床医师提供有关标本(涂片)质量的信息、病变的描述、细胞病理学诊断及对症处理的意见。

3) 为了提高涂片诊断的准确率，需特别注意取材部位及取材方法。

2. 人乳头瘤病毒(HPV)核酸检测及分型

(1) 检测方法：核酸杂交；荧光 PCR；核酸序列测定等。

(2) 标本：宫颈脱落细胞、宫颈病变组织等。

(3) 参考区间：阴性。

(4) 临床诊断意义及评价

1) 宫颈上皮内瘤变和宫颈癌的发生与 HPV 感染密切相关。因此，对宫颈病变标本常规检测 HPV，特别是高危型如 16、18 型非常必要。

2) HPV-DNA 与细胞学检查联合筛查宫颈癌，其筛查效率高于单独使用细胞学检查。HPV-DNA 检查可与宫颈涂片细胞学检查结合、或作为宫颈涂片细胞学检查的补充项目用于宫颈癌普查，并可作为细胞学检查结果为轻度宫颈异常的妇女随诊及宫颈病灶治疗后是否治愈的依据。

3) HPV-DNA 是否阳性及其 HPV 类型还与宫颈癌盆腔淋巴结转移相关，HPV 阳性及 HPV18 型者更多见盆腔淋巴结转移。

(5) 方法学评价及问题

1) 目前已知的 HPV 型别有 100 多种，其中 30 余种可以从受感染的生殖道组织中分离出来，根据病毒致癌性的大小分为两大类：低危型(非癌性相关型)及高危型(癌相关型)，给检测和分型带来一定困难。

2) 核酸杂交检测有较好的特异性和敏感度，包括核酸印迹原位杂交、斑点印迹、原位杂交、杂交捕获法等，各有一定的优缺点。其中杂交捕获法 HC-II 检测系统是唯一获得美国食品药品管理局(FDA)许可的 HPV 检测方法。荧光 PCR 方法有非常高的灵敏度和较好的特异性，但多分型的原因使其检测上需进行多管检测。核酸序列分析较少用于常规检测。

3) HPV 的阳性检出率和标本取材非常相关。

(四) 应用建议

(1) 宫颈脱落细胞学检查以其简单、有效成为宫颈癌最常用筛查方法。可作为普查及临床疑似患者的首选筛查手段。目前，宫颈脱落细胞学检查－阴道镜检查－活组织检查，已成为宫颈癌的三阶梯诊断法。

(2) 宫颈癌从某种意义上可称为一种感染性疾病，其与 HPV 特别是其高危型密切相关，通过分子生物学方法检测 HPV 核酸及其分型对宫颈癌诊断十分必要。其联合细胞学检查可有效提高宫颈癌筛查率。

(3) 肿瘤标志物在宫颈癌诊断、疗效观察、随访监测等方面具有一定价值，但缺乏高特异性和敏感性。相对而言，SC-CA 在宫颈鳞癌诊断上有较高价值，其他肿瘤标志物则诊断价值较低，但在疗效观察及随访监测方面有一定意义。

(4) 血常规检查主要用于判断患者有无贫血及作为患者接受放疗、化疗治疗的指标。

第五节 卵巢肿瘤

一、疾病概述

卵巢肿瘤种类繁多，分类复杂，有良性与恶性之分，其中上皮性卵巢肿瘤尚有交界性肿瘤这一特殊病理类型，是女性生殖器常见肿瘤。幸运的是，80%的卵巢肿瘤属于良性肿瘤。卵巢恶性肿瘤是女性生殖器三大恶性肿瘤之一，由于卵巢位于盆腔深部，不易早期诊断。一经发现，多已晚期。因此卵巢恶性肿瘤5年存活率仍徘徊在25%～30%，已成为严重威胁与女生命的疾病。

(一) 病因与发病机制

1. 遗传和家族因素

20%～25%卵巢恶性肿瘤患者有家族史。所谓家族聚集性卵巢瘤是指一家数代均发病，主要是上皮性癌。波伊茨-耶格综合征妇女有5%～14%发生卵巢肿瘤，BRCA1和BRCA2基因突变的患者，罹患卵巢癌的概率分别达30%～50%和25%。

2. 环境因素

工业发达国家卵巢癌发病率高，可能与饮食中胆固醇含量高有关。还有研究提示，滑石粉、石棉也可能是引起卵巢癌的原因。

3. 内分泌因素

卵巢癌患者平均妊娠次数低，未孕妇女发病多，说明妊娠可能起保护作用，因为妊娠期停止排卵，减少卵巢上皮排卵损伤，不患或少患卵巢癌。乳腺癌或子宫内膜癌合并功能性卵巢癌的机会较一般妇女高2倍，可能与三者都是激素依赖性肿瘤相关。

(二) 临床表现

1. 卵巢良性肿瘤

发展缓慢，早期肿瘤较小，多无症状，常在妇科检查时偶然发现。肿瘤增至中等大时，常感腹胀或腹部扪及肿块。若肿瘤大至占满盆、腹腔可出现压迫症状，如尿频、便秘、气急、心悸等。腹部隆起，块物活动度差，叩诊呈实音，无移动性浊音。

2. 卵巢恶性肿瘤

早期常无症状，仅因其他原因作妇科检查时偶然发现。一旦出现症状常表现为腹胀、腹部肿块及腹腔积液等。三合诊检查在阴道后穹窿触及盆腔内散在质硬结节，肿块多为双侧，实性或半实性，表面高低不平，固定不动，常伴有腹腔积液。有时可在腹股沟、腋下或锁骨上触及肿大的淋巴结。

(三) 诊断和鉴别诊断

卵巢肿瘤虽无特异性症状，但根据患者年龄、病史特点及局部体征可初步确定是否为卵巢肿瘤，并对良、恶性做出估计。诊断困难时可结合B型超声、肿瘤标志物、细胞学、放射学、腹腔镜检查等以辅助诊断。

卵巢良性肿瘤需注意与卵巢瘤样变、输卵管卵巢囊肿、子宫肌瘤、妊娠、腹腔积液等相鉴别。卵巢恶性肿瘤需注意与子宫内膜异位症、盆腔结缔组织炎、结核性腹膜炎、转移性卵巢肿瘤、生殖器以外的肿瘤如腹膜后肿瘤、直肠癌、乙状结肠癌等相鉴别。

二、检查诊断

盆腔检查是诊断卵巢肿瘤的重要方法，近年来随着现代医学技术、生物化学、细胞学和免疫学等的深入研究，使早期诊断方法有所发展，检验诊断项目在卵巢肿瘤的诊断中有辅助诊断意义。

(一) 一般检验项目

1. 乳酸脱氢酶 (LD) 测定

(1) 检测方法：终点法、连续监测法 (LD-L法；LD-P法)。

(2) 标本：血清。

(3) 参考区间：LD-L法：109~245U/L，LD-P法：200~380U/L；终点法：190~437金氏单位。

(4) 临床诊断意义及评价

1) LD能还原丙酮酸为乳酸，是参与细胞糖酵解的重要酶之一，广泛存在于体内各种细胞和体液中。卵巢癌患者因糖酵解活力增强，血中LD水平可升高。

2) 血清LD检测对卵巢恶性肿瘤中的上皮类和生殖细胞类较敏感，其血清LD活性的高低与病情变化有一定相关性。当卵巢癌经治疗后病情好转时，其LD活性可下降，故可作为疗效衡量的标准之一。

3) LD在卵巢肿瘤的诊断中无特异性。任何伴有组织坏死的情况和临床某些疾病如心肌梗死、巨幼细胞贫血、白血病等均可导致LD的升高。

(5) 方法学评价及问题

1) 终点法检测LD活性由于测定步骤多、准确性低，已逐渐被连续监测法替代。

2) 由于红细胞和白细胞内LD含量较高，故溶血标本会有干扰。

2. 性腺激素测定

主要测定睾酮 (T)、雌二醇 (E2)、孕酮 (P) 等。

(1) 检测方法：放射免疫分析、化学发光分析。

(2) 标本：血清。

(3) 参考区间（成年女性）

1) 睾酮：0.67～3.20nmol/L。

2) 雌二醇：卵泡期88.08～418.38pmol/L，排卵期227.5～1959.8pmol/L，黄体期293.6～1001.93pmol/L，绝经期73.4～322.96pmol/L。

3) 孕酮：卵泡期0.33～1.91nmol/L，排卵期1.67～5.03nmol/L，黄体期23.84～61.50nmol/L。

(4) 临床诊断意义及评价：部分卵巢肿瘤具有产生激素功能，因而检查各种激素在体内的水平，可辅助鉴别卵巢肿瘤的组织学类型。如卵巢性索间质肿瘤中的颗粒细胞瘤可分泌雌孕激素致血中雌二醇、孕酮水平升高，卵巢支持细胞-间质细胞肿瘤可分泌雄激素致血中的睾酮升高。这些分泌性腺激素的肿瘤，在手术切除后，血中激素水平随之下降，当病情复发时，激素水平又上升，故也可作为病情监测的标志物。

(二) 肿瘤标志物

1. 糖蛋白抗原125(CA125)测定

(1) 检测方法、标本要求、参考区间。

(2) 临床诊断意义及评价

1) CA125为一种糖蛋白性肿瘤相关抗原，存在于卵巢肿瘤的上皮细胞内。作为临床上卵巢肿瘤最主要的肿瘤标志物，在约50% I 期和90%的 II 期以上的卵巢癌患者血清CA125可升高，且其含量与肿瘤大小、肿瘤分期相关。

2) CA125在鉴别卵巢肿块的良恶性上较有价值，其敏感性为78%，特异性为95%。

3) 血清中CA125水平可协助卵巢肿瘤患者病程监测及疗效和预后判断。越是病程晚期，CA125含量异常检出率越高。血清CA125持续高水平常预示治疗无效或不佳，持续下降则说明治疗有效。血清CA125含量还与肿瘤的负荷和预后相关，如CA125含量增高，常提示可能有肿瘤残留。在检测肿瘤复发、转移时，CA125的诊断准确性约为75%。

4) 非卵巢性恶性肿瘤如胰腺肿瘤、肝癌、乳腺癌症及子宫内膜异位、肝硬化、肝炎等其他疾病患者血清CA125含量也可增高，特别是子宫内膜异位症患者CA125可高达300U/ml以上，在诊断上应注意鉴别。

2. 甲胎蛋白(AFP)

AFP是由胚胎的卵黄囊及不成熟的肝细胞产生的一种特异性蛋白质。

(1) 检测方法：放射免疫分析、化学发光分析、酶联免疫吸附试验。

(2) 标本：血清。

(3) 参考区间：<20μg/L。

(4) 临床诊断意义及评价

1) AFP临床上主要作为原发性肝细胞癌的较特异的肿瘤标志物，在一些肝外肿瘤如卵巢肿瘤、睾丸癌、恶性畸胎瘤、胰腺癌等也可升高。

2) 各种生殖细胞瘤成分向卵黄囊分化者均可有 AFP 阳性表达，在含有卵黄囊成分的卵巢生殖细胞源的恶性肿瘤，如内胚窦瘤和胚胎性癌均可出现阳性。卵巢内胚窦瘤的组织来源是卵黄囊，其血清内的 AFP 含量极高，可作为此类肿瘤的特异性标志物。

3) 血清 AFP 水平的动态变化与肿瘤病情的好转或恶化相符合，在肿瘤治疗监测中有较好价值。

4) 孕妇不同孕周的血清 AFP 值不同，妊娠中期含量可达 90～50μg/L，需注意鉴别。

3. 癌胚抗原 (CEA) 测定

(1) 检测方法、标本要求及参考区间。

(2) 临床诊断意义及评价。

1) 血清 CEA 不是卵巢肿瘤的特异性标志，在结直肠癌、肺癌、乳腺癌、胰腺癌、卵巢癌、子宫癌、肝癌、膀胱癌等恶性肿瘤患者血清中均可升高，且常在肿瘤晚期才升高，故仅作为肿瘤过筛试验，在诊断上只有辅助价值。

2) CEA 在卵巢腺癌中的阳性率约为 42%～48%。

3) CEA 值与肿瘤的病程有一定关系，对治疗效果评价有一定价值。

4. 神经元特异性烯醇化酶 (NSE)

神经元特异性烯醇化酶(NSE)是神经元和神经内分泌细胞所特有的一种酸性蛋白酶，是烯醇化酶的一种同工酶。

(1) 检测方法：放射免疫分析、酶联免疫吸附试验、化学发光分析。

(2) 标本：血清。

(3) 参考区间：＜20μg/L。

(4) 临床诊断意义及评价：NSE 可大量存在于正常神经组织及神经细胞肿瘤中，是小细胞肺癌敏感、特异的肿瘤标志物。在卵巢未成熟畸胎瘤及无性细胞瘤患者中血清 NSE 值也可升高。

(三) 特殊检验项目

1. 脱落细胞检查

(1) 检测方法和方法学评价。

(2) 标本类型：宫颈分泌物、腹腔积液或腹腔冲洗液。

(3) 临床诊断意义及评价

1) 脱落细胞涂片找癌细胞用以诊断卵巢恶性肿瘤，阳性率不高，即使中晚期的病例阳性率也仅有 15%～25%，故诊断价值有限。

2) 腹腔积液及腹腔冲洗液检查癌细胞，对肿瘤的临床分期和处理有重要意义。因恶性肿瘤常穿破包膜，癌细胞脱落于腹腔，在局限性包膜完整的卵巢癌，腹腔冲洗液中也有 50% 可找到癌细胞。腹腔积液或腹腔冲洗液找癌细胞对确定肿瘤分期及治疗有重要意义。

2. 人绒毛膜促性腺激素 (HCG)

HCG 是滋养层细胞分泌的糖蛋白激素。

(1) 测定方法：放射免疫分析、酶联免疫吸附试验、化学发光分析、斑点金免疫渗滤试验。

(2) 标本：血清，尿液。

(3) 参考区间：尿液阴性；血清非孕妇女（血 HCG）< 10U/L，妊娠期间血清 HCG 水平见表 7-1。

表 7-1 正常妊娠各孕周血清 HCG 水平 (U/L)

孕周	HCG 浓度	孕周	HCG 浓度
0.2～1	5～50	4～5	1000～50000
1～2	50～500	5～6	10000～100000
2～3	100～5000	6～8	15000～200000
3～4	500～10000	8～12	10000～100000

(4) 临床诊断意义及评价：HCG 检查临床上主要可用来判断女性是否怀孕，在妊娠妇女的体内 HCG 水平有明显的变化过程。另外在原发性非妊娠性绒毛膜癌患者中 HCG 可明显升高，卵巢胚胎癌和无性细胞瘤患者也可增高。

(5) 方法学评价及问题

1) HCG 测定方法很多，斑点金免疫渗滤试验主要用于定性筛查特别是用于尿液标本，定量方法中较常用酶联免疫吸附试验和化学发光分析法。

2) HCG 由 α、β 两个亚单位构成。临床上大多测定的是 β-HCG。α 亚单位由 92 个氨基酸组成，分子量 16kD，β 亚单位由 145 个氨基酸组成，分子量 23kD。HCGβ 亚单位 (β-HCG) 由人体胎盘滋养层细胞产生，其抗原特异性强，能将与 α-HCG 链相类似的促黄体生成素 (LH)、促卵泡激素 (FSH)、促甲状腺激素 (TSH) 等区分开来，因此采用抗 β-HCG 抗体测出的 HCG 含量，能更精确地反映血、尿中 HCG 的浓度。

3. BCRA 基因突变分析

(1) 检测方法：DNA 序列测定、高分辨率熔点曲线分析、变性高效液相色谱法。

(2) 标本：新鲜肿瘤组织、石蜡包埋组织。

(3) 参考区间：无突变。

(4) 临床诊断意义及评价

1) 肿瘤易感基因 BRCA 是与乳腺癌和卵巢癌的发生密切相关的抑癌基因。包括 BRCA1 和 BRCA2，其主要功能是参与 DNA 的修补机制，在细胞增生周期的整个环节对细胞分裂和生长进行适当抑制，使细胞按照正常程序周期性分裂、生长和死亡，防止细胞周期失控，变成无限制扩增、分裂、生长，最终向肿瘤发展和转化。BRCA 基因产生突变将缺乏BRCA活性使DNA修复不完善，从而导致染色体的过度损伤，且可导致其他致癌基因的改变。

2) 不同资料显示带有BRCA1或BRCA2基因突变的患者一生中罹患乳癌的概率为在40%～85%，卵巢癌的概率为25%～50%。且目前普遍认为大部分遗传性卵巢癌是因为BRCA突变所致，因此对有乳腺癌或卵巢癌家族史的妇女进行BRCA基因检测是必要的。

3) BRCA基因突变多样，目前已报道的BRCA1基因的突变形式大约有150多种，大部分是小的缺失或插入，这些改变会导致蛋白合成提前终止，产生截切蛋白。另外还有小部分是错义突变，主要集中于进化过程中的保守区域。BRCA2的突变谱系不像那样BRCA1有特征，目前有关BRCA2突变的报道较少，其碱基的缺失较常见，而点突变较少见。

(5) 方法学评价及问题：在对BRCA基因突变的检测中，DNA测序一直被作为有效检测的"金标准"而广泛运用。另外其他的方法和技术也有应用，如高分辨率熔点曲线分析、变性高效液相色谱法等。

（四）应用建议

(1) 卵巢肿瘤因组织学来源复杂多样，不同检验诊断项目在不同组织来源的卵巢肿瘤中的应用价值不尽相同。总的来说，肿瘤标志物有着较好的应用价值，其中CA125作为卵巢上皮性肿瘤最主要和较特异的肿瘤标志物，AFP、NSE分别为卵巢内胚窦瘤、卵巢未成熟畸胎瘤及无性细胞瘤较特异的肿瘤标志物，HCG作为原发性非妊娠性绒毛膜癌较为特异的标志物在临床上有较重要应用。

(2) 个体化基因诊断项目BRCA基因突变分析在对家族遗传性卵巢癌的检测和预测上有重要意义。

(3) 脱落细胞学检查诊断价值有限，腹腔积液或腹腔冲洗液找癌细胞对确定临床分期、选择治疗方法、随访观察疗效有一定意义。

(4) 性激素及乳酸脱氢酶测定对卵巢肿瘤的诊断特异性不强，对疗效观察及病情转归判断有一定价值。

第六节 子宫肌瘤

一、疾病概述

子宫肌瘤是女性生殖器最常见的良性肿瘤，主要由平滑肌细胞增生而成，其间有少量纤维结缔组织。20岁以下少见，多见于30～50岁妇女，以40～50岁最多见。

（一）病因与发病机制

迄今为止，子宫肌瘤的病因尚不明了，是一个多因素多步骤的过程，是雌、孕激素与局部生长因子之间复杂相互作用的结果。细胞遗传学研究显示40%～50%子宫肌瘤存在细胞遗传学的异常，畸变的染色体涉及6、7、10、12、14号及X染色体，畸变类型多样，如：7号染色体部分长臂缺失，12、14号染色体异位，6号染色体缺失、倒位初插入以及染色体三体等。分子生物学研究结果提示：子宫肌瘤是由单克隆平滑肌细胞增生而成，多发性子宫肌瘤则由不同克隆细胞系形成。子宫肌瘤细胞中雌激素受体和雌二醇含量常较正常子宫肌组织高。肌瘤多见于育龄期妇女，雌激素可促进子宫肌瘤增大，而绝经后肌瘤停止生长，甚至萎缩。孕激素可刺激子宫肌瘤细胞核分裂，促进肌瘤生长。肌瘤患者又常伴卵巢充血、胀大、子宫内膜增生过长，揭示这与过多雌激素刺激有关。另外，子宫肌瘤的增长可能与生长因子有关，雌、孕激素可能通过影响肌瘤局部的生长因子浓度水平发挥促进肌瘤生长作用。

(二) 临床分型

子宫肌瘤可分为宫颈肌瘤和宫体肌瘤，而临床绝大部分子宫肌瘤为宫体肌瘤。

宫体子宫肌瘤又可分为浆膜下肌瘤(20%～30%)、肌壁间肌瘤(60%～70%)及黏膜下肌瘤(10%～20%)。

其他特殊类型的肌瘤还有：阔韧带肌瘤(生长于阔韧带前后两叶之间)，游离肌瘤(肌瘤游离于盆腔，有或无细长的蒂连于宫体之上)等。

(三) 临床表现

1. 症状

多无明显症状，仅于妇科检查时偶被发现。症状与肌瘤部位、生长速度及肌瘤变性关系密切，而与肌瘤大小，数目多少关系不大。

(1) 月经改变：子宫肌瘤最常见的症状为月经改变，表现为经量增多、周期缩短、经期延长、不规则阴道流血等。长期月经过多可继发贫血，上述症状黏膜下肌瘤出现最早，肌壁间肌瘤较大时可出现，而浆膜下肌瘤较少出现。

(2) 腹块：患者自诉腹部增大，下腹正中扪及无痛、质硬肿物。

(3) 阴道分泌物增多：由于肌壁间或黏膜下肌瘤使宫腔面积增大，内膜腺体分泌增多，并伴有盆腔充血致使白带增多；悬吊于阴道内的黏膜下肌瘤，其表面易感染、坏死，产生大量脓血性排液及腐肉样组织排出，伴臭味。

(4) 腹痛：浆膜下肌瘤蒂扭转时出现急性腹痛，肌瘤红色变时腹痛剧烈且伴发热。常见症状是下腹坠胀、腰酸背痛等，经期加重。有尿频、排尿障碍、肾盂积水，排便困难等。

(5) 不孕：25%～40%的患者可致不孕，可能是肌瘤压迫输卵管使之扭曲，或使宫腔变形，妨碍受精卵着床。

(6) 压迫症状：肌瘤较大时，可压迫膀胱，早期出现尿频，随肌瘤继续长大，可出现尿急，尿失禁等排尿习惯改变，可同时伴有便秘等消化道症状。

2. 体征

与肌瘤大小、位置、数目以及有无变性有关。较大时，于腹部可扪及质硬、不规则、结节块状物。妇科检查时，子宫增大，表面不规则或均匀增大，黏膜下肌瘤可脱出于宫口或阴道内，红色，实质，表面光滑。

（四）诊断和鉴别诊断

根据病史、症状和体征，诊断多无困难。但对症状不明或变性的肌瘤，有时诊断困难。可借助B型超声、宫腔探针探测深度及方向、宫腔镜、腹腔镜、子宫输卵管造影等协助确诊。需与妊娠子宫、卵巢肿瘤、子宫腺肌病、盆腔炎性块物、子宫畸形等相鉴别。

二、检验诊断

大多数子宫肌瘤根据临床表现即可作出诊断，B型超声检查是目前诊断子宫肌瘤最常用的辅助诊断方法。检验诊断在子宫肌瘤的诊断上缺少有效手段，仅有一般辅助诊断价值。

（一）一般检验项目

1. 血常规

(1) 检测方法、标本要求。

(2) 参考区间（成年女性）：血红蛋白(Hb)(115～150)g/L；红细胞(RBC)(3.8～5.1)×10^{12}/L；血细胞比容(Hct)0.35～0.45；红细胞平均容积(MCV)82～100fl；红细胞平均血红蛋白含量(MCH)27～34pg；红细胞平均血红蛋白浓度(MCHC)316～354g/L；红细胞分布宽度(RDW)11.0%～14.5%；白细胞计数(WBC)(3.5～9.5)×10^9/L。

(3) 临床诊断意义及评价：血常规不是子宫肌瘤的特异性检测指标，子宫肌瘤患者可由于长期月经过多，出血未及时治疗导致继发贫血，致血红蛋白降低、红细胞数量减少、红细胞比容降低，贫血形态学分类上表现为小细胞低色素贫血，MCV、MCH、MCHC下降，RDW值增大。子宫肌瘤红色变性患者可见白细胞增高。

2. 雌、孕激素测定

主要测定雌二醇、孕酮。子宫肌瘤的发生、发展与雌、孕激素相关。子宫肌瘤多发生于生育年龄妇女，雌激素可促进子宫肌瘤增大，绝经后肌瘤停止生长甚至萎缩，孕激素可刺激肌瘤细胞核分裂，促进肌瘤生长。测定体内的雌、孕激素水平在一定程度上有助于疾病诊断及转归的判断。

（二）应用建议

实验室检查在子宫肌瘤的诊断上缺少有效手段，血常规检查在判断患者有无贫血、贫血程度、贫血类型上有一定价值，雌、孕激素测定常有助于子宫肌瘤发生、发展及转归的判断。

第七节 葡萄胎

一、疾病概述

葡萄胎因妊娠后胎盘绒毛滋养细胞增生、间质水肿，形成大小不等的水疱，其间有蒂相连成串，形似葡萄而得名，亦称水疱状胎块。分完全性葡萄胎和部分性葡萄胎两类，大多数为完全性葡萄胎。

（一）病因及发病机制

葡萄胎发生的确切原因尚未完全清楚。根据流行病学和实验研究，认为葡萄胎的发生与种族因素、营养不良、卵巢功能失调、免疫机制失调及细胞遗传学异常等有关。

1. 完全性葡萄胎

细胞遗传学研究表明，完全性葡萄胎为"空卵受精"，其染色体核型为二倍体，均来自父系，其中90%核型为46XX，另有10%为46XY。流行病学调查表明其发生存在种族倾向性，维生素A缺乏、年龄因素及葡萄胎病史也是可能的高危因素。

2. 部分性葡萄胎

为葡萄胎合并有胚胎或胎儿，发生率远低于完全性葡萄胎。细胞遗传学研究表明，部分性葡萄胎多为"双精子受精"，其核型90%以上为三倍体，最常见的核型为69XXY，其余为69XXX或69XYY，多余的父源基因物质是造成滋养细胞增生的主要原因。

（二）临床表现

(1) 停经后阴道流血：为最常见的症状。停经时间一般在8～12周，此后出现不规则阴道流血，多为断续性少量出血，亦可引起大出血，导致休克，甚至死亡。

(2) 子宫异常增大变软：多数患者的子宫体积大于相应的停经月份的妊娠子宫，主要为葡萄胎迅速增长及宫腔内积血所致。但也有少数患者的子宫与停经月份符合或小于停经月份，可能与绒毛水疱退变、停止发育有关。

(3) 腹痛：患者由于子宫扩张过速引起腹部胀痛，或宫内出血刺激子宫收缩而疼痛，可轻可重。若发生卵巢黄素囊肿扭转或破裂，可出现急腹症。

(4) 妊娠呕吐：多发生在子宫异常增大和HCG水平异常升高者，出现时间较正常妊娠早，症状严重且持续时间长。

(5) 妊娠期高血压疾病症状：多发生在子宫异常增大者，可在妊娠20周前出现高血压、水肿及蛋白尿，容易发展为重度子痫前期，但子痫少见。

(6) 卵巢黄素化囊肿：常为双侧，大小不一。多经B型超声检查发现，常在葡萄胎清除后2～4个月自行消退。

(7) 无胎囊、胎心和胎动。

(8) 甲状腺功能亢进表现：少数患者可出现，如心动过速、皮肤潮湿和震颤。与 HCG 水平异常增高及 T3、T4 水平升高有关。

（三）诊断与鉴别诊断

凡有停经后阴道不规则流血、腹痛、早孕反应剧烈，体检发现子宫体积大于停经月份，子宫孕 5 个月妊娠大小时孕妇尚未觉胎动，未及胎体，亦无胎心，应怀疑葡萄胎。较早出现妊娠期高血压疾病征象、双侧卵巢黄素化囊肿或甲亢征象，均支持诊断。如在阴道排出物中发现有葡萄样水疱组织，则可确诊。此外还可通过 B 型超声和 HCG 测定来帮助诊断。

葡萄胎需与流产、羊水过多、双胎妊娠、子宫体肌瘤合并妊娠等疾病鉴别。

二、检验诊断

人绒毛膜促性腺激素 (HCG) 是胎盘合体滋养层细胞所分泌的一种糖蛋白激素，由 237 个氨基酸组成，分子量为 39kD，在妊娠诊断以及滋养细胞疾病诊断、随访、疗效判断中具有重要的检测意义。特别其定量试验是诊断及随访葡萄胎的重要指标。

（一）检测方法

放射免疫法，酶联免疫吸附试验，斑点金免疫渗滤试验，荧光酶免疫分析法。

（二）标本

尿液，血清。

（三）参考范围

尿液：阴性；血清：妊娠不同时期以及各孕妇之间 HCG 的绝对值变化较大，一般非孕妇 HCG < 10U/L，妊娠期间血清 HCG 水平参见正常范围。

（四）临床诊断价值和评价

(1) 正常妊娠时，血清 HCG 水平随孕周增加而逐渐升高，于妊娠 8～10 周达高峰，持续 1～2 周后逐渐下降。葡萄胎时，血清 HCG 水平通常高于相应孕周的正常妊娠值，而且在停经 8～10 周以后，随子宫增大仍持续上升，利用这种差别可作为辅助性诊断。但也有少数葡萄胎，尤其是部分性葡萄胎因绒毛退行性变，HCG 升高不明显。正常妊娠妇女血清 HCG 高峰值中位数在 10 万 U/L 以下，最高值为 21 万 U/L，而大多数葡萄胎患者血清 HCG 值远高于 20 万 U/L。故根据血清 HCG 结果、临床表现和 B 超，可确定葡萄胎的诊断。

(2) 正常情况下，葡萄胎排空后，血清 HCG 稳定下降，首次降至阴性的平均时间约为 9 周，最长不超过 14 周。若葡萄胎清除 9 周以上，经证实宫腔内无残余葡萄胎，无黄素化囊肿存在，血清 HCG 仍维持在 1000U/L 以上或继续上升，应注意恶性病变可能；

HCG 值在 1000U/L 以下而又有黄素化囊肿存在时，应紧密随访，注意有无转移性病变存在；如黄素囊肿消退，伴随 HCG 下降，则按良性葡萄胎继续随访。

(五) 方法学评价及问题

(1) HCG 测定方法较多：放射免疫法需一定设备，试验手续繁琐，且有核素污染问题，目前已少用；斑点金免疫渗滤试验操作简单，适合基层单位初筛及卫生防疫等部门的普查使用；酶联免疫吸附试验灵敏度高、特异性强，目前广泛应用于临床；荧光酶免疫分析法操作简便、灵敏度高，但需要特定仪器，检测成本相对较高，目前临床也有较广泛应用。

(2) HCG 由 α、β 两个亚单位构成。α 亚单位由 92 个氨基酸组成，分子量 16kD，β 亚单位由 145 个氨基酸组成，分子量 23kD。HCGβ 亚单位 (β-HCG) 由人体胎盘滋养层细胞产生，其抗原特异性强，能将与 α-HCG 链相类似的促黄体生成素 (LH)、促卵泡激素 (FSH)、促甲状腺激素 (TSH) 等区分开来，因此采用抗 β-HCG 抗体测出的 HCG 含量，能更精确地反映 HCG 的浓度。

第八章 产科疾病及临床检验

第一节 妊娠的诊断

妊娠通常有停经史和明显的临床表现,结合病史、体征、B超等及相关实验室检查可以对妊娠做出早期诊断。

一、一般检验项目

(一) 人绒毛膜促性腺激素 (HCG)

HCG 是滋养层细胞分泌的糖蛋白激素。

1. 测定方法

放射免疫法,酶联免疫吸附试验,斑点金免疫渗滤试验,化学发光分析法。

2. 标本

血清、尿液。

3. 参考范围

尿液 HCG 试验阴性;血液一般非孕妇女血 HCG 10U/L,在妊娠最初 3 个月,HCG 水平每 (2.2±0.5) 天约升高一倍,孕后 35～50 天 HCG 可升至大于 2500U/L,60～70 天可达 8 万 U/L 及以上。妊娠期间血清 HCG 水平参见正常范围。

4. 临床诊断意义及评价

(1) HCG 测定对早期妊娠诊断有重要意义,胚胎在发育成熟过程中,胎盘合体滋养层细胞产生大量的 HCG,可通过孕妇血液循环而排泄到尿中。当妊娠 1～2 周时,血清和尿中的 HCG 水平即可迅速升高,孕 8～12 周达到高峰,至孕 18 周始降至中等水平,并一直维持到妊娠末期,通过对血、尿中 HCG 水平的测定有助于妊娠的诊断。

(2) HCG 测定还对异位妊娠的判断、滋养细胞肿瘤等疾病的诊断及鉴别有一定价值,临床在诊断正常妊娠时需注意鉴别。异位妊娠时,患者体内 HCG 水平常比正常妊娠低。葡萄胎时,患者 HCG 水平常比相应孕周的正常妊娠高,且在停经 12 周以后,HCG 水平继续持续上升。

(3) HCG 个体差异大,妊娠不同时期以及各孕妇之间血清 HCG 绝对值变化大,多胎妊娠者 HCG 常高于一胎妊娠,临床需注意动态观察。

5. 方法学评价及问题

HCG 由 α、β 两个亚单位构成。α 亚单位由 92 个氨基酸组成,分子量 16kD,β 亚单位由 145 个氨基酸组成，分子量 23kD。HCGβ 亚单位 (β-HCG) 的抗原特异性强，能将与 α-HCG 链相类似的促黄体生成素 (LH)、促卵泡激素 (FSH)、促甲状腺激素 (TSH) 等区分开来，因此采用抗 β-HCG 抗体测出的 HCG 含量，能更精确地反映血、尿中 HCG 的浓度，现临床上主要检测的是 β-HCG。

(二) 妊娠特异性 β$_1$ 糖蛋白 (PSβ$_1$G)

通常以 SP1 表示，又称妊娠相关血浆蛋白 C(PAPP-C)(表 8-1)。

表 8-1　正常妊娠各孕周血清 SP1 水平 (mg/L)

孕周	SP1 均值	孕周	SP1 均值
4～7	2	28～29	96
8～11	8	30～31	99
12～15	20	32～33	112
16～19	31	34～35	128
20～23	38	36～37	168
24～25	57	38～39	179
26～27	75	40～41	165

1. 检测方法

放射免疫法，化学发光分析法。

2. 标本

血清。

3. 参考范围

妊娠期间血清 SP1 水平见表 8-1。

4. 临床诊断意义及评价

(1) SP1 由胎盘滋养层合体细胞产生后分泌入血，出现于孕妇血液中，正常非孕妇女和男性血液中检测不到。

(2) SP1 在受孕后 7 天即可从孕妇血液中检出，于妊娠 4 周后增加，至 34～38 周达到高峰，而且抗清与其他蛋白和任何垂体激素无交叉反应，一般认为 SP1 是诊断早期妊娠有价值的指标。

(3) 由于孕妇血清 SP1 值和孕周数、胎儿体重及胎盘重量呈正相关，故检测 SP1 可用于监测胎盘功能。

(三) 宫颈黏液结晶检查

宫颈黏液是宫颈腺体的分泌物。有正常卵巢功能的育龄妇女在卵巢性激素的影响下，宫颈黏液的物理、化学性状有周期性变化。根据宫颈黏液的量、透明度、延展性和结晶的类型，可以了解卵巢的功能、测定排卵、诊断早孕、进行月经失调激素治疗的动态观察，对妊娠辅助诊断也有一定价值。

1. 检查方法

暴露子宫颈，清除颈管外口的黏液，然后用干燥的长弯钳或长镊伸入颈管1cm左右夹取黏液。取得的黏液置玻片上，待黏液干燥后，置显微镜下观察。

2. 临床诊断意义及评价

在正常的月经周期中，黏液羊齿状结晶的出现与消失有一定的规律性。一般在月经第10天出现不典型结晶，随着体内雌激素水平的升高，转变为较低典型结晶，至排卵期可见典型的羊齿状结晶，排卵后结晶逐渐减少，至月经第22天结晶消失。结晶的多少及羊齿状的完整与否，可提示体内雌激素水平的高低。若宫颈黏液量少质稠，涂片干燥后镜下见到排列成行的椭圆体，不见羊齿状结晶，则早期妊娠的可能性很大。

二、应用建议

(1) 早孕诊断试纸法：检测孕妇尿液中β-HCG阳性可协助诊断早期妊娠。此法简便快速，易被患者接受，是临床上最常规应用的早孕检验诊断方法，但早孕不应单靠尿液妊娠试验阳性确诊。

(2) 测定孕妇血清HCG水平对早期妊娠诊断有重要意义。由于HCG个体差异大，妊娠不同时期以及各孕妇之间血清HCG绝对值变化大，临床可通过动态观察血清HCG水平来进行早孕诊断并鉴别正常妊娠、异位妊娠或滋养细胞肿瘤等。

(3) 血清SP1检测及宫颈黏液涂片检查对早孕诊断也有一定价值，但临床不常规应用。

(4) 中晚期妊娠的诊断一般不需借助实验室检查。有早期妊娠的经过，并感到腹部逐渐增大，中晚期妊娠的诊断就比较明确。

第二节　产前常规检查

对孕妇的监护，主要通过产前检查实现，产前检查应从确诊早孕时开始。除了解内生殖器、盆腔内有无异常外，还需测量血压作为基础血压，检查心肺等，并作血、尿、宫颈分泌物等实验室常规检查，做早孕登记，建立《围生期保健卡》。孕12周后建卡者把12周前产检资料填于卡上。若有遗传病家族史或曾分娩遗传病儿的孕妇，须接受遗传咨询，医生还可根据孕妇的具体情况，选择其他的产前检查和检验诊断的方法。孕后初诊的常规实验室检验项目主要包括以下内容：

一、一般检验项目

(一) 血常规检查

1. 检测方法

大多采用自动化血液学分析仪检测。

2. 标本

EDTA-K 抗凝全血。

3. 参考范围

成年女性白细胞数 $(3.5\sim9.5)\times10^9/L$，红细胞数 $(3.8\sim5.1)\times10^{12}/L$，血红蛋白 $115\sim150g/L$，血细胞比容 $0.35\sim0.45$，血小板 $(125\sim350)\times10^{12}/L$。

4. 临床诊断意义及评价

(1) 白细胞总数从妊娠 7～8 周开始轻度升高，至妊娠 30 周达到高峰，常为 $(5\sim12)\times10^9/L$，有时可达 $15\times10^9/L$，主要为中性粒细胞增多，单核细胞和嗜酸性粒细胞改变不明显。

(2) 妊娠中、后期的孕妇红细胞计数、血红蛋白浓度和血细胞比容较非孕时轻度下降。这是由于妊娠中、后期的孕妇血浆容量增加使血液稀释，此为生理性减少。

(3) 根据血红蛋白结果可了解孕妇有无贫血。一般按照血红蛋白减低的程度将贫血分为四级：

1) 轻度贫血，血红蛋白＜参考值低限至 90g/L。

2) 中度贫血，血红蛋白为 60～90g/L。

3) 重度贫血，血红蛋白为 30～60g/L。

4) 极度贫血，血红蛋白＜30g/L。轻度贫血对孕妇及分娩的影响不大，重度贫血可引起早产、低体重儿等不良后果。

(4) 如果血常规测定发现血小板低于 $100\times10^{12}/L$，需进一步作凝血功能及其相关的检查，以明确血小板降低的原因。

(二) 尿液常规检查

1. 检测方法

大多采用尿液干化学分析仪检测结合尿液沉渣显微镜检查。

2. 标本

首次晨尿为佳，也可留取新鲜随机尿液，2 小时内完成检查。

3. 参考范围

(1) 外观：正常人新鲜尿液为淡黄色、清晰透明的液体，但可因人体摄入的液体量、排尿的次数、食物、药物等因素而有所变化，久置后可因盐类结晶析出而发生混浊；尿量：1000～2000ml/24h；尿比重：1.015～1.025；pH：晨尿 5.5～6.5，随机尿 4.5～8.0。

(2) 干式化学定性分析：葡萄糖、酮体、蛋白质、隐血、胆红素、尿胆原、白细胞、亚硝酸盐阴性或正常。

(3) 沉渣显微镜检查：红细胞＜3/高倍视野；白细胞＜5/高倍视野；管型 0～偶见/低倍视野。

4. 临床诊断意义及评价

(1) 所有初诊孕妇均应作尿糖测定，且于中、晚期需重复测定。尿糖阳性常见于糖尿病、甲状腺功能亢进等。过多食入高糖物后，也可产生一过性血糖升高，使尿糖阳性；尿酮体阳性常见于糖尿病、酮酸症、妊娠剧吐、子痫、饥饿、禁食等；如果尿糖或尿酮体阳性，需进一步做空腹血糖和糖耐量测定以明确诊断。

(2) 尿蛋白阳性提示有妊娠期高血压疾病、肾脏疾病的可能。

(3) 若尿液沉渣镜检有红细胞和白细胞增多，则提示有尿路感染的可能；尿亚硝酸盐试验可用于尿路细菌感染的快速筛检试验，尿亚硝酸盐试验阳性提示尿路细菌性感染。

(4) 尿隐血主要用于肾脏、泌尿道畸变及其他相关疾病的诊断。

(5) 尿胆红素、尿胆原检测主要用于消化系统、肝脏、胆道疾病的诊断，尤其对于黄疸的鉴别有特殊意义。

5. 方法学评价和问题

(1) 由于尿液成分复杂，易受理化、生物因素等影响，如污染、放置时间过长均可直接影响尿液分析结果，需严格把好尿液检验质量。

(2) 需注意一些常见的可能影响尿液检测的因素：

1) 尿液蛋白试纸主要检测尿液中的清蛋白，因此在尿液中含有其他种类的蛋白时，干化学法的测试结果可能为阴性。药物青霉素对尿蛋白的测定有干扰，可使尿蛋白结果偏低甚至出现假阴性。标本中混入前列腺液和精液时易引起假阳性。

2) 尿亚硝酸盐还原试验阳性提示尿液中细菌存在，但革兰阳性球菌和假单胞菌感染时，由于不能还原硝酸盐而呈假阴性反应，尿液在膀胱逗留时间不够长未能经细菌充分作用也会造成假阴性结果。

3) 尿液分析试纸只与粒细胞浆内的酯酶起作用，因此，分析试纸只能测定中性粒细胞，不能测定淋巴细胞。另外，白细胞破裂后，酯酶释放到尿液中，干化学的检测结果还能是阳性，而镜检则为阴性。

4) 隐血试验在血红蛋白尿、肌红蛋白尿标本中呈阳性反应。

5) 由于女性尿中易混入阴道分泌物，故女性患者在许多无任何症状的情况下可能尿中会出现大量扁平上皮细胞和较多的白细胞。

（三）阴道分泌物检查

主要包括阴道清洁度、阴道毛滴虫、真菌、加德纳菌和淋球菌等检查，必要时进行衣原体和支原体检测。

1. 白带常规

主要检查阴道清洁度、阴道毛滴虫、真菌等。

(1) 检测方法：直接涂片结合显微镜镜检。阴道清洁度是以多视野观察到的白细胞（或脓细胞）、上皮细胞、乳酸杆菌、球菌的多少，将阴道清洁度分成Ⅰ～Ⅳ度，以反映阴道自洁程度。

(2) 参考范围：正常情况下清洁度为Ⅰ～Ⅱ度，无真菌、无球菌、无阴道毛滴虫。

(3) 临床诊断意义及评价：Ⅲ～Ⅳ度为不清洁，常可发现病原微生物，提示存在感染引起的阴道炎。真菌或阴道毛滴虫阳性说明有感染，需进行相应的治疗。

2. 加德纳菌检查

(1) 检测方法：主要有革兰染色法、吖啶橙染色荧光法、分离培养法、PCR法等，以革兰染色结合显微镜镜检法找线索细胞为最常用。

(2) 标本：宫颈分泌物。

(3) 参考范围：阴性。

(4) 临床诊断意义及评价：线索细胞是细菌性阴道病较敏感和特异的指标，在阴道分泌物中找到线索细胞且符合① pH > 4.5；②胺试验阳性；③阴道分泌物稀薄均匀中任意2条，即可做出细菌性阴道病的诊断。

3. 淋球菌检查

(1) 检测方法：主要包括涂片染色显微镜检查法、分离培养法、PCR法。

(2) 标本：宫颈分泌物。

(3) 参考范围：阴性。

(4) 临床诊断意义及评价：淋病是发病率较高的性传播疾病，若淋球菌阳性，说明淋球菌（革兰阴性双球菌）在泌尿生殖道黏膜引起的特殊炎症，需及时治疗。

(5) 方法学评价及问题：淋病奈瑟菌培养是目前实验室检查的金标准；取分泌物标本涂片染色直接显微镜检查，简单、快速、准确和价廉，特别是在白细胞内查见革兰阴性双球菌，有助于诊断，但要注意假阳性；PCR技术检测淋病奈瑟菌虽然灵敏度高，但同时也存在易污染、假阳性及假阴性的问题。

(四) 肝、肾功能检查

为了母亲和婴儿的健康，每个孕妇都应该在妊娠早期检查肝、肾功能。产前常规应用的肝肾功能试验主要包括反映肝损伤的敏感指标如血清丙氨酸转氨酶(ALT)、血清天冬氨酸转氨酶(AST)，反映肝脏合成储备能力的指标如总蛋白(TP)、清蛋白(ALB)、球蛋白，反映肝脏分泌排泄的能力的指标如总胆红素(TBIL)、直接胆红素(DBIL)、间接胆红素(IBIL)，反映肝外胆管阻塞和肝内胆汁淤积的指标如血清总胆汁酸(TBA)，肾功能的检测指标如血尿素氮(BUN)、肌酐(CREA)、尿酸(UA)，此外有条件的还可做碱性磷酸酶

(ALP)、胆碱酯酶 (CHE)、乳酸脱氢酶 (LDH)、胆固醇等项目。

1. 血清丙氨酸转氨酶 (ALT)、血清天冬氨酸转氨酶 (AST)

(1) 测定方法：大多采用酶偶联连续监测法。

(2) 参考范围：ALT 女 7～40U/L(如试剂中含磷酸吡哆醛则为 7～45U/L)，AST 女 13～35U/L(如试剂中含磷酸吡哆醛则为 13～40U/L)。

(3) 方法学评价及问题：酶偶联连续监测法结果准确度和精密度均很好。溶血标本可使 AST 假性偏高，剧烈的肌肉运动 AST 也可轻度升高。

2. 血清总蛋白 (TP)、清蛋白 (ALB)

(1) 测定方法：TP 测定大多采用双缩脲法，ALB 测定多采用溴甲酚绿法。

(2) 参考范围：TP65～85g/L，ALB40～55g/L。

(3) 方法学评价及问题

1) 双缩脲法测总蛋白具有很好的特异性、精密度以及合适的线性范围，血红蛋白和胆红素可引起测定干扰。

2) 溴甲酚绿比色法为 WHO 推荐的测定血清蛋白的方法，其适用于手工操作及自动化仪器，但必须严格控制反应时间。该法测定结果特异、准确、精密度高，高胆红素血症和溶血标本对检测结果不产生干扰，严重高脂血症可使检测结果偏高。

3. 血清总胆红素和结合胆红素(直接胆红素)测定

(1) 测定方法：血清总胆红素及结合胆红素测定方法包括重氮试剂法、胆红素氧化酶法、高效液相色谱法等。重氮试剂法又包括改良 J-G 法和二甲亚砜法等。非结合胆红素(间接胆红素)为总胆红素减去结合胆红素的结果。

(2) 参考范围：血清总胆红素 5.1～19.0μmol/L；血清结合胆红素 1.7～6.8/μmol/L。

(3) 方法学评价及问题：改良 J-G 法是卫生部临检中心的推荐方法，其灵敏度较高，且可避免其他有色物质的干扰，是测定血清总胆红素浓度的参考方法。缺点是不能自动化分析。二甲亚砜法易于自动化。胆红素氧化酶法特异性好，但临床上尚未推广。高效液相色谱法能特异、准确地分离和测定胆红素成分，有可能成为参考方法，但需昂贵仪器，技术要求高。

4. 血清总胆汁酸 (TBA)

血清 TBA 测定对肝外胆管阻塞和肝内胆汁淤积的诊断有较高的灵敏度。

(1) 检测方法：酶比色法、酶循环法。

(2) 参考范围：空腹血清胆汁酸 (F-TBA)0.74～5.64pmol/L。

(3) 临床诊断意义及评价：血清胆汁酸测定能反映肝细胞合成、摄取及分泌功能，并与胆道排泄功能有关，是早期诊断妊娠肝内胆汁淤积症 (ICP) 的敏感指标。进食后血清胆汁酸可一过性增高，此为生理现象。

(4) 方法学评价及问题：血清中的 TBA 含量较低，需要高灵敏度的测定方法。酶循环法有足够的灵敏度，且几乎不受内源性物质的干扰，胆红素＜850μmol/L，血红蛋白＜5g/L，抗坏血酸＜2.84mmol/L，乳酸＜24mmol/L，偏差均＜±5％，特异性、准确性和精密度均较好，有较好的应用前景。

5. 血清尿素氮 (BUN) 测定

BUN 是蛋白质代谢的终末产物，主要经肾小球滤过随尿排出，当肾实质受损害时，肾小球滤过率降低，致使血浓度增加，目前临床上多测定尿素氮来粗略观察肾小球的滤过功能。

(1) 检测方法：酶偶联连续监测法、脲酶-波氏比色法等。

(2) 参考范围：2.86～8.20mmol/L。

(3) 临床诊断意义及评价：妊娠期高血压疾病患者常有肾功能损害，在严重肾功能受损患者可致 BUN 升高，在除外肾外因素影响下，BUN 升高程度与肾功能受损严重程度呈正相关。早期肾功能损伤，BUN 可无改变。

(4) 方法学评价及问题：血液尿素氮浓度随饮食中的蛋白质含量成比例改变，且组织分解时蛋白代谢率增加，血尿素氮增高。

6. 血清肌酐 (CR)

(1) 检测方法：除蛋白终点法、连续监测法。

(2) 标本：血清。

(3) 参考范围（女性）：44～80/μmol/L。

(4) 方法学评价及问题：血肌酐浓度反映肾小球滤过功能，因受饮食、运动、激素、蛋白质代谢等因素的影响较少，所以比尿素、尿酸的特异性好。对晚期肾脏疾病临床意义较大，可用于慢性肾功能不全的分期。临床常通过 BUN 和 CR 联合检测以评价肾功能。

(5) 临床诊断意义及评价：血肌酐的浓度取决于机体的分解代谢与肾脏的排泄能力。在摄入食物及体内分解代谢比较稳定的情况下，其血浓度取决于肾小球滤过能力，在一定程度上可反映肾小球滤过率功能的损害程度。妊娠期高血压疾病患者常可因肾小球滤过下降而引起肾功能损害乃至肾功能衰竭，引起血 CR 升高且升高程度与肾功能损害的严重程度相平行。

7. 血尿酸 (UA) 测定

尿酸是嘌呤类的终末产物，血尿酸主要从肾脏排出，肾功能减退时 UA 增高。

(1) 检测方法：常用尿酸酶，过氧化物酶偶联法。

(2) 标本：血清。

(3) 参考范围（女性）：89～357μmol/L。

(4) 临床诊断价值和评价：妊娠期高血压疾病患者常因肾功能受损致血清尿酸水平升高。由于肾血流减少所致的肾小管尿酸分泌减少经常先于肾小球滤过率的改变而出现，可用于预测围产儿的不良结局。临床观察发现，无高 UA 血症的重度子痫前期患者，其胎儿预后仍可较好；而高 UA 血症者，即使症状较轻，其胎儿预后也较差。

(5) 方法学评价及问题：胆红素对本法有明显负干扰，试剂中加入亚铁氰化钾可部分消除这种负干扰。

8. 临床诊断意义及评价

(1) 妊娠早期，孕妇肝肾功能常无显著变化。

(2) 妊娠晚期时，由于孕妇、胎儿胎盘产生的激素和代谢物质的影响，部分健康孕妇可有某些肝肾功能试验轻度异常，常表现为：

1) 少数孕妇血清转氨酶活性升高。

2) 妊娠妇女由于血容量增加使血液稀释，血清总蛋白会降低，为 60～65g/L，主要为 ALB 减少，约下降 20% 左右。血尿素氮和肌酐比非孕时轻度下降。

3) 由于血红蛋白代谢增加，少数孕妇胆红素可轻度增高。

(3) 产前常规检查肝、肾功能主要是为排除实质性的肝、肾功能损害。孕妇基础代谢率增高，胎儿的代谢和解毒作用依靠母体肝脏完成，使肝脏负担加重，容易感染病变，所以在孕期要经常检查肝功能。了解正常生理性改变和病理性改变的区别，能帮助孕妇自我辨别、判断肝肾功能是否有病理性改变。

(五) 葡萄糖测定

1. 检测方法

葡萄糖氧化酶－过氧化物酶法 (GOD-POD 法)、己糖激酶法 (HK 法)。

2. 标本

血清或血浆。

3. 参考范围

空腹血糖 3.89～6.11mmol/L。

4. 临床诊断意义及评价

(1) 在孕早期检查静脉血的空腹血糖，能及时将孕前漏诊的糖尿病诊断出来，排除糖尿病合并妊娠，如果孕早期空腹血糖 ≥ 7.0mmol/L，则诊断为孕前糖尿病，尽早干预。

(2) 在妊娠早中期，孕妇血糖随妊娠进展而降低，空腹血糖约降低 10%。正常孕妇的空腹血糖值常为 3.6～4.8mmol/L，如果两次或两次以上空腹血糖 ≥ 5.1mmol/L，可诊断为糖尿病。

(3) 目前多数学者建议妊娠 24～28 周进行妊娠糖尿病筛查。具体做法是 OGTT 前 3 天正常活动、正常饮食，抽血前 1 天晚上晚餐后禁食 8～10 小时，第 2 天晨空腹先抽一次血，然后在 5 分钟内喝完含 75g 葡萄糖的液体 300ml，服糖后 1 小时、2 小时分别抽血，结果的判定标准是空腹血糖 5.15mmol/L、1 小时 10.0mmol/L、2 小时 8.5mmol/L，只要有一项达到或超过这个标准，就诊断为妊娠期糖尿病，新的妊娠期糖尿病诊断标准更严格。

5. 方法学评价和问题

(1) GOI＞POD 法的特异性较 HK 法低，因 GOI＞POD 法中 POD 的特异性相对较低，一些还原性物质如尿酸、胆红素、维生素 C、谷胱甘肽及一些还原性药物，可与色原性物质竞争过氧化氢，使测定结果偏低。HK 法特异性较好，是测定葡萄糖的参考方法。

(2) 血液离体后，葡萄糖仍可被红细胞酵解而使血糖下降。因此，应尽快分离出血清或血浆。室温自然凝固的标本，血清葡萄糖浓度每小时下降 7% 左右。血标本若以氟化钠-草酸钾抗凝，可抑制红细胞酵解葡萄糖。

(六) 微量元素检测

主要检测铜 (Cu)、锌 (Zn)、铁 (Fe)

1. 检测方法

原子吸收光谱法 (Zn、Cu)，络合比色法 (Fe)。

2. 标本

血清 (非溶血)。

3. 参考范围

成年女性 Cu 13 ～ 24μmol/L，Zn 7.5 ～ 22.5μmol/L，Fe 9 ～ 27μmol/L。

4. 临床诊断意义及评价

(1) 微量元素在维持正常妊娠中具有保护胎儿生长发育及免疫保护作用。

(2) 妊娠中晚期孕妇锌与胎儿出生体重相关，锌缺乏时可直接影响核酸及蛋白质的合成，导致生长停滞，系统发育不良。锌对宫缩有一定的作用，孕妇妊娠早中期低血锌时，常伴有乏力性子宫出血。

(3) 铜是构成铜氧化酶的主要成分，缺乏时可引起胎儿及婴幼儿发育不良，婴儿贫血等。孕妇妊娠早中期低血铜与胎膜早破和胎盘功能有一定联系。近年来通过动物试验和临床研究证明，孕妇妊娠早期铜锌缺乏可致严重的胎儿畸形。

(4) 血清 Fe 浓度增高见于溶血性贫血、再生障碍性贫血、巨幼细胞贫血、急性肝细胞损害、坏死性肝炎等。血清 Fe 浓度减低见于缺铁性贫血和感染、胃肠道慢性失血、尿毒症、恶性肿瘤等。孕妇最常见的贫血为缺铁性贫血，缺铁严重时可造成胎儿宫内发育迟缓。

(5) 微量元素不足亦可能是导致胎儿宫内生长受限发生的重要原因。因此，在产前诊断时了解孕妇血清 Zn、Cu、Fe 水平，有利于孕期保健，监护胎儿及孕妇可能发生的病变。

(七) 血型检查

主要包括 ABO 血型鉴定和 Rh 血型鉴定：

1. 检测方法

常用的方法有玻片法、试管法和微柱凝胶法。其原理是利用红细胞和抗体在电解质溶液中或微柱凝胶中发生的肉眼可见的凝集反应。常规的 ABO 血型鉴定，应包括用已知的特异性抗体试剂检查红细胞的抗原 (正向定型) 和用已知抗原的红细胞试剂检查血清中的抗体 (反向定型)。常规的 RH 血型检测，一般应用 5 种分型血清来检查红细胞抗原。

2. 标本

血液。

3. 结果判断

(1) 受检者红细胞加标准抗血清及受检者血清加红细胞试剂后根据表 8-2 判断受检者 ABO 血型。

(2) Rh 阳性或阴性是根据受检者红细胞与抗 D 抗体发生凝集与否而定,发生凝集者即有 D 抗原,称 Rh 阳性;反之,不带有 D 抗原,称 Rh 阴性。

表 8-2 ABO 血型正反定型结果

受检者血型	正定型 抗 A	抗 B	抗 A + B	反定型 A 型红细胞	B 型红细胞	O 型红细胞
A	+	—	+	—	+	—
B	—	+	+	+	—	—
O	—	—	—	+	+	—
AB	+	+	+	—	—	—

注:+:凝集;—:不凝集。

4. 临床诊断意义及评价

孕早期进行血型检查便于及时发现母婴血型不合。

(1) 如果孕妇血型为 O 型,丈夫为 A 型、B 型或 AB 型,新生儿有 ABO 溶血的可能,要进一步检查孕妇血清中 IgG 抗 A(B) 效价。

(2) 亚洲人中大多数为 Rh 血型阳性,Rh 血型阴性的较少。如果夫妻 Rh 血型不合,也有可能发生新生儿溶血;如果孕妇血型为 Rh 阴性,丈夫血型为 Rh 阳性,要进一步测定孕妇血中的抗 D 抗体效价。

(3) Rh 血型不合抗体效价 > 1 : 32,ABO 血型不合抗体效价 > 1 : 512 者提示病情严重。

(八)传染病四项筛查试验

主要包括乙型肝炎病毒表面抗原(HBsAg)、抗丙型肝炎病毒(HCV)抗体测定,梅毒血清学试验,艾滋病病毒(HIV)抗体检测,产前需常规进行筛查以排除或确定传染病状态。

1. 乙型肝炎病毒表面抗原(HBsAg)测定

(1) 检测方法:目前广泛应用的方法有 ELISA 法,微粒子酶联免疫法(MEIA),斑点金免疫层析法,化学发光分析法等。

(2) 标本:血清。

(3) 参考范围:阴性。

(4) 临床诊断意义及评价

1) HBsAg 是目前诊断 HBV 感染最常用的病原学指标,HBsAg 是乙型肝炎病毒(HBV)的包膜成分,由病毒 S 区基因编码。

2) HBsAg 在 HBV 急性感染早期即可出现于患者血液循环中，随着疾病恢复，3～4个月后逐渐消失(阴转)，在慢性感染患者和无症状携带者可长期存在。

3) HBsAg 阳性者应进一步检查其他相关乙肝病原学指标，如果其他指标(HBeAg、HBeAb、HbcAb-IgG、Hb-cAb-IgM 等)呈阳性则需引起重视；或者测定 HBV-DNA 含量，HBV-DNA 阳性者建议分别于妊娠 28 周、32 周及 36 周注射乙肝免疫球蛋白。

4) 在一部分 HBV 感染病例中，HBsAg 可能因水平低于检测灵敏度、表达缺失、病毒 S 区变异等原因而无法检出。

(5) 方法学评价及问题

1) 对于 HBsAg 的检测技术，目前重在提高灵敏度和实施标准化，须重视低浓度 HBsAg 标本的检测，同时，必要时做 HBsAg 中和试验确认，有利于临床确诊。

2) 目前主要的几类检测技术均存在"灰带"现象，对于落在该区域的标本须复检和(或)随访。而对于少数高浓度标本应注意有可能产生前带现象而漏检，ELISA 双抗体夹心法检测灵敏度可达 0.5～1.0μg/L，可定量的 MEIA 测定技术其测定灵敏度可达 0.2μg/L 左右。

3) 斑点免疫层析试验为一种快速试验，适用于床旁试验及人群的快速初筛，但目前的试剂条灵敏度较 ELISA 法低。

4) 化学发光分析法具有较高的灵敏度，且操作简单，是目前临床实验室最常使用的检测方法之一。

2. 抗丙型肝炎病毒(HCV)抗体测定

(1) 检测方法：ELISA 法。

(2) 标本：血清。

(3) 参考范围：阴性。

(4) 临床诊断意义及评价

1) 丙型肝炎病毒是丙肝的病原体，患者症状大多不明显，仅部分患者有发热、呕吐、腹泻等，但丙型肝炎病毒可通过胎盘传给胎儿。

2) 抗 HCV 抗体为 HCV 感染后产生的特异性抗体，是 HCV 感染的标志，为非保护性抗体。

3) 抗 HCV 抗体一般用于流行病学筛查。由于感染 HCV 后的个体免疫功能不同，部分患者产生抗 HCV 抗体较晚，但可存在高含量的 HCV-RNA，临床病原学诊断须结合 HCV-RNA 检测以及其他相关检测指标。

(5) 方法学评价及问题：ELISA 法灵敏度高、特异性强、操作简便，适合常规筛选。

3. 梅毒血清学试验

梅毒是由梅毒螺旋体引起的一种性传播性疾病。孕妇如患梅毒可通过胎盘直接传给胎儿，有导致新生儿先天梅毒的可能，因此妊娠期的梅毒筛查很重要。

(1) 检测方法：梅毒的血清学诊断方法有非特异的类脂质抗原试验和特异的密螺旋体

抗原试验两类。在实际应用中，常以非特异性试验中的 VDRL(性病研究实验室试验)、USR(不加热血清反应素试验)、RPR(快速血浆反应素环状卡片试验)、TRUST(甲苯胺红不加热血清反应素试验)的一种作为筛选试验，而用特异性的 TPHA(梅毒螺旋体血球凝集试验)或 FTA-ABS(荧光密螺旋体抗体吸收试验)试验作确诊。目前临床常用 RPR 和 TPHA 试验。

(2) 标本：血清。

(3) 结果判定

1) RPR 试验：待测标本不凝集为阴性，待测标本反应液中见明显凝集颗粒或絮片为阳性，阳性标本也可作 1：2～1：32 稀释后在 RPR 卡片上做半定量试验。

2) TPHA 试验：阴性者不凝集，红细胞均匀沉积于孔底，集中于一点，阳性者呈不同程度凝集，红细胞均匀平摊于整个孔底，以出现"＋＋"凝集的血清最大稀释倍数的倒数为待检血清效价。具体判断方法参照试剂说明书。

(4) 方法学评价和意义

1) RPR 为非螺旋体抗原试验，主要测定患者血清中的反应素(抗脂质抗体)，RPR 试验的特异性不高，会受到其他疾病的影响而出现假阳性；TPHA 是密螺旋体抗原试验，主要测定患者血清中特异性抗体。非特异性的类脂质抗原试验中，唯有 VDRL 试验可用于脑脊液标本的检测。

2) 非特异性试验可作半定量测定，其结果与疗效有关，而密螺旋体抗原试验与疗效相关性目前尚不明确。

3) 对于一期和二期梅毒，两类试验均有较高的敏感性，而对于潜伏期和晚期梅毒则以密螺旋体抗原试验敏感性为高。非特异性试验效价下降 3/4 以上表明抗梅毒治疗有效，在恢复期患者中，上述两类抗体均可能存在一段时期。

4) 在自身免疫性疾病、某些感染性疾病患者和孕妇等人群中，两类试验均可能出现假阳性结果，尤以前者为显著，确诊尚须结合临床及其他检测指标结果。

4. 艾滋病病毒(HIV)抗体检测

(1) 检测方法：HIV 抗体的筛选试验方法有酶联免疫吸附试验(ELISA)、金免疫技术、明胶颗粒凝集试验、荧光免疫组化技术和乳胶凝集试验等。目前以 ELISA、胶体金免疫测定和明胶颗粒凝集试验应用较为普遍，确认试验以免疫印迹法常用。

(2) 标本：血清。

(3) 临床诊断意义及评价

1) 孕妇如果感染了 HIV 病毒，其 HIV 抗体检测结果可为阳性，HIV 病毒会通过胎盘传播给胎儿，造成新生儿 HIV 病毒感染。

2) 从感染 HIV 到能够检测到相应抗体的时期，称"窗口期"，窗口期的长短依据个体免疫状态和检测试剂的不同而异，怀疑 HIV 感染但 HIV 抗体检测阴性者，需结合 HIV 抗原检测和 HIV-RNA 核酸检测等加以确定。

3) HIV 抗体筛查呈阳性反应的标本，必须做确认试验，一般医院仅进行 HIV 抗体的筛查，确认试验由专门的卫生防疫机构进行。

（九）TORCH 检测

指包括弓形体 (TOX)、风疹病毒 (RUV)、巨细胞病毒 (CMV)、单纯疱疹病毒Ⅰ和Ⅱ(HSV-Ⅰ、Ⅱ) 的五项联检。孕妇由于内分泌改变和免疫力下降，易发生 TORCH 病原体的原发感染，既往感染的孕妇体内潜在病毒也容易被激活而发生复发感染。TORCH 在临床诊断上通常检测针对相应病原的 IgG 或 IgM 抗体。

1. 检测方法

化学发光法、ELISA、胶体金标记法等。

2. 标本

血清。

3. 临床诊断意义及评价

(1) 孕期 TORCH-IgM 抗体阳性提示有近期感染，或潜伏的病毒被激活产生复发感染。IgG 抗体阳性提示既往感染，机体对 TORCH 病原体的免疫力较强，可能终身保持，对胎儿的影响不大，在我国的育龄妇女中，大约有 90% 左右的人群 RUV-IgG 和 CMV-IgG 为阳性。

(2) 当患者复发感染时，IgM 和 IgG 抗体都会较快地上升到高滴度，其中 IgG 抗体上升极其显著（一般可上升 4 倍以上的水平），因此临床上若检测出高滴度的 IgG 抗体，则意味着复发感染的可能，导致自然流产的发生。

4. 方法学评价及问题

目前 TORCH 感染的实验室诊断常规采用化学发光法，另外有 ELISA、PCR、胶体金标记等方法。

(1) 化学发光法和 ELISA 法通常检测病原的特异性抗体，具有灵敏度高、特异性强的特点，既可判断近期感染 (IgM 指标)，又可检测人群免疫力水平 (IgG 指标)。化学发光法比 ELISA 法具有更高的灵敏度，且操作简单，是目前临床实验室最常使用的检测方法。

(2) PCR 法灵敏度高，可以直接检测病原体基因，但对实验室和试剂的要求比较高，易出现假阳性结果。

(3) 胶体金标记法操作简单，适合基层单位初筛及卫生防疫等部门的普查使用。

(4) 病原体的培养分离，该方法准确性最高，但由于操作复杂，费时较长，很少在临床诊断中应用。

(5) 芯片技术可一次性检测多项指标，实现高通量分析，特异性、敏感性高，检测结果准确可靠，操作方法简便快速，是今后的发展方向。

二、应用建议

产前常规的初步筛查包括血常规、肝肾功能、ABO 血型、Rh 血型，肝炎病毒、梅毒、

TORCH 系列等血清学检查和尿常规等，将初筛所得的结果汇总评价孕妇是否为高危人群。特殊的筛查实验用于针对不同的高危人群，如对于有早产、胎膜早破等并发症患者，建议行宫颈-阴道分泌物培养，并给予相应的治疗。对有遗传病家族史或曾分娩遗传病儿的孕妇，须接受遗传咨询。临床医生亦可根据孕妇的具体情况，选择其他相应的产前检查和实验室检查方法，如对某些高危人群行 HIV 检测、淋球菌、衣原体和支原体检查等。

第三节　TORCH 感染检验诊断

1971 年，Nahmias 将数种能引起胎儿宫内感染，甚至造成先天缺陷或发育异常的病原体英文名称的首字母组合而成 TORCH，即弓形体 (TOX)、风疫病毒 (RUV)、巨细胞病毒 (CMV)、单纯疱疹病毒Ⅰ和Ⅱ (HSV-Ⅰ、Ⅱ)、其他主要指梅毒螺旋体。这组病原体经胎盘感染胎儿，造成流产、早产、先天畸形及引起多系统损害，特别是神经系统的损害，临床上称为 TORCH 综合征，又称"TORCH"感染。TORCH 感染的特点是孕妇感染后自身症状轻微，多数无明显症状，但孕妇感染后所产生的后果严重，且目前尚无有效的治疗方法，因此对于孕妇感染的监测显得非常重要。一般分两步进行：

(1) 孕前筛查：育龄夫妇在孕前进行 TORCH 病原体的常规筛查，如阳性者应给予及时治疗，并推迟受孕时间。

(2) 产前诊断：如孕妇血清特异性抗体阳性者，应采取羊水、脐血或绒毛组织进行相应病原体检测，结合 B 型超声了解胎儿有无发育畸形，结合胎盘病理检查综合分析。TORCH 病原体感染的胎盘目检偶有体积增大或水肿样改变，镜检主要为轻度灶性或重度弥散性、坏死性绒毛炎和绒毛干血管的坏死性动脉炎以及绒毛成熟障碍。经产前诊断确定胎儿已受到感染尤其是孕早期感染者最好终止妊娠。

一、弓形体感染

多数孕妇感染弓形体 (TOX) 无症状，部分病例急性期表现为乏力、咽痛、肌肉酸痛及淋巴肿大。临床上要结合可能被感染的时间、感染时的孕龄、孕妇的临床表现、以往有无不良分娩史等综合判断。实验室对弓形体的检查是确诊的依据。

(一) 一般检验项目

白细胞计数：白细胞计数升高不是弓形体感染的特异指标，但部分弓形体感染患者外周血液白细胞计数可升高。

(二) 特殊检验项目

1. 病原学诊断

主要检查弓形虫滋养体。

(1) 检测方法：体液标本 2500r/min 离心 10 分钟，取沉淀物制成涂片，若组织标本可直接涂抹在玻片上或制成压印标本，用甲醇或乙醇加等量乙醚固定，再用 Giemas 染液染色，染色后直接在显微镜下检查。

(2) 标本：脑脊液、羊水、血液、尿液、阴道分泌物、组织标本等。

(3) 临床诊断意义及评价

1) 在体液涂片或组织切片中发现弓形虫新月形滋养体，即可确诊弓形虫急性感染。

2) 在组织切片中发现弓形虫包囊，不能确诊弓形虫急性感染，应结合临床表现及其他检测作具体分析。

3) 有些寄生虫、微生物、原虫等与弓形虫相似，注意加以鉴别。

2. 血清 TOX 抗体 (IgM、IgG) 检测

根据抗体的有无和多少、抗体的种类，对大部分 TOX 患者可明确诊断。

(1) 检测方法：免疫金层析法、酶联免疫法、时间分辨免疫荧光法等。

(2) 标本：孕妇血清、胎儿脐血。

(3) 参考范围：阴性。

(4) 临床诊断意义及评价

1) 血清 TOX-IgG 抗体阴性的孕妇是易感人群。怀疑孕妇感染弓形体病，应及时检查血清中 TOX-IgM 抗体。首次检测时间为孕 10～12 周，阴性者需 20～22 周再次复查。

2) 若孕妇血清 TOX-IgM 抗体阳性，提示为原发急性感染。

3) 脐血 TOX-IgM 抗体阳性提示新生儿已发生宫内弓形体感染，但要注意排除采集脐血时的母血污染。同时检测脐血和母血 TOX 特异性的 IgM 和 IgG 抗体有助于诊断。

二、风疹病毒感染

风疹病毒 (RUV) 是单链 RNA 病毒，首先侵入呼吸道黏膜和颈淋巴结，在局部复制，随后进入血液循环引起病毒血症，病毒通过白细胞到达单核巨噬细胞系统，复制后再次进入血液循环引起第二次病毒血症。孕妇被 RUV 感染后症状一般比较轻微，仅经数天后即自行消退，因此往往容易被忽略，但对宫内的胚胎和胎儿却产生很大的影响。感染越早，胎儿发生畸形率越高、越严重。风疹病毒感染的临床表现并无特色，确诊必须依赖实验室检查。

(一) 一般检验项目

白细胞计数：白细胞计数升高不是风疹病毒感染的特异指标，但部分风疹病毒感染患者血液白细胞计数可升高。

（二）特殊检验项目

1. 病毒分离

(1) 检测方法：取出疹前 4 天至出疹后 5 天的患者鼻咽部分泌物，或先天性风疹综合征患儿的脑脊液、尿液、羊水等培养于 RK13、Vero 或 BHK21 等传代细胞，可分离出 RUV，再进行病毒的鉴定。

(2) 标本：羊水、血液、脑脊液、咽拭子、组织标本等。

(3) 临床诊断意义及评价：标本中分离出风疹病毒可以确诊有 RUV 感染。

2. 血清学 RUV 抗体 (IgM、IgG) 检测

(1) 检测方法：ELISA 法。

(2) 标本：血清、脑脊液等。

(3) 临床诊断意义及评价

1) 血清 RUV-IgG 抗体阴性的孕妇是易感人群。婚前检查妇女血清 RUV 抗体为阴性时，应注射 RUV 疫苗，使其体内产生抗体，注射后至少避孕 3 个月，然后再怀孕，一般可避免感染 RUV。

2) 血清 RUV-IgM 抗体阳性，提示有 RUV 感染。血清 RUV-IgG 抗体阳性提示既往感染有 RUV，患者有免疫力，不会再受 RUV 感染。

三、巨细胞病毒感染

巨细胞病毒 (CMV) 为双链 DNA 病毒，普遍存在于人体中，从怀孕早期到后期，孕妇都可以被 CMV 感染。成人受感染后，临床症状不明显，或有轻微类似上呼吸道感染症状，如发热、皮疹、淋巴结肿大等。CMV 感染后可从尿液、唾液、宫颈分泌物、泪水和乳汁中排出，可通过胎盘垂直传播给胎儿。严重新生儿感染易与新生儿败血症、脑膜脑炎、弓形体病等相混淆。确诊依赖实验室检出病毒或病毒组分、找到包涵体以及血清学检查等。

（一）一般检验项目

1. 血常规检查

正常成人感染 CMV 后多表现为隐性感染，或可引起单核细胞增多、淋巴细胞相对或绝对增多、可见异常淋巴细胞等。CMV 感染重症者血小板减少、淋巴细胞增多并有大量异常淋巴细胞、红细胞增多。

2. 肝功能检查

CMV 感染重症者出现黄疸、肝脾大等肝功能损害。

（二）特殊检验项目

1. 病原学诊断

(1) 检测方法：体液标本 2500r/min 离心 10 分钟，取沉淀物制成涂片，如其他脏器的组织标本按常规包埋、切片处理。用 Giemas 染液染色，染色后直接在显微镜下检查。

(2) 标本：血液、尿液、脑脊液、羊水、组织标本等。

(3) 临床诊断意义及评价

1) CMV 侵犯细胞后，细胞先是收缩，以后即变圆，逐渐增大，直径可达 40pm，受染细胞的细胞质内有嗜酸性包涵体，核内有嗜酸性或嗜碱性包涵体，核包涵体很大，横径可达 15pm，周围有一不染色的环状透明带与核膜分开，呈"猫头鹰眼睛"的特殊形态，易与正常细胞区别。若镜下检到"猫头鹰眼睛"形态的细胞有诊断意义。

2) 新生儿有症状者难与弓形虫、风疹、疱疹病毒感染区别，确诊有赖于从患儿尿液中（出生第一周）分离出病毒。若为产道感染，至少于生后 2 周才能从新生儿尿液中检出 CMV 病毒包涵体。

2. 血清 CMV 抗体 (IgM、IgG) 检测

(1) 检测方法：ELISA 法、间接免疫荧光法等。

(2) 标本：血清。

(3) 正常参考范围：阴性。

(4) 临床诊断意义及评价：患者和隐性感染者为传染源，病毒从尿液、唾液、宫颈分泌物、精液、泪水和乳汁中排出。

CMV 可通过胎盘传染给胎儿。人群普遍易感，年龄越小，易感性越高。妊娠前 6 个月感染危害性最大。血清 CMV-IgM 抗体阳性，对早期诊断 CMV 有重要意义。新生儿及脐血中检测到 CMV-IgM 抗体是诊断胎儿先天感染的主要依据之一。孕妇血清 CMV-IgM 抗体是近期原发感染 CMV 的重要指标。

四、单纯疱疹病毒感染

单纯疱疹病毒 (HSV) 主要分 I 型和 II 型，一般认为 I 型主要感染腰以上部位，如扁桃体炎、角结膜炎及口唇疱疹等。II 型常感染腰以下部位，引起生殖器疱疹等。HSV-II 型对新生儿危害很大。实验室诊断主要包括从病变标本中分离出 HSV 病毒和血清学检查等。

(一) 特殊检验项目

1. 病毒培养和分型

(1) 检测方法：疱疹病毒组织培养，用人胚成纤维细胞、人羊膜细胞、肾细胞等做病毒分离培养，用免疫荧光法进行鉴定。

(2) 标本：水疱液、唾液、生殖道分泌物、羊水、组织标本等。

(3) 正常参考范围：阴性。

(4) 临床诊断意义及评价：标本中分离出单纯疱疹病毒可以确诊有 HSV 感染。

(5) 方法学评价及问题：病毒培养时间长，一般 2～4 天，可长达 14 天。用免疫荧光法进行鉴定，可以确诊，但操作复杂，费用昂贵。且多种因素可影响 HSV 分离培养的成功率。

1) 采集的标本中是否含有活病毒。

2) 正确的标本取材、运输、保存和接种。

3) 细菌和真菌污染。

4) 标本的来源部位和疾病的病程影响病毒分离培养的敏感性，病损的不同阶段，分离出病毒的可能性不同，如果病损已结痂，分离到 HSV 的可能性较病损处于囊泡或溃疡期低。

2. 电子显微镜直接镜检

从完整的囊泡液吸取囊液，电子显微镜下鉴别病毒颗粒，但其敏感性低，不到病毒分离培养法的 10%，而且不能与其他疱疹病毒相区别。

3. 细胞学检查

从疱底或溃疡面刮取少量组织作涂片，Wright-Giemsa 染色或 Papanicolaou 染色，可检出 HSV 感染具特征性的多核巨细胞内的嗜酸性包涵体，但不能区别 HSV 感染或水痘-带状疱疹病毒感染，其敏感性仅为病毒分离的 60%。

4. 血清 HSV 抗体 (IgM、IgG) 检测

(1) 检测方法：ELISA 法等。

(2) 标本：血清、水疱液等。

(3) 参考范围：HSV-IgM 阴性；HSV-IgG ＜ 1∶512。

(4) 临床诊断意义及评价

1) HSV-IgG 和 IgM 抗体均为阴性，提示未曾受过单纯疱疹病毒感染。

2) HSV-IgG 抗体滴度＜ 1∶512，IgM 抗体为阴性，提示可能有既往感染史。

3) HSV-IgG 和 IgM 抗体均为阳性，或者是 IgG 抗体滴度≥ 1∶512，表明有 HSV 近期感染；如果 HSV-IgG 抗体滴度在双份血清中有 4 倍以上升高，那么无论 IgM 抗体是否为阳性，都是 HSV 近期感染的指标。

5. PCR 检测病毒 DNA

PCR 检测 HSV 病毒的 DNA，其敏感性和特异性高，能大大提高生殖器溃疡患者中 HSV 确诊的能力，但费用昂贵，且受操作技术和实验室条件及设备的影响，容易出现假阳性，故用于临床诊断其准确性受一定影响。

(二) 应用建议

孕妇感染 TORCH 后所产生的后果严重，对于孕妇感染的监测非常重要，一般包括孕前筛查和产前诊断两步。临床最常用也是首选的检验筛查手段是采用免疫学方法检测相应 TORCH 病原体的特异性 IgM 和 IgG 抗体。也可通过病原体培养、分子生物学手段等进行相应病原体的检测，但需要较严格的实验条件和技术保障，一般的临床实验室难以常规开展。产前诊断常将羊水或脐血中检测到相应 TORCH 病原体的特异性 IgM 抗体作为诊断胎儿先天感染的主要依据之一。

第四节 妊娠肝内胆汁淤积症

一、疾病概述

妊娠肝内胆汁淤积症(ICP)是妊娠中、晚期出现的以瘙痒及黄疸为特点的妊娠特有疾病,对母体虽无严重危害,但对围产儿却有不良影响。早产率及围产儿发病率和病死率高。

ICP有过多种命名,如妊娠期复发性黄疸、特发性妊娠期黄疸,产科胆汁淤积症等。1960年Hammerli首次提出用ICP命名,70年代以后,绝大多数学者普遍采用ICP。

(一)病因

确切的发病机制尚未十分明确,可能与雌激素升高、遗传及环境等因素有关。

1. 雌激素水平过高可能与ICP发病有关

流行病学研究发现ICP多发生于妊娠晚期,正值雌激素分泌的高峰期;ICP仅在孕妇发生,并在产后迅速消失;多胎妊娠ICP的发生率比单胎妊娠高6倍;应用含雌激素及孕激素避孕药物的妇女发生胆汁淤积的表现与ICP的症状十分相似;妊娠期胎盘合成雌激素,孕妇体内雌激素水平大幅度增加,使胆汁的渗透性增加,Na^+、K^+-ATP酶活性下降,使胆盐转运受到阻碍;雌激素可使肝细胞膜中胆固醇与磷脂比例上升,流动性下降,使胆盐通过受阻;雌激素作用于肝细胞表面的雌激素受体,改变肝细胞蛋白质的合成,导致胆汁回流增加。这些因素综合作用可能导致ICP的发生。

2. 遗传与环境因素

流行病学研究发现,ICP发病率冬季高于夏季。各个国家ICP发病率有很大差异,北欧的瑞典、芬兰,南美的智利和玻利维亚是高发地区。我国上海等地区发病率较高。ICP有家族发生倾向。母亲或姐妹中有ICP病史的妇女ICP发生率明显增高,具有完全外显及母婴垂直传播的特性。ICP的发生可能是在遗传易感性基础上,受多因素影响所致。

(二)高危因素

1. 母亲因素

母亲年龄>35岁以上;具有慢性肝胆疾病;家族中有ICP者;前次妊娠为ICP史。

2. 本次妊娠因素

双胎妊娠ICP患病率较单胎显著升高;人工授精后孕妇ICP发病相对危险度增加。

(三)ICP对母儿的影响

1. 对孕妇的影响

ICP孕妇胆汁的分泌量不足,脂溶性维生素K的吸收减少,致使肝脏合成凝血因子Ⅱ、Ⅶ、Ⅸ、Ⅹ量减少,导致产后出血,也可发生糖、脂代谢紊乱。

2. 对胎儿、新生儿的影响

由于胆汁酸的毒性作用可导致胎膜早破、自发性早产、胎儿宫内窘迫、羊水胎粪污染、胎儿生长受限等，最严重的是可发生不能预测的胎儿宫内死亡、新生儿颅内出血等，使得围生儿发病率和病死率均明显升高。

（四）临床表现

1. 症状

瘙痒往往是主要的首发症状，多在妊娠 30 周后出现，但亦有早至 12 周者。瘙痒程度不一，可从轻度偶然的瘙痒直到严重的全身瘙痒，常呈持续性，白昼轻，夜间加剧，个别甚至发展到无法入眠而需终止妊娠。瘙痒一般先从手掌和脚掌开始，逐渐加剧向肢体近端延伸，甚至可发展到面部，但极少侵犯黏膜。这种瘙痒症状持续至分娩，大多数于分娩后数小时或数天内迅速消失。也可伴失眠、乏力、食欲不佳、恶心、呕吐及脂肪痢等症状。

2. 体征

(1) 黄疸：瘙痒发生数天至数周内（平均为 2 周）部分患者可出现轻度黄疸，发生率为 20%～50%。有时仅角膜轻度黄染，部分病例黄疸与瘙痒同时发生，持续至分娩后数天内消退，个别可持续至产后 1 个月以上。在发生黄疸的前后，患者尿色变深，粪色变浅，肝大但质地软，有轻压痛。

(2) 皮肤抓痕：因瘙痒抓挠四肢皮肤可见条状抓痕，皮肤活检无异常表现。

(3) 其他表现：少数病例可有消化道非特异性表现，极少数孕妇出现体重下降及维生素 K 相关凝血因子缺乏。

（五）诊断

根据典型临床症状和实验室检查结果可做出诊断。

1. 主要诊断依据

妊娠晚期出现皮肤瘙痒、无皮疹，少数孕妇可出现黄疸等症状；患者一般情况良好，无明显呕吐、食欲不佳、虚弱等其他症状；可伴肝功能异常，主要是血清转氨酶的轻度至中度升高，ALT 较 AST 更敏感，部分患者血清胆红素轻至中度升高；血清胆汁酸甘胆酸 (CG) 值升高；产后瘙痒迅速消退，肝功能亦迅速恢复正常，黄疸自行消退。

2. 妊娠期筛查

(1) 产前检查发现黄疸、肝酶升高和胆红素升高、瘙痒，即测定并跟踪血清甘胆酸变化。

(2) ICP 高危因素者：28 周测定血甘胆酸，结果正常者 3～4 周重复。

(3) 孕 32～34 周常规测定血甘胆酸。

3. 确诊要点

确诊 ICP 可根据临床表现并结合甘胆酸及总胆汁酸这 2 个指标综合评估。一般空腹检测血甘胆酸升高≥500nmol/L，或血总胆汁酸升高≥10μmol/L可诊断为ICP。

4.疾病严重程度判断

常用的分型包括瘙痒时间和程度、血清甘胆酸、总胆汁酸、转氨酶、胆红素水平，但目前没有一项指标能单独预测不良围产儿结局，较一致的观点是，总胆汁酸水平与疾病程度最为相关。

（六）鉴别诊断

主要是妊娠合并病毒性肝炎。还需排除其他能引起瘙痒、黄疸和肝功能异常的疾病。患者出现剧烈呕吐、精神症状或高血压，还应考虑妊娠急性脂肪肝和子痫前期。

二、检验诊断

根据典型临床症状和实验室检查结果，诊断ICP并不难，最重要的是ICP患者症状和实验室检查异常在分娩后很快消失。

（一）一般检验项目

1.血清转氨酶(ALT、AST)

ALT、AST是ICP非特异性检验指标，可轻度升高，也可达到正常上限的2～10倍。分娩后ALT、AST水平恢复正常。若ALT显著升高数倍至数十倍，需考虑妊娠合并其他影响肝功能的因素如病毒性肝炎的可能。

2.血清总胆红素和结合胆红素(直接胆红素)

ICP患者血清总胆红素和直接胆红素升高，但血清总胆红素常不超过88.0μmol/L，其中直接胆红素占50%以上。

3.血清总胆汁酸(TBA)

血清TBA测定对肝外胆管阻塞和肝内胆汁淤积的诊断有较高的灵敏度。

(1)检测方法：酶比色法、酶循环法。

(2)参考范围：空腹血清胆汁酸(F-TBA)0.74～5.64μmol/L。

(3)临床诊断意义及评价：血清胆汁酸不仅对诊断ICP有较高的价值，而且是早期诊断ICP的敏感指标，在瘙痒症状出现或转氨酶升高前几周就可升高，其水平越高，病情越重。轻度ICP血清胆汁酸＜10μmol/L，中度ICP血清胆汁酸为10～15μmol/L，重度ICP血清胆汁酸＞15μmol/L。ICP患者常在分娩后4～6周TBA恢复正常水平。

(4)方法学评价及问题：血清中的TBA含量较低，需要高灵敏度的测定方法。酶循环法有足够的灵敏度，且几乎不受内源性物质的干扰，胆红素＜850μmol/L，血红蛋白＜5g/L，抗坏血酸＜2.84mmol/L，乳酸＜24mmol/L，偏差均＜±5%，特异性、准确性和精密度均较好，有较好的应用前景。

（二）特殊检验项目

血清甘胆酸(CG)：甘胆酸是胆汁酸的主要成分，胆汁中的胆酸主要是CG及牛磺酸，其比值为 3 : 1，临床上常检测血清 CG 了解血中胆酸水平。

1. 检测方法

放射免疫法，高效液相色谱法。

2. 参考范围（空腹）

随所用试剂厂家不同、检测方法不同而异。

3. 临床诊断意义及评价

血清甘胆酸升高是 ICP 最主要的特异性实验室证据，在瘙痒症状出现或转氨酶升高前几周就已升高，其水平越高，病情越重。ICP 患者血清 CG 浓度在孕 30 周时常突然升高，可达正常水平的 10 倍左右，最高可达 100 倍，持续至产后下降，分娩后 5～8 周恢复至正常水平。

4. 方法学评价及问题

由于不同地区及不同实验室，采用不同厂家的试剂以及不同的方法学测定，参考范围可有较大差异。各实验室应建立自己的参考范围。关键是 ICP 患者血清 CG 浓度可达正常水平的 10 倍左右甚至更高，持续至产后下降。

(三) 应用建议

(1) ICP 的诊断主要依靠典型临床症状和检验诊断结果，血清甘胆酸是早期诊断 ICP 的敏感指标，对判断病情严重程度和及时监护、处理均有参考价值，但临床应用不广。血清总胆汁酸测定对肝外胆管阻塞和肝内胆汁淤积的诊断有较高的灵敏度，且测定方法简便快速，所以常被临床选用。

(2) 非特异性的检验指标 ALT、AST、胆红素测定等对 ICP 的诊断和病情判断有一定辅助价值。

(3) 需注意的是 ICP 患者的实验室检查异常在分娩后很快消失。

第五节 妊娠合并糖尿病

一、疾病概述

妊娠合并糖尿病，包括以下两种情况：妊娠前已有糖尿病的患者妊娠，妊娠期糖尿病 (GDM) 即妊娠后首次发现或发病的糖尿病。属高危妊娠，对母儿均有较大危害。早孕期血糖升高可致胎儿畸形、流产。中、晚孕期血糖升高可引起胎儿高胰岛素血症、巨大胎儿。酮症酸中毒可导致胎死宫内、羊水过多、子痫前期、感染发病率明显增加，能量代谢障碍导致宫缩乏力、产程异常，增加手术产率。还可引起产妇、子代代谢异常等远期影响，糖尿病母亲子代肥胖症机会增加。

（一）病因与循证医学

1. 妊娠期糖尿病的高危因素

年龄大于 30 岁，妊娠前体重指数大于标准 20%，糖尿病家族史，不良分娩史或巨大胎儿分娩史，本次妊娠可疑巨大胎儿、羊水过多等。

2. 病因

(1) 妊娠期：因血容量增加、血液稀释，胰岛素相对不足；胎盘分泌的胎盘生乳素、雌激素、孕激素等激素在周围组织中有抗胰岛素作用，妊娠期糖尿病较容易发生酮症酸中毒。

(2) 分娩期：因宫缩大量消耗糖原及产妇食欲下降，进食减少，易发生酮症酸中毒。

（二）临床表现

GDM 患者通常无症状，典型的患者有"多饮、多食、多尿"三多症状，或阴道假丝酵母菌感染反复发作，孕妇体重大于 90kg，并发羊水过多或估计为巨大儿者，均应警惕可能合并糖尿病。

（三）诊断

糖尿病妊娠常在胚胎发育第 7 周之前发生先天性畸形，因此对所有孕 24～28 周的孕妇均应做糖筛查试验，早期诊断与早期处理对预防胎儿畸形非常重要。

1. 病史

有下列情况时，应注意有糖尿病的可能性：

(1) 糖尿病的家族史：家族中患糖尿病的人数越多，孕妇患此病的可能性也越大。

(2) 曾患 PCOS、习惯性流产、不明原因死胎或死产史、新生儿死亡、巨大儿、羊水过多或胎儿畸形等病史，与糖尿病的存在有一定关系。

2. 临床表现

多饮、多食、多尿，或阴道假丝酵母菌感染反复发作。

3. 体格检查

孕期体重≥90kg、本次妊娠胎儿偏大（出生体重≥4000g）或羊水过多者，应警惕患糖尿病。

4. 实验室检查

(1) 尿糖测定：所有初诊孕妇均应测定尿糖，如果早孕期尿糖阴性，中、晚期妊娠时需重复测定尿糖。

(2) 血糖测定：反映采血当时的血糖水平。正常孕妇的血糖一般低于非孕期，空腹血糖为 3.3～4.4mmol/L(60～80mg/dl)，很少超过 5.6mmol/L(100mg/dl)。

(3) 糖化血清蛋白：反映采血前 1～2 周血糖的平均（总）水平。

(4) 血红蛋白 A1(HbA1) 测定：HbA1 可再分为 HbA1a、HbA1b、HbA1c，HbA1c 占的比例最大，测定 HbA1c 可代替 HbA1 水平。正常妊娠期 HBA1 水平平均为 6%，糖尿病患者可高达20%。糖化HbA1和HbA1c反映采血前8～12周内血糖的平均(总)水平。

5. 辅助检查

NST：34周开始每周检查一次。B超除外畸形，测胎儿腹围及生物物理评分。

（四）糖尿病诊断标准

(1) 美国糖尿病学会(ADA)：2011年1月发布的指南中，妊娠合并糖尿病的诊断标准：建议采纳2010年国际妊娠合并糖尿病研究组织(IADPSG)推荐的GDVI诊断标准：

在初次产前检查时，所有或仅仅高风险女性应该行空腹葡萄糖(FPG)、糖化血红蛋白或随机血糖测试，诊断糖尿病的标准FPG≥7.0mmol/L(126mg/dL)，HbA1c水平≥6.5%或随机血糖≥11.1mmol/L，若监测结果提示显性糖尿病，其治疗与随访均应与既往已存在糖尿病的患者相同。

若未证实患糖尿病，FPG≥5.1mmol/L(92mg/dl)但＜7.0mmol/L(126mg/dl)，应诊断为妊娠糖尿病。

如果正常，则在妊娠24～28周直接进行75g葡萄糖负荷进行口服葡萄糖耐量试验(OG-TT)。OGTT的诊断界值如下：空腹、1小时、2小时血糖值分别为5.1、10.0、8.5mmol/L(92、180、153mg/dl)，任何一项血糖值达到或超过上述界值，则诊断为GDM。

(2) 我国卫生部全国医疗服务标准委员会公布的GDM诊断标准，强调妊娠期首次检查应进行血糖检测，将孕前漏诊的糖尿病患者及时诊断出来，有条件的医疗机构在妊娠24～28周以及28周以后直接进行75gOGTT。

所有的GDM及妊娠期糖耐量减低的产妇均应在产后6周重复75gOGTT，异常的诊断为DM，标准与内科相同。

(3) 妊娠合并糖尿病分期：采用1994年美国妇产科医师协会(ACOG)推荐的分类，其中B～H分类按照White分类法。根据糖尿病的发病年龄、病程、是否存在血管病变、器官受累等情况进行分期，有助于估计病情严重程度及判断预后。

A级：妊娠期出现或发现的糖尿病。

B级：显性糖尿病，20岁以后发病，病程小于10年，无血管病变。

C级：发病年龄在10～19岁，或病程达10～19年，无血管病变。

D级：10岁以前发病，或病程≥20年，或者合并单纯性视网膜病。

F级：糖尿病肾病。

R级：有增生性视网膜病变。

H级：糖尿病性心脏病。

T级：有肾移植史。

此外，根据母体血糖控制情况，进一步将GDM分为A1与A2两级：

A1级：空腹血糖(FBG)≤5.3mmol/L，经饮食控制，餐后2小时血糖＜6.7mmol/L。A1级GDM母儿合并症较少，产后糖代谢异常多能恢复正常。

A2级：经饮食控制，FBG ≥ 5.3mmol/L，餐后2小时血糖 ≥ 6.7mmol/L，妊娠期需加用胰岛素控制血糖。A2级GDM母儿合并症较多，胎儿畸形发生率增加。

（五）鉴别诊断

需与妊娠期生理性糖尿鉴别，因暂时性肾糖阈降低而有糖尿，但血糖正常，可疑时可测定空腹血糖和进行糖耐量试验来鉴别。

二、检验诊断

妊娠合并糖尿病，是指在原有糖尿病的基础上出现合并妊娠症，或妊娠前为隐性糖尿病、妊娠后发展为糖尿病的情况。属高危妊娠，对母儿均有较大危害。实验室检查在妊娠合并糖尿病诊断及病情判断上具有重要价值。

（一）一般检验项目

1. 尿糖测定

(1) 检测方法：干式化学定性分析。

尿糖的测定由干化学尿液分析仪来完成，此类仪器一般由微电脑控制，采用球面积分仪接收双波长反射光的方式来测定与尿液反应后的特定的干化学试剂带上的颜色变化。

(2) 标本：首次晨尿为佳，也可留取新鲜随机尿液，2小时内完成检查。

(3) 参考范围：阴性或正常。

(4) 临床诊断意义及评价：所有初诊孕妇均应做尿糖测定，如果早孕期阴性者，于中、晚期需重复测定，如果尿糖或尿酮体阳性，需进一步做空腹血糖和糖耐量测定以明确诊断。

(5) 方法学评价和问题：由于尿液成分复杂，易受理化、生物因素等影响，如污染、放置时间过长均可直接影响尿液分析结果，需严格把好尿液检验质量。

2. 葡萄糖测定

(1) 检测方法：葡萄糖氧化酶-过氧化物酶法（GOD > POD法）、己糖激酶法（HK法）。

(2) 标本：血清或血浆。

(3) 参考范围：空腹血糖 3.89～6.11mmol/L。

(4) 临床诊断意义及评价

1) 在妊娠早中期，孕妇血糖随妊娠进展而降低，空腹血糖约降低10%。

2) 正常孕妇的空腹血糖值常为3.6～4.8mmol/L，很少超过5.8mmol/L，如果两次或两次以上空腹血糖 ≥ 5.8mmol/L，可诊断为妊娠合并糖尿病。

(5) 方法学评价和问题

1) GOE > POD法的特异性较HK法低，因GOI > POD法中POD的特异性相对较低，一些还原性物质如尿酸、胆红素、维生素C、谷胱甘肽及一些还原性药物，可与色原性物质竞争过氧化氢，使测定结果偏低。HK法特异性较好，是测定葡萄糖的参考方法。

2) 血液离体后，葡萄糖仍可被红细胞酵解而使血糖下降，因此，应尽快分离出血清或血浆。室温自然凝固的标本，血清葡萄糖浓度每小时下降7%左右。血标本若以氟化钠-草酸钾抗凝，可抑制红细胞酵解葡萄糖。

（二）特殊检验项目

口服葡萄糖耐量试验(OGTT)：OGTT前3天正常饮食，每日糖类在150～200g以上，禁食8～14小时后查FPG，然后将75g或100g葡萄糖溶于200～300ml水中，5分钟服完，服葡萄糖后第1、2、3小时分别抽取静脉血，查血浆葡萄糖值。空腹、服葡萄糖后第1、2、3小时四项血糖值分别为5.1、10.0、8.5、6.7mmol/L。OGTT的诊断标准也可以参考美国糖尿病学会(ADA)，空腹、服葡萄糖后第1、2、3小时四项血糖值分别为5.3、10.0、8.6、7.8mmol/L。

（三）应用建议

(1) 所有初诊孕妇均应作尿糖测定，如果早孕期阴性者，于中、晚期需重复测定，如果尿糖或尿酮体阳性，需进一步做空腹血糖和糖耐量测定以明确诊断。

(2) 对于葡萄糖的测定，血液离体后，葡萄糖仍可被红细胞酵解而使血糖下降，因此，应尽快分离出血清或血浆。室温自然凝固的标本，血清葡萄糖浓度每小时下降7%左右。血标本若以氟化钠-草酸钾抗凝，可抑制红细胞酵解葡萄糖。

第九章 甲状腺功能检测

第一节 促甲状腺激素测定

血清促甲状腺激素(TSH)是腺垂体前叶嗜碱细胞释放的一种糖蛋白，分子量大约30kD，含211个氨基酸及15%糖类，由α和β两个亚基组成。α亚基与卵泡刺激素(FSH)、人体绒膜促性腺激素(hCG)以及促黄体生成激素(LH)相类似，β亚基由112个氨基酸组成其功能亚基，赋予TSH特殊的生化和免疫特性。TSH是脑垂体前叶为了响应与FT_3和FT_4浓度有关的负反馈机制而合成和分泌的一种激素。此外，下丘脑三肽促甲状腺激素释放激素(TRH)可直接刺激TSH的生成。

TSH与位于甲状腺细胞表面的特殊细胞受体相互作用，主要作用如下：①刺激细胞的增殖和肥大；②刺激甲状腺合成和分泌T_3及T_4。TSH的血液浓度是评价甲状腺功能的重点，这点在原发性、二级(脑垂体)和三级(下丘脑)甲状腺功能减退的鉴别诊断中尤为重要。在原发性甲状腺功能减退中，TSH水平明显升高；而在二级和三级甲状腺功能减退中，TSH水平却很低。

TRH刺激后，可以通过观察患者体内的TSH水平变化来鉴别二级和三级甲状腺功能减退。值得注意的是，在二级甲状腺功能减退中，TSH对于TRH刺激的响应几乎为零；而在三级甲状腺功能减退中，TSH对于TRH刺激的响应一般非常明显。血清TSH水平测定是判断甲状腺功能和下丘脑-垂体-甲状腺轴功能的首选指标，对临床上甲状腺疾病的诊断有非常重要的意义。

一、标本采集

标本采用血清、肝素血浆或EDTA血浆。

(1) 取血后尽快分离血清、血浆，不得使用在室温中保存超过24小时以上的血样。如果分析实验不能在24小时内完成，应将血清或血浆与血红蛋白分离开来，用无菌盖盖严标本并将其置于2～8℃环境中冷冻保存。如果血样不能在48小时内进行分析，应将其置于-20℃保存，样本在-20℃及以下温度可以保存三天。血样只能冷冻一次，解冻后应彻底混合。检测前，应确定样本没有纤维蛋白或其他微粒物质及气泡。

(2) TSH分泌其存在昼夜节律性，清晨为其分泌峰值，下午为分泌谷值，临床取标本时应予以注意，一般在清晨起床前采血。

(3) 为了尽早发现甲状腺功能减退并及时治疗，避免发生呆小病，对新生儿进行甲状腺功能筛查较为普及。但新生儿出生后的前3天，因面对与母体内截然不同的环境，处于高度应激状态，血中 TSH 水平急剧升高，约 4～7 天后始趋于较稳定水平。故应在分娩时取脐血或出生 7 天后采血，以避开此应激期。

二、检测方法

(一) 常用方法

一般采用免疫标记法，根据标记物的不同有放射免疫测定方法、酶免疫测定方法、免疫化学发光测定、时间分辨免疫荧光法、电化学发光等。血清 TSH 测定方法已经经历了四个阶段的改进。第一代 TSH 测定，主要采用放射免疫测定 (RIA) 技术，灵敏度较差 (1～2mU/L)，下限值为 0mU/L，可以诊断原发性甲状腺功能减退，但无法诊断甲状腺功能亢进；第二代 TSH 测定以免疫放射法 (IRMA) 为代表，敏感性和特异性明显提高，灵敏度达 0.1～0.2mU/L，称为敏感 TSH(senstives，TSH) 测定，其正常值范围为 0.3～4.5mU/L，该方法已经能够诊断甲状腺功能亢进；第三代 TSH 测定以免疫化学发光法 (ICMA) 为代表，灵敏度为 0.01～0.02mU/L；第四代 TSH 测定以时间分辨免疫荧光法 (TRIFA) 为代表，灵敏度可达 0.001mU/L。第三、四代 TSH 测定方法称为超敏感 TSH(ultrasensitive，uTSH) 测定，其灵敏度可完全满足临床检测需要。血清 TSH 测定已成为甲状腺疾病的常规临床生化检测手段，为保证血清 TSH 测定结果的可靠性应注意以下几点：

1. 选用高质量试剂盒

不论何种方法的试剂盒，至少应达到第三代的灵敏度，以保证能准确检测出 TSH 下降的情况。此外，所选试剂盒应使用特异性针对 TSHβ 亚基的抗体，并最好为单克隆抗体。因其 α 亚基和黄体生成素 (LH)、卵泡刺激素 (FSH) 及绒毛膜促性腺素 (HCG) 的 α 亚基高度同源，有交叉抗原性。若用抗 α 亚基抗体，可因此导致假性升高。

2. 其他应激状态的影响

因住院和穿刺采血引起的紧张恐惧、寒冷、运动、其他疾患等所致的应激状态，可通过大脑皮质等途径导致 TSH 分泌迅速显著增加，应注意避免。

(二) 新生儿 TSH 筛查

新生儿出生后一周，可用足跟采血法获取毛细血管血，将血滴收集在滤膜片上，干燥 1h，送往实验室检测 TSH 水平。先天性甲状腺功能减退 TSH 水平如在 15～20mIU/L 间，方法的分析灵敏度应 < 5mIU/L。

三、参考区间

血清 TSH 水平在不同的年龄及生理状况有所不同。

四、临床应用

TSH 水平不受血清 TBG 浓度影响，单独测定 TSH 或配合甲状腺激素测定，对甲状腺功能紊乱的诊断及病变部位的判断很有价值。美国临床内分泌学会及许多国家学者均推荐将 TSH 测定作为甲状腺功能紊乱实验室检查的首选项目。

(一) 原发性甲状腺功能亢进时

T_3、T_4 增高，TSH 降低，主要病变部位在甲状腺；继发性甲状腺功能亢进时，T_3、T_4 增高，TSH 也增高，主要病变部位发在垂体或下丘脑。

(二) 原发性甲状腺功能减退时

T_3、T_4 降低而 TSH 水平增高，主要病变部位在甲状腺；继发性甲状腺功能减退时，T_3、T_4 降低而 TSH 也降低，主要病变部位在垂体或下丘脑。

(三) 其他可引起 TSH 分泌下降的因素

急性创伤、活动性甲状腺炎、慢性抑郁症、皮质醇增多症、应用大量皮质激素、慢性危重疾病等。

(四) 其他可引起 TSH 分泌增多的因素

长期使用含碘药剂、居住在缺碘地区等。

(五) 监测原发性甲状腺功能减退

左甲状腺素 (L-T_4) 替代治疗，TSH 目标值设定为 0.2～2.0mU/L。老年人适当提高，建议为 0.5～3.0mU/L；监测分化型甲状腺癌 (DTC)L-T_4 抑制治疗，抑制肿瘤复发的 TSH 目标值，低危患者为 0.1～0.5mU/L，高危患者＜0.1mU/L；对甲状腺功能正常的病态综合征 (ESS)，建议采用较宽的 TSH 参考区间 (0.02～10mU/L)，并联合应用 FT_4/TT_4 测定。这些患者 TSH 水平在疾病的急性期通常暂时低于正常，恢复期反跳至轻度增高值。TSH 轻度增高 (20mU/L) 通常不影响预后，可于出院后 2～3 个月复查评价。

(六) 甲状腺激素水平增高而 TSH 正常或增高的患

需考虑不适当 TSH 分泌综合征 (垂体 TSH 瘤和甲状腺激素抵抗综合征)，但首先要排除结合蛋白异常和测定技术问题。

第二节 甲状腺激素测定

甲状腺分泌 T_4、T_3、rT_3 三种激素，T_3 由 T_4 脱碘而来，rT_3 为 T_4 的降解产物，生物活性甚微。T_3、T_4 从甲状腺分泌到血液后，99% 以上是与血浆蛋白结合，这些蛋白主要有 TBG、甲状腺素结合前蛋白及白蛋白，其中结合量最大的是 TBG。游离的甲状腺激素极微，仅占总量的 1/2000 左右，但正是这些游离的甲状腺激素才具有生物活性。血清甲状腺激素测定包括总 T_3(TT_3)、ST_4(TT_4)、游离 T_3(FT_3) 和游离 T_4(FT_4)、反 T_3(rT_3) 测定。由于 TBG 等蛋白的含量影响到 TT_3、TT_4 的测定值，但 FT_3、FT_4 不受其影响，因而

FT_3、FT_4 的测定明显优于 TT_3、TT_4，比 TT_3、TT_4 能更精确灵敏地反映甲状腺功能。过去由于受检测条件限制无法直接测定 FT_3、FT_4，只能在测定 TT_3、TT_4 同时检测 TBG 或甲状腺激素结合比值 (thyroidhormone-bindingratio, T_3RUR) 等来评估，目前可以直接测定 FT_3、FT_4 水平。

一、总甲状腺素和总三碘甲状腺原氨酸测定

血清总甲状腺素 (totalthyroxine，TT_4) 水平常与总三碘甲状腺原氨酸 (totaltriiodothyronine，TT_3) 水平的变化呈平行关系，但有时也存在差异，如 T_4 型甲亢，TT_4 水平升高，TT_3 水平则正常。因此，临床上常同时测定 TT_3 和 TT_4 值。

(一) 标本采集

标本采用无抗凝血清。取血后应尽快地分离血清，一般不超过 2h。在 4℃存放，24h 内测定，否则需 -20℃保存。患者在做血清 TT_4 测定前如口服甲状腺片及血标本放置时间过长均可使 TT_4 结果增高，标本如有明显溶血时则可使 TT_4 下降。

(二) 检测方法

早期多用 ^{125}I 标记 T_3 或 T_4 的放射免疫法测定，现在多用酶免疫测定方法、免疫化学发光测定、时间分辨免疫荧光法、电化学发光法分别测定血清 TT_4 或 TT_3，并能实现自动化检测。在测定 TT_4、TT_3 时，血清需用 8-苯胺-1-萘磺酸 (ANS) 及巴比妥缓冲液等预处理，使与血浆蛋白结合的 T_4、T_3 解离出再测定。能否解离完全是影响血清 TT_3、TT_4 测定准确度和精密度的关键。

(三) 参考区间

血清 TT_4、TT_3 值与年龄有关。

(四) 临床应用

1. TT_4 为甲状腺功能检查的基本筛选试验

TT_4 为甲状腺功能检查的基本筛选试验是判断甲状腺功能减退的最好单项指标。

血清 TT_4 的增加见于甲状腺功能亢进和 TBG 增加，TT_4 降低见于甲状腺功能减退、TBG 减少、甲状腺炎、药物影响 (如服用糖皮质激素等)。但 TT_4 的水平受甲状腺结合球蛋白量 (TBG) 及其结合力等因素的影响。血清中 TBG 在妊娠、病毒性肝炎和服用雌激素、避孕药等情况下增高，TT_4 也相应增高。血清中 TBG 在低蛋白血症、应用雄激素或泼尼松时降低，TT_4 也降低。

2. 甲状腺功能亢进时 TT_4 升高，符合率可达 95% 左右

甲状腺功能亢进治疗过程中，TT_4 反应最灵敏，当病情尚未达到临床控制标准，TT_4 已降至正常或偏低。当 TT_4 明显低于正常，而 TT_3 和 TSH 还未降低和升高时，应及时调整药量，以免出现药物性甲状腺功能减退。甲状腺功能减退患者 TT_4 下降较 TT_3 下降更灵敏可靠，可作为亚临床甲状腺功能减退的诊断指标之一。

3. 血清 TT_3 是诊断甲状腺功能亢进最可靠和灵敏的指标

甲状腺功能亢进时血清 TT_3 可高于正常人 4 倍，而 TT_4 仅为 2.5 倍，故根据 TT_3 测定结果，较易和正常人区别开来。另外，在一些久病或严重疾病状态下可见 TT_3 降低，而 TT_4 正常或增高，TSH 正常，严重者可出现甲状腺功能减退症状。同样，TT_3 也受 TBG 和血浆白蛋白水平的影响。

4. TT_3 测定是诊断 T_3 型甲状腺功能亢进的一种特异性指标

T_3 型甲状腺功能亢进是指患者血清 TT_4 正常而仅有血清 TT_3 水平显著增高的甲状腺功能亢进。在功能亢进性甲状腺瘤或多发性甲状腺结节性肿大患者中以及缺碘地区较多见此类型甲状腺功能亢进。

二、血清游离 T_3 和游离 T_4 测定

T_4 由甲状腺分泌进入血循环，绝大部分立即与血浆蛋白相结合。血循环中的 T_3 一部分来自甲状腺，大部分由 T_4 在血循环中脱碘转换而成。血清游离 $T_3(FT_3)$ 和游离 $T_4(FT_4)$ 仅分别占总 T_3、T_4 的 0.4% 及 0.04%。但只有游离型甲状腺激素进入靶器官细胞内发挥生理作用，并且不受 TBG 浓度变化的影响。因此，血清 FT_3、FT_4 的浓度能最直接和较正确地反映甲状腺功能状态。

(一) 标本采集

标本采用无抗凝血清。取血后应尽快地分离血清，不得使用在室温中保存 8 小时以上的血样。如果分析实验不能在 8 小时内完成，应将血清与血红蛋白分离开来，用无菌盖盖严血样标本并将其置于 2～8℃ 环境中冷冻保存。如果血样不能在 48 小时内进行分析，应将其置于 -20℃ 保存，血样只能冷冻一次，解冻后应彻底混合。检测前，应确定样本没有纤维蛋白或其他微粒物质及气泡。

(二) 检测方法

FT_4 和 FT_3 测定参考方法为平衡透析法，但不适合临床常规检测。临床一般采用化学发光免疫测定法或放射免疫法测定，与 TT_4、TT_3 测定的不同点在于：①使用的抗体为仅能与 FT_4 和 FT_3 发生免疫结合反应的抗体；②在测定过程中不需要将与血浆蛋白结合的 T_3、T_4 解离，而是用沉淀剂将血清中的所有蛋白沉淀除去，直接测定上清液中 FT_4、FT_3 含量。

(三) 参考区间

由于 FT_4 及 FT_3 血清浓度甚低，受检测方法、试剂盒质量、实验室条件等的影响显著，文献报告正常值差异大。血清 FT_4、FT_3 值与年龄有关。

(四) 临床应用

(1) TBG 正常时血清中 FT_3、FT_4 的性能基本等同于 TT_3、TT_4，但 FT_3、FT_4 诊断准确率高于 TT_3、TT_4，是诊断甲状腺功能亢进和甲状腺功能减退的敏感指标，甲状腺功能亢

进患者血清FT_3、FT_4均增高，甲状腺功能减退患者血清FT_3、FT_4水平均减低。

(2) 由于FT_3、FT_4不受血中TBG浓度变化的影响。在家族性TBG增高症、妊娠、服用雌激素和避孕药等致TBG容量增加，以及在家族性TBG减少症、低蛋白血症、服用雄激素和糖类皮质激素等致TBG容量减少的情况下，FT_3、FT_4是反映甲状腺功能的准确指标。

(3) T_3型甲状腺功能减退、自主型甲状腺结节患者血清FT_3水平升高，FT_4水平可维持正常。

(4) 甲状腺功能低下的患者血清FT_4水平降低优于FT_3。

三、血清3，3'，5'-三碘甲状腺原氨酸测定

血清3，3'，5'-三碘甲状腺原氨酸(反T_3/rT_3)与T_3结构基本相同，为T_4的降解产物，生物活性甚微。在外周组织(如肝、肾等)由T_4经5-脱碘酶作用生成。一般情况下与T_4的变化呈平行关系，可作为反映甲状腺功能状态的指标之一。

(一) 标本采集

采用无抗凝血清。

(二) 检测方法

一般采用化学发光免疫测定法或放射免疫法。

(三) 参考区间

反T_3：$0.54 \sim 1.46 pmol/L$。

(四) 临床应用

(1) 甲状腺功能亢进时血清反T_3增加，与血清T_4、T_3的变化基本一致，而部分甲状腺功能亢进初期或复发早期仅有反T_3的升高。

(2) 甲状腺功能减退时血清反T_3降低。反T_3是鉴别甲状腺功能减退与非甲状腺疾病功能异常的重要指标之一。

(3) 反T_3水平测定可用于抗甲状腺药物治疗疗效观察。治疗时TT_3降低较反T_3为快，当TT_3恢复正常时，TT_4常低于正常。若反T_3及TT_4均低于正常则表示药物过量，反T_3及TT_4正常表示药物适量。

(4) 反T_3水平测定对非甲状腺疾病严重程度、预后的判断和疗效观察有参考价值。如在重度营养不良，慢性疾病状态如糖尿病和肝硬化，严重应激状态时如急性心肌梗死和感染性休克等，反T_3明显升高，而T_3水平明显降低，TSH和T_4水平多正常，称低T_3综合征。

(5) 羊水中反T_3浓度可作为胎儿成熟的指标。如羊水中反T_3低下，有助于先天性甲状腺功能减退的宫内诊断。血清TT_4、TT_3及FT_4、FT_3测定对甲状腺功能紊乱的类型诊断、病情严重程度评估、疗效监测均有重要价值，特别是和TSH检测联合应用，对绝大部分

甲状腺功能紊乱的类型、病变部位均可做出诊断。甲状腺激素血清水平异常升高，有利于甲状腺功能亢进的诊断；而异常低下时，应考虑甲状腺功能减退。但影响上述指标的因素较多，除测定中的各种因素外，还受血浆 TBG 浓度、多种非甲状腺功能紊乱疾病、抗甲状腺功能亢进药或甲状腺激素治疗等的影响。因此，在评价甲状腺激素测定结果时，应考虑上述因素的影响。

第三节 抗甲状腺自身抗体测定

大多数甲状腺功能紊乱的发病机制与自身免疫反应有关，自身免疫性甲状腺疾病 (AITD) 属器官特异性自身免疫病，主要包括自身免疫性甲状腺功能减退 (AIH) 和 Graves 病。AITD 在男性和女性中的发病率分别为 0.2% 及 2.0%。自身免疫性甲状腺功能减退又可分为甲状腺肿型即桥本甲状腺炎 (HT) 和非甲状腺肿型即原发性黏液性水肿 (PM)，HT 主要影响中年妇女，而 PM 更常见于老年妇女。在 AITD 患者血中常可检测到多种针对甲状腺自身抗原的抗体，主要的自身抗体包括：促甲状腺激素受体抗体、抗甲状腺微粒体抗体、甲状腺过氧化物酶抗体、抗甲状腺球蛋白抗体和甲状腺激素抗体。

一、促甲状腺激素受体抗体测定

促甲状腺激素受体抗体为一组抗甲状腺细胞脑膜上 TSH 受体的自身抗体，对 TSH 受体的自身免疫是自身免疫性甲状腺病的主要原因。根据促甲状腺激素受体抗体功能的不同将其分为刺激型抗体与抑制型抗体两大类，前者可以激活 TSH 受体而引起甲状腺功能亢进，一般指甲状腺刺激性抗体或甲状腺刺激性免疫球蛋白 (TSI)；后者可以阻断 TSH 和受体的结合以及 TSH 的功能而引起甲状腺功能减退，一般指甲状腺阻断性抗体。甲状腺刺激性抗体主要见于 Graves 病，是 Graves 病发生、发展的主要原因。而促甲状腺激素受体抗体主要见于 HT 及 PM，但有一小部分 AIH 和 Graves 患者体内分别存在促甲状腺激素受体抗体和甲状腺刺激性抗体。需要注意的是，AIH 可以演变成 Graves 病，反之亦然，这可能与促甲状腺激素受体抗体和甲状腺刺激性抗体之间的平衡有关。

（一）标本采集

采用无抗凝血清。

（二）检测方法

可采用生物学分析方法和放射受体测定法。

（三）参考区间

阴性。

（四）临床应用

促甲状腺激素受体抗体只存在于自身免疫性甲状腺疾病患者的血清中，未经治疗的 Graves 患者血清甲状腺刺激性抗体的阳性率高达 90% 以上，甲状腺刺激性抗体测定对 Graves 病的早期诊断、提示是否复发或判断停药后是否容易复发均有价值。如促甲状腺激素受体抗体阳性伴高滴度的过氧化物酶抗体（过氧化物酶抗体），提示 Graves 病并发慢性淋巴性甲状腺炎；如促甲状腺激素受体抗体阳性患者伴原发性甲状腺功能减退提示该抗体可能为 TBAb。因此促甲状腺激素受体抗体的测定有助于自身免疫性甲状腺疾病的诊断。促甲状腺激素受体抗体可作为甲状腺功能亢进、甲状腺功能减退病因鉴别的重要参考指标。

二、甲状腺微粒体抗体测定

甲状腺微粒体抗体是甲状腺细胞质中微粒体的自身抗体，其主要成分则是由 933 个氨基酸组成的甲状腺过氧化物酶 (TPO)。该酶是一种结合糖基化亚铁血红素的膜蛋白质，位于甲状腺卵泡细胞的顶膜中，可与甲状腺球蛋白协同作用，在生物合成 T_3 和 T_4 过程中催化甲状腺球蛋白酪氨酸的碘化。过氧化物酶抗体可以激活补体，被认为是导致甲状腺功能失调和甲状腺功能减退的主要致病原因。在患有自身免疫性甲状腺疾病的人群中，几乎每个淋巴瘤性甲状腺炎的患者和 70% 以上的甲状腺功能亢进患者体内都存在过氧化物酶抗体。另外，在阿托品甲状腺炎和原发性黏膜水肿的患者体内也存在过氧化物酶抗体。经检测发现甲状腺功能正常的健康人体内含有低水平的过氧化物酶抗体，但其临床意义还有待进一步研究。由于 TPO 抗原发现较晚，故目前临床上仍将 TmAb 与过氧化物酶抗体视为同义词。该类抗体在自身免疫性甲状腺疾病的病因诊断中具有重要意义。

（一）标本采集

标本采用血清、肝素血浆或 EDTA 血浆。取血后应尽快地分离血清、血浆，不得使用在室温中保存 8 小时以上的血样。如果分析实验不能在 8 小时内完成，应将血清或血浆与血红蛋白分离开来，用无菌盖盖严血样标本并将其置于 2～8℃环境中冷藏保存。如果血样不能在 48 小时内进行分析，应将其置于 -20℃ 保存，血样只能冷冻一次，解冻后应彻底混合。检测前，应确定样本没有纤维蛋白或其他微粒物质及气泡。

（二）检测方法

一般采用化学发光免疫分析法，电化学发光免疫分析法或 ELISA 法。现简要介绍一下 ADVIACeutaur 过氧化物酶抗体的分析原理及该方法的局限性。

(1) ADVIACeutaur 过氧化物酶抗体检测的基本原理。采用直接化学发光技术的竞争性免疫测定法进行检测。患者样品中的甲状腺过氧化酶自身免疫性抗体与鼠单克隆的抗 TPO 抗体竞争数量有限的、复合在标记试剂中鼠单克隆抗 TPO 抗体上的带有吖啶酯标记的人 TPO，鼠单克隆抗 TPO 抗体在固相试剂中与顺磁离子共价结合。患者样品中的 TPO

抗体含量与系统所检测的相对光单位(RLUs)数量成反比关系。

(2) 人血清中的异嗜抗体可与试剂中的免疫球蛋白发生反应,从而干扰实验室中的体外免疫测定结果。经常与动物或动物血清产品接触的患者易于受到上述干扰,因此其检测结果可能会出现异常值。

(3) 溶血、高脂血、黄疸对检测结果无明显影响。

(三) 参考区间

阴性或者 0～60U/mL(直接化学发光法)。

(四) 临床应用

(1) 过氧化物酶抗体为自身免疫性甲状腺病患者体内一种主要自身抗体。在桥本甲状腺炎、Graves 病和特发性黏液水肿患者中多明显升高,尤以桥本甲状腺炎明显。该抗体检测对自身免疫性与非自身免疫性甲状腺疾病的诊断与鉴别诊断具有重要意义。

(2) 对原发性甲状腺功能减退患者,如过氧化物酶抗体水平升高,结合 TSH 升高,可以发现早期甲状腺功能减退患者。对可疑甲状腺功能减退患者,若过氧化物酶抗体升高,有助于原发性和继发性甲状腺功能减退的鉴别。HT 患者,过氧化物酶抗体终生存在,如临床表现典型且过氧化物酶抗体持续高水平,可作为诊断依据确诊。

(3) 产后甲状腺炎,萎缩性甲状腺、部分结节性甲状腺肿患者,过氧化物酶抗体可为阳性;某些自身免疫性疾病如类风湿疾病、系统性红斑狼疮患者可见过氧化物酶抗体水平升高。

三、抗甲状腺球蛋白抗体测定

抗甲状腺球蛋白抗体(ATG)的靶抗原为甲状腺球蛋白(TG),TG 是一种由甲状腺上皮细胞合成和分泌的可溶性的碘化糖蛋白,分子量 660kD,由 2748 个氨基酸组成。它是 T_3、T_4 的生物合成前体,正常人血清中含量极微(10～40ng/mL)。在甲状腺卵泡细胞中,甲状腺过氧化酶对 TG 内的酪氨酰基团的碘化反应起催化剂的作用。经过碘化的 TG 将保存在卵泡胶体中,充当 T_3 和 T_4 的保存器。当甲状腺受到刺激时,TG 将会降解,此时甲状腺激素、T_3 和 T_4 就会释放到血液中。ATG 是自身免疫性甲状腺疾病患者血清中的一种常见自身抗体,其异常增高常见于桥本甲状腺炎等自身免疫性甲状腺疾病,ATG 水平的检测对于多种甲状腺疾病的鉴别诊断、指导治疗和疗效预测具有重要价值。

(一) 标本采集

标本采用血清或 EDTA 血浆。取血后应尽快地分离血清、血浆,不得使用在室温中保存 8 小时以上的血样。如果分析实验不能在 8 小时内完成,应将血清或血浆与血红蛋白分离开来,用无菌盖盖严血样标本并将其置于 2～8℃环境中冷藏保存。如果血样不能在 48 小时内进行分析,应将其置于 -20℃保存,血样只能冷冻一次,解冻后应彻底混合。检测前,应确定样本没有纤维蛋白或其他微粒物质及气泡。

(二) 检测方法

一般采用化学发光免疫分析法、间接免疫荧光法、电化学发光免疫分析法或 ELISA 法。现简要介绍一下 ADVIACeutaurATG 的分析原理及该方法的局限性。

(1) ADVIACeutaurATG 分析仪。采用直接化学发光技术的竞争免疫测定法进行检测。患者样品中的甲状腺球蛋白自身免疫性抗体与多克隆人的 ATG 竞争数量有限的、存在于标记试剂中带吖啶酯标志的人甲状腺球蛋白，与多克隆山羊的人抗抗体结合的多克隆人的 ATG 在固相试剂中与顺磁离子共价结合。患者样品中的 ATG 含量与系统所检测的相对光单位数量呈现一种反比关系。

(2) 人血清中的异嗜抗体可与试剂中的免疫球蛋白发生反应，从而干扰实验室中的体外免疫测定结果。经常与动物或动物血清产品接触的患者易于受到上述干扰，因此其检测结果可能会出现异常值。

(3) 溶血、高脂血、黄疸对检测结果无明显影响。

(三) 参考区间

阴性或者 0～60U/mL (直接化学发光法)。

(四) 临床应用

(1) 血清 ATG 是诊断甲状腺自身免疫性疾病的一个特异性指标，桥本甲状腺炎患者血清中 ATG 阳性检出率可达 40%～95%；甲状腺功能亢进患者检出率 40%～90% 不等，检出率高可能与部分病例属于桥本甲状腺功能亢进有关；原发性甲状腺功能减退症患者检出率 65% 左右。亚急性甲状腺炎、甲状腺癌、甲状腺腺瘤等检出率都很低。系统性红斑狼疮等结缔组织病患者血清 ATG 检出率 20%～30%。ATG 阳性尤其是高水平阳性者，对治疗方法的选择应慎重。对部分 ATG 低水平阳性者作甲状腺活检研究发现，这类患者甲状腺组织中均有局限性的淋巴细胞浸润。

(2) ATG 可作为甲状腺肿块鉴别诊断的指标。其阳性一般考虑为慢性淋巴细胞性甲状腺炎，而非甲状腺肿块。

四、甲状腺激素抗体测定

甲状腺激素抗体 (THAb) 包括抗 T_4 抗体和抗 T_3 抗体，在少数甲状腺疾病和某些非甲状腺疾病患者的血清中可检出。这些抗体可结合循环中的 T_3、T_4，干扰其发挥作用，不同程度地影响甲状腺激素代谢。血液中存在 THAb 抗体，临床往往表现为甲状腺功能减退，但血清 TSH 及甲状腺激素水平 (特别是 TT_4、TT_3) 却升高。

(一) 标本采集

采用无抗凝血清。

(二) 检测方法

一般采用 RIA 和化学发光免疫分析法。

(三)参考区间

阴性。

(四)临床应用

血清 THAb 的存在,可干扰血清 TT_4、TT_3、FT_4、FT_3 的测定结果,出现假性升高或降低。若检查发现 TT_4 或 TT_3 增高(假性升高),TSH 正常或偏高且无甲状腺功能亢高代谢表现时,应考虑存在 THAb 的可能。

第四节 血清甲状腺球蛋白和甲状腺结合球蛋白测定

一、血清甲状腺球蛋白测定

甲状腺球蛋白(TG)是由甲状腺滤泡上皮分泌的一种糖蛋白,相对分子质量约 660000,半衰期为 5d,主要储存在甲状腺滤泡腔,其分子中的酪氨酸残基可被碘化缩合生成 T_3、T_4。在正常情况下有很少量的 TG 释放入血,甲状腺球蛋白正常值 < 4μg/L,甲状腺全切除的患者的甲状腺球蛋白常常 < 5μg/L。但在甲状腺上皮癌、腺癌及少部分急性或亚急性甲状腺炎患者中 TG 可明显增高。在测定甲状腺球蛋白的同时,应检测血液中是否有 ATG 的存在,因为 ATG 可以影响血清 TG 的测定。

(一)标本采集

标本采用血清或肝素血浆,EDTA 血浆对甲状腺球蛋白的检测存在影响,一般采集早晨或上午空腹静脉血。样本在 2~8℃可保存 3 天,-20℃可保存 2 个月。源于不同生产商的血样收集试管,由于原材料和添加剂不同,包括凝胶或物理涂层、促凝剂和(或)抗凝剂,可能导致得到不同的结果。

(二)检测方法

一般采用化学发光免疫测定法或放射免疫法。

(1)由于甲状腺球蛋白自身抗体(ATG)对于竞争免疫检测和免疫量度检测都有影响,因此对所有患者都应当用高灵敏免疫检测做 ATG 筛查。回收试验研究不适于排除 ATG 的影响。如果实验室选择报告甲状腺球蛋白,阳性血清样本的结果,那么每份报告中都应包括对临床医生的警告,对检测结果的解释应予以注意,即 ATG 的存在可能导致免疫量度法得到的 TG 水平存在假性下降。

(2)人血清中的嗜异性抗体会与试剂盒组分中的免疫球蛋白发生反应,从而干扰体外免疫检测。经常接触动物或动物血清制品的患者样本可潜在干扰测定结果。为达到诊断目的，检测结果要与临床检查、病史和其他的检查结合使用。

（三）参考区间

5～55ug/L（化学发光免疫测定法）。由于检测方法以及试剂特异性的不同，当对患者进行连续监测时，不同方法所得TG值不可通用。实验室向临床医生提供报告的同时应注明检测方法，连续检测血清TG应使用同一种方法。

（四）临床应用

(1) TG是甲状腺滤泡内胶质的主要组成部分，合成的明显升高主要见于甲状腺乳头状癌和甲状腺滤泡状腺癌，除肿瘤造成甲状腺组织破坏释放外，肿瘤本身也可合成TG。TG常被临床用来作为监测甲状腺分化癌（甲状腺乳头状癌和甲状腺滤泡癌）手术后肿瘤复发的指标。甲状腺乳头状癌和滤泡癌经甲状腺全切除后，甲状腺球蛋白应＜10μg/L。若＞10μg/L，表示有转移灶存在。

(2) TG升高：其升高也见于Graves病、亚急性甲状腺炎早期、慢性淋巴细胞性甲状腺炎、急性传染性肝炎和应用雌激素治疗等情况，血清TG测定绝对值对甲状腺癌的鉴别诊断并没有太大的意义，而手术前后TG的变化对甲状腺癌手术后的随诊是有意义的。通过TG的测定，可以减少随访过程中不必的全身扫描。

二、血清甲状腺结合球蛋白测定

血清甲状腺素结合球蛋白(TBG)为肝细胞合成的一种α-球蛋白，由395个氨基酸残基组成，含有一个甲状腺素结合部位，是血液中甲状腺激素的主要结合蛋白，T_4与TBG的亲和力大于T_3。TBG的浓度变化可以影响总甲状腺激素的水平，但不影响游离甲状腺激素的水平。测定血清TBG浓度常用来排除非甲状腺功能紊乱所引起的T_3、T_4变化。

（一）标本采集

标本采用无抗凝血清，一般采集早晨或上午空腹静脉血。

（二）检测方法

一般采用化学发光免疫测定法或放射免疫法。

（三）参考区间

12～28mg/L(220～510mmol/L)（放射免疫法）。

（四）临床应用

(1) 甲状腺功能亢进时血清TBG降低，治疗后随病情缓解逐步升高并恢复正常；甲状腺功能减退时则相反。

(2) 血清TBG非特异性增多常伴有T_3、T_4总含量升高，而游离T_3、T_4无明显变化，患者一般没有甲状腺功能亢进表现，如妊娠、口服避孕药、大剂量雌激素治疗、家族性

TBG 增多症、肝硬化、多发性骨髓瘤等；TBG 非特异性降低常伴有 T_3、T_4 总含量降低，而游离 T_3、T_4 无明显变化，患者一般没有甲状腺功能减退表现，如大剂量雄激素或糖皮质激素治疗、家族性 TBG 降低症、肾病综合征、肢端肥大症等。

(3) 为排除 TBG 浓度的改变对 TT_4、TT_3 水平的影响，可用 TT_4(μg/L) 与 TBG(mg/L) 的比值来判断。

若比值在 3.1～4.5，提示甲状腺功能正常；比值在 7.6～14.8 时，考虑为甲状腺功能亢进；比值在 0.2～2.0，应考虑甲状腺功能减退的可能。

第五节 甲状腺功能动态试验

甲状腺功能动态实验的原理是根据甲状腺激素和垂体 TSH 及下丘脑 TRH 之间有负反馈调节，TRH 对 TSH 的刺激作用受到血清甲状腺激素的抑制。甲状腺功能动态试验包括促甲状腺释放激素 (TRH) 兴奋试验和甲状腺激素 (或 T_3) 抑制试验。

一、甲状腺激素抑制试验

甲状腺摄 ^{131}I 率的高低和甲状腺功能状态有关。甲状腺功能亢进患者甲状腺摄 ^{131}I 率增高，甲状腺功能减退患者甲状腺摄 ^{131}I 率减低，但在正常情况下，给予一定剂量的甲状腺激素 (包括 T_3 和 T4) 可以减少甲状腺摄 ^{131}I 率。这是因为甲状腺摄取碘的功能与垂体分泌促甲状腺激素 (TSH) 之间有反馈调节的关系。

(一) 原理

当血液内甲状腺激素含量增高时，TSH 的释出减少，甲状腺的摄碘功能就受到抑制，因此出现甲状腺摄 ^{131}I 率减低。当甲状腺功能亢进时，因甲状腺的分泌具有自主性，可使上述反馈调节关系被破坏，因而无抑制现象，增加促甲状腺素或减少促甲状腺素，很少会影响甲状腺摄 ^{131}I 率，而且甲状腺功能亢进患者垂体分泌促甲状腺素的功能受到明显抑制，因此测量患者服用甲状腺激素或 T_3 前后的甲状腺摄 ^{131}I 率加以比较，从甲状腺摄 ^{131}I 率是否下降 (即是否被抑制) 可以判断是否为甲状腺功能亢进。另外，有人认为甲状腺功能亢进患者的摄 ^{131}I 率服药后不被抑制与患者血中存在的长效甲状腺刺激物 (LATS) 有关。

(二) 方法

在连续给予 T_4 或 T_3 一周前后，分别测定 ^{131}I 摄取率。正常人和伴 ^{131}I 摄取率高的缺碘者和单纯性甲状腺肿者，甲状腺 ^{131}I 摄取率将抑制达 50% 以上，甲状腺功能亢进者则变化不大，抑制率＜ 50%。

(三)注意事项

(1) 本试验可诱发心绞痛、心房颤动,增高基础代谢率等,故对合并有高血压、器质性心脏病、心房颤动以及心力衰竭的患者禁用。老年人也不宜做该实验检查。

(2) 甲状腺片抑制试验可使部分正常人及单纯性甲状腺肿患者发生药物性甲状腺功能亢进症状或使甲状腺功能亢进患者加剧病情(T_3抑制试验的副作用较甲状腺片抑制试验为小)。

(3) 甲状腺片剂应连续服用不得中断。

(4) 禁食:含碘食物和含碘、溴类化合物4周后,空腹口服^{131}I测定甲状腺部位摄碘率。

(四)临床应用

(1) 甲状腺功能亢进患者在做此试验时,甲状腺摄^{131}I率无明显下降,抑制率<50%(抑制试验阴性)。

(2) 部分甲状腺功能亢进患者服药后甲状腺摄^{131}I率反而升高,可解释为服药后的"反跳现象"。

个别患者虽24小时摄^{131}I率下降较多,但2或6小时值仍很高,此可能与甲状腺功能亢进时甲状腺释放激素的速度加快有关,不是所服药物的抑制作用,应注意判断。

二、TRH兴奋试验

(一)原理

TRH正常时可促进TSH自垂体分泌入血并促进TSH合成,静脉注射TRH后,血浆TSH增高,其程度和快慢反映垂体TSH的储备量。因此测定静脉注射TRH前后血清TSH水平,以分析刺激前后血清TSH水平的变化,可反映垂体贮存TSH的能力。阴性反应表明垂体无足够合成和贮存TSH的功能,强阳性反应提示垂体合成和贮存TSH能力异常活跃。阳性反应延迟表明垂体本身无病变,但因长期缺乏足够TRH刺激,TSH贮存减少。

(二)方法

试验时不需禁食,先抽血测TSH,然后静脉注射TRH 200~500μg,溶于2mL生理盐水中,快速注射后15、30及90分钟各抽血测TSH。注射后30分钟出现高峰,儿童TSH可升至11~35mU/L,男性成人达15~30mU/L,女性成人达20~40mU/L;或正常男性可较基础值升高约8mU/L,女性升高约12mU/L。90分钟基本上恢复注射前水平。一般于注射后仅引起暂时的尿急、恶心感觉,有金属味,脸潮红,但均较轻微,几分钟后即消失。故在老年心脏功能欠佳或妊娠等不适宜进行甲状腺激素抑制试验时,可进行本试验替代。

(三)临床应用

(1) 测定静脉注射TRH后血清TSH水平变化可协助鉴别诊断甲状腺功能减退是原发

于甲状腺还是继发于下丘脑或垂体，同时对甲状腺功能亢进亦有辅助诊断价值。现认为 TRH 兴奋试验是甲状腺功能紊乱的临床生化检测项目中最有价值和可靠的检测方法。

(2) 原发性甲状腺功能减退患者其下丘脑和垂体均正常，病变主要在甲状腺，血中 T_3 和 T_4 降低，基础血 TSH 浓度较正常增高，静脉注射 TRH 后 TSH 显著增高，TRH 兴奋试验呈过高反应；继发于垂体病变的甲状腺功能减退发生病变部位在垂体，基础 TSH 水平低，注射 TRH 后，TSH 水平无变化；继发于下丘脑的甲状腺功能减退患者病变部位在下丘脑，基础 TSH 水平低，注射 TRH 后，TSH 峰值出现延迟反应，延迟至 60～90 分钟出现。

(3) 甲状腺性甲亢患者不但 TSH 基础值低，并且垂体 TSH 贮存少，注射 TRH 后血清 TSH 无明显升高（＜2mU/L）；异源性 TSH 分泌综合征性甲亢，TSH 基础值高，并且因其呈自主性分泌，所以对 TRH 无反应；垂体腺瘤性甲亢虽然 TSH 基础值高，TRH 兴奋试验可呈阳性，但根据临床表现及 TT_4、TT_3 测定等，可以与甲状腺功能减退鉴别。

第十章 微量元素和维生素代谢紊乱检测

第一节 主要微量元素代谢紊乱

一、铁代谢紊乱

(一) 铁的代谢

铁 (Fe) 在体内分布很广，几乎所有组织都含有铁。铁在人体内可分为两类：一类是功能铁，系指体内具有重要生理功能的铁，包括血红蛋白 (占 67.58%)、肌红蛋白 (约 3%)、少量含铁酶及运铁蛋白中所含的铁；另一类是贮存铁，贮存铁又分为铁蛋白和含铁血黄素，铁蛋白的铁是可以被立即动用的贮存铁，而含铁血黄素是不能立即被动用的贮存铁。铁以肝、脾组织含量最高，其次肺组织。

人体内含铁量约为 3～5g。在整个消化道均可吸收铁，但主要部位在十二指肠及空肠上段。Fe^{2+} 较 Fe^{3+} 易吸收，食物中的铁多为 Fe^{3+}，所以必须经过消化道将 Fe^{3+} 还原成 Fe^{2+} 才能充分吸收。吸收的 Fe^{2+} 在肠黏膜上皮细胞内重新氧化为 Fe^{3+}，并与脱铁蛋白结合，形成储存形式的铁蛋白。运铁蛋白 (Tf) 是一种在肝内生成的 P，球蛋白，分子量为 86000，在血流里起运载铁的作用。运铁蛋白可将铁运送至骨髓用于血红蛋白合成，或运送至网状内皮细胞储存起来，或运送至各种细胞供含铁酶合成等，或运往需铁的组织中。影响铁吸收的因素很多，胃酸和胆汁都具有促进铁吸收的作用。

正常人排铁量很少，一般每日约排泄 0.5～1mg，主要通过肾脏、粪便和汗腺排泄，另外女性月经期、哺乳期也将丢失部分铁。

(二) 铁的生物学作用

1. 合成血红蛋白

红细胞功能是输送氧每个红细胞约含 2.8 亿个血红蛋白分子，每个血红蛋白分子又含 4 个铁原子，血红蛋白中的铁约占体内总铁量的 2/3，这些亚铁血红素中的铁原子，是携带和输送氧的重要成分。铁缺乏会影响血红蛋白的合成而致贫血。

2. 合成肌红蛋白

每个肌红蛋白含一个亚铁血红素，肌红蛋白内的铁约占体内总铁量的 3%。肌红蛋白是肌肉贮存氧的地方，当肌肉运动时，它可以提供或补充血液输氧的不足，供肌肉收缩。

3. 构成人体必需的酶

铁参与细胞色素酶、过氧化氢酶、过氧化物酶等的合成，并激活琥珀酸脱氢酶、黄嘌呤氧化酶等活性，它是细胞代谢不可缺少的物质。

4. 铁参与能量代谢

研究表明，机体内能量的释放与细胞线粒体聚集铁的数量多少有关，线粒体聚集铁越多，释放的能量也就越多。

5. 铁与免疫功能

实验表明缺铁将造成机体免疫机制受损、白细胞功能障碍、淋巴细胞功能受损、抗体产生受抑制等，容易导致感染。

（三）铁缺乏与中毒

1. 铁缺乏症与缺铁性贫血

缺铁是指机体铁量低于正常。根据缺铁的程度可分三个阶段：第一阶段为铁减少期(ID)，属于缺铁的最早期，此期贮存铁减少，血清铁蛋白浓度下降；第二阶段为红细胞生成缺铁期(IDE)，又称无贫血缺铁期，此期除血清铁蛋白下降外，血清铁也下降，总铁结合力增高（运铁蛋白饱和度下降）；第三阶段为缺铁性贫血期(IDA)，此期除以上指标异常外，血红蛋白和红细胞比积下降，出现不同程度低色素性贫血。

缺铁性贫血是指体内可用来制造血红蛋白的贮存铁已被用尽，机体铁缺乏，红细胞生成受到障碍时发生的贫血。引起缺铁性贫血的原因：①铁的需要量增加而摄入不足，可见于生长快速的婴儿、青少年、月经期、妊娠期和哺乳期的妇女；②铁吸收不良，可见胃次全切除术后、长期严重腹泻、胃游离盐酸缺乏等；③失血，可见于消化道出血、妇女月经量过多、慢性血管内溶血等。缺铁性贫血，一般最常见的症状有面色苍白、倦怠乏力、心悸和心率加快、眼花耳鸣、体力活动后气促等。应加强妇幼保健，指导婴儿喂养，对较大儿童应纠正偏食，重视月经过多，对早产儿、孪生儿、胃肠切除、妊娠期妇女及反复献血者应预防性口服铁剂。最常用的制剂为硫酸亚铁。

2. 铁中毒

铁中毒可分为急性铁中毒和慢性铁中毒：急性铁中毒见于过量误服亚铁盐类，食用铁器煮的食物如山里红，静脉注射铁剂过量等。成人比较少见，常见于儿童；慢性铁中毒也称继发性血色病。可见于长期过量服用或注射铁剂，摄入含铁量高的特殊食品，慢性酒精中毒铁的吸收增加，原发性血色病，小肠吸收过多的铁，肠外输入过多的铁，通常由多次大量输血引起等。急性铁中毒，可出现少尿、肾功能衰竭、肝脏损害、中枢神经系统和心血管系统中毒等表现；慢性铁中毒，儿童主要见于重型地中海贫血和反复输血引起的含铁血黄素沉着症。慢性铁中毒进展缓慢，多在中年期才出现原发性血色病，其临床表现可有不同程度的各脏器受损的表现，如肝脏肿大、心脏疾病、胰腺病变、垂体功能低下等。预防铁中毒应提高对铁中毒的危害性认识，防止误服外形美观的糖衣或糖浆铁剂，不可认为铁剂是"补药"而超过规定剂量服用。对于因某些疾病需反复大量输血，或肝硬化引起的慢性铁中毒，则应着眼于原发疾病的防治。

二、碘代谢紊乱

(一) 碘的代谢

正常人体内含碘（I）约为20～25mg。碘主要从食物中摄入，食物中的无机碘溶于水形成碘离子，以消化道吸收为主，经门静脉进入体循环，吸收后的碘有70%～80%被摄入甲状腺细胞内贮存、利用，其余分布于血浆、肾上腺、皮肤、肌肉、卵巢和胸腺等处。碘的排泄主要通过肾脏，每日碘的排出量约相当于肠道吸收的量，占总排泄量的85%，其他由汗腺、乳腺、唾液腺和胃腺分泌等排出。

(二) 碘的生物学作用

碘通过甲状腺素促进蛋白质的合成，活化多种酶，调节能量代谢。甲状腺功能亢进时，甲状腺素合成和释放过多，基础代谢率增高，反映了碘的利用增加；而甲状腺功能减退时，甲状腺合成和释放过少，基础代谢率降低。这两种情况都反映了碘及甲状腺代谢紊乱而导致的疾病。甲状腺素能提高中枢神经系统的兴奋性，维持中枢神经系统结构，加速生长发育，保持正常的机体新陈代谢，加速各种物质的氧化过程，促进糖的吸收与利用，对脂肪的分解氧化，胆固醇的转化和排泄都起促进作用。所以碘是通过甲状腺素而发挥其生理作用的，甲状腺素具有的生物学作用都与碘有关。

(三) 碘缺乏与中毒

1. 碘缺乏与地方病

碘缺乏病是指由于长期碘摄入不足所引起的一类疾病。由于这些病具有地区性特点，故称为地方性甲状腺肿和地方性克汀病。

(1) 地方性甲状腺肿：地方性甲状腺肿一般指碘缺乏所致甲状腺肿，是以甲状腺代谢性肿大，不伴有明显甲状腺功能改变为特征，可见于包括新生儿在内的各年龄人群。地方性甲状腺肿的主要原因是缺碘，凡是能坚持碘盐预防的病区，该病基本上能得到控制。轻者为可触及或肉眼可见的颈部甲状腺部位局部稍肿大，质软，边界不是很清楚，多为对称性弥漫性肿大。重者腺体巨大，腺体内常同时存在结节状改变，有些则以结节为主。世界大多数国家包括我国在内，都采取食盐加碘的方法，预防甲状腺肿。对早期患者可采用口服碘剂，对结节性甲状腺肿可采用碘注射液，注射到甲状腺局部。

(2) 地方性克汀病：地方性克汀病是全身性疾病，碘缺乏是引起克汀病发病的根本原因，其临床表现是生长发育迟缓、身材矮小、智力低下、聋哑、神经运动障碍及甲状腺功能低下。对地方性克汀病可采用碘盐、口服碘剂及碘化油肌内注射等方法进行防治。

2. 碘过量与高碘性甲状腺肿

碘过量通常发生于摄入含碘量高的食物，以及在治疗甲状腺肿等疾病中使用过量的碘剂等情况。常见的有高碘性甲状腺肿，碘性甲状腺功能亢进等。

(1) 高碘性甲状腺肿：与碘缺乏病相反，在一些平原地区，由于碘离子富集，出现高碘区，过量无机碘在甲状腺内抑制激素合成，以致引起甲状腺滤泡胶质潴留，引起高碘性甲状腺肿。高碘性甲状腺肿随着摄碘量的增加，甲状腺肿大率上升。两性均可发病，女性多于男性。其预防是除去高碘来源，对饮水型病区可改用含碘正常饮水，对进食高碘海产品过多的地区可发展蔬菜生产，从而减少过量碘的摄入。

(2) 碘性甲状腺功能亢进：此病为碘诱发的甲状腺功能亢进，是由于长期大量摄碘所致，可发生在用碘治疗的甲状腺肿大患者中，也可见于高碘性甲状腺患者。临床表现多汗、乏力、手颤抖、性情急躁、心悸、食欲亢进、体重下降、怕热等。一般无明显凸眼。其防治采用减少碘摄入量，可自行缓解。

三、锌代谢紊乱

(一) 锌的代谢

正常成年人体内含锌 (Zn) 总量约为 2～3g。锌主要在十二指肠和空肠通过主动运转机制被吸收，锌进入毛细血管后由血浆运输至肝及全身，分布于人体各组织器官内，以视网膜、胰腺及前列腺含锌较高，锌主要由粪便、尿、汗、乳汁及毛发排泄。失血也是丢失锌的重要途径。

(二) 锌的生物学作用

1. 锌可作为多种酶的功能成分或激活剂

锌是机体中 200 多种酶的组成部分，人体内重要的含锌酶有碳酸酐酶、RNA 聚合酶、DNA 聚合酶、醛脱氢酶、苹果酸脱氢酶、胸嘧啶核苷激酶、谷氨酸脱氢酶、乳酸脱氢酶、碱性磷酸酶、亮氨酸氨肽酶及丙酮酸氧化酶等。它们在蛋白质、脂肪、糖和核酸代谢以及组织呼吸中都起重要作用。

2. 促进机体生长发育

锌是调节基因表达的必需组成部分，因此，缺锌后创伤的组织愈合困难，性器官发育不全或减退，生长发育不良，儿童将出现缺锌性侏儒症。

3. 促进维生素 A 的正常代谢和生理功能

锌参与维生素 A 还原酶和视黄醇结合蛋白的合成，促进视黄醛的合成和变构，维持血浆维生素 A 的正常浓度，促进肝脏中维生素 A 的动员，对维持人体正常适应有重要的作用。

4. 参与免疫功能过程

人和动物缺锌时，可显著降低 T 细胞功能，引起细胞介导免疫改变，使免疫力降低。动物缺锌体重减轻，胸腺、脾脏萎缩。

(三) 锌缺乏与中毒

1. 锌缺乏症

缺锌常见食物含锌量低，吸收障碍，不良的饮食习惯，锌丢失增加 (如失血、灼伤)，锌需要量增加(如妊娠、哺乳、生长期)等,其临床表现食欲减退、消化功能减退、免疫力降低、厌食、异食癖(嗜土)、生长发育迟缓、性发育障碍、毛发枯黄等。临床可见营养性侏儒症,原发性男性不育症等。

其防治可采用饮食及锌剂治疗,一般来说,动物性食物含锌较丰富,饮食需多吃瘦肉、禽蛋、猪肝、鱼类等。锌剂如硫酸锌、葡萄糖酸锌等。

2. 锌中毒

锌中毒可能发生于大量口服、外用锌制剂,长期使用锌剂治疗,以及空气、水源、食品被锌污染等,临床表现腹痛、呕吐、腹泻、厌食、昏睡、倦怠、消化道出血等症状。其防治需定期检查血锌和发锌,采取缺多少补多少的治疗原则,血锌和发锌高时,可用金属络合剂,按疗程适量进行锌治疗。

四、硒代谢紊乱

(一) 硒的代谢

人体内硒(Se)的含量约为 14~21mg。硒主要在十二指肠吸收,吸收入血后硒主要与 α-球蛋白或 β-球蛋白结合,小部分与极低密度脂蛋白结合而运输。硒可以分布到所有的软组织,以肝、胰腺、肾和脾含量较多。硒主要从尿排出,部分经胆汁由粪便排出,少量也可通过汗、肺和乳汁排泄。

(二) 硒的生物学作用

1. 硒是谷胱甘肽过氧化物酶(GSH-PX)的重要组成成分

每分子该酶可与4个硒原子结合,催化的反应为:

$$2GSH + H_2O_2 \xrightarrow{GSH-P_x} GSSG + 2H_2O$$

GSH-P$_x$催化2分子GSH氧化生成GSSG,利用H_2O_2使有毒的过氧化物还原成相对无毒的羟化物,从而保护所有的生物膜不被氧化所降解。因此,硒在分解过多的H_2O_2,保护细胞膜,减少过氧化物起到重要的作用。

2. 参与辅酶A和辅酶Q的合成

在机体代谢、三羧酸循环及呼吸链电子传递过程中发挥重要作用。

3. 保护视器官的健全功能

虹膜及晶状体含硒丰富,含有硒的GSH-PX和维生素E可使视网膜上的氧化损伤降低,糖尿病患者的失明可通过补充硒得到改善,亚硒酸钠可使一种神经性的视觉丧失得到改善。

4. 是体内抵抗有毒物质的保护剂

硒和金属有很强的亲和力,是一种天然的对抗重金属的解毒剂,其机制是无机硒与金属相结合,形成金属-硒-蛋白质复合物从而降低有毒元素的危害,它对汞、镉、铅、砷都有解毒作用。

5. 增强机体免疫力

硒能促进淋巴细胞产生抗体，增强机体对疾病的抵抗力。

6. 保护心血管和心肌

硒参与保护细胞膜的稳定性及正常通透性，消除自由基的毒害作用，抑制脂质的过氧化反应，从而保护心肌的正常结构和功能，降低心血管病的发病率，防止冠心病及心肌梗死。

7. 调节维生素 A、C、E、K 的代谢

硒能调节维生素 A、C、E、K 的吸收与消耗，并能与维生素 E 起协同作用，加强维生素 E 抗氧化作用。

8. 对肿瘤的影响

在体外其硒浓度 > 1.0mg/L 时可通过抑制细胞增生、DNA 复制及蛋白质合成而直接影响肿瘤细胞的生长。硒可干扰致癌物的代谢。动物致癌试验中，观察到硒对皮肤癌、乳癌、肺癌、结肠癌、肝癌等有显著的抑制作用。

（三）硒缺乏与中毒

1. 硒缺乏

硒缺乏已被证实是发生克山病的重要原因，克山病是一种以心肌坏死为主的地方病，其临床表现为心力衰竭或心源性休克、心律失常、心功能失代偿。克山病发病快，症状重，患者往往因抢救不及时而死亡。口服亚硒酸钠，症状会神奇般地消失，甚至痊愈，可见硒对克山病的发病有明显效果。

此外，缺硒与大骨节病有关。大骨节患者表现为骨关节粗大、身材矮小、劳动力丧失。其防治用硒及维生素 E 治疗有效。

2. 硒中毒

硒摄入过多可致中毒。急性硒中毒其临床表现头晕、头痛、无力、恶心、汗液有蒜臭味、脱发和指甲脱落、寒战、高热、手指震颤等。长期接触小剂量硒化物，一般 2～3 年出现为慢性硒中毒。

五、铜代谢紊乱

（一）铜的代谢

正常人体内含铜 (Cu) 约为 80～100mg。铜经消化道吸收，主要吸收部位是十二指肠和小肠上段。铜被吸收进入血液，铜离子与血浆中清蛋白疏松结合，形成铜-氨基酸-清蛋白络合物进入肝脏，该络合物中的部分铜离子与肝脏生成的 α_2-球蛋白结合，形成铜蓝蛋白，铜蓝蛋白再从肝脏进入血液和各处组织，铜蓝蛋白是运输铜的基本载体。人体内以肝、脑、心及肾脏含铜浓度最高。其次为脾、肺和肠。肌肉和骨骼等含铜量较低。铜经胆汁、肠壁、尿液和皮肤排泄。

(二) 铜的生物学作用

1. 维护正常的造血机能及铁的代谢

铜能促进幼稚红细胞的成熟，使成熟红细胞从骨髓释放进入血循环，铜蓝蛋白能促进血红素和血红蛋白的合成。铜能促进铁的吸收和运输，铜蓝蛋白可催化二价铁氧化成三价铁，对生成运铁蛋白有重要作用。

2. 构成超氧化物歧化酶、赖氨酰氧化酶等多种酶类

铜是 CuZn-SOD（铜锌-超氧化物歧化酶）催化活性所必需的成分，它们催化超氧离子成为氧和过氧化氢，从而保护活细胞免受毒性很强的超氧离子的毒害，是保护需氧生物细胞赖以生存的必需酶。铜参与赖氨酸氧化酶的组成，赖氨酸氧化酶影响胶原组织的正常交联，从而形成弹性蛋白及胶原纤维中共价交联结构，维持组织的弹性和结缔组织的正常功能。另外，铜参与30多种酶的组成和活化，构成体内许多含铜的酶如酪氨酸氧化酶，以及含铜的生物活性蛋白如铜蓝蛋白、肝铜蛋白等。

(三) 铜缺乏与中毒

1. 铜缺乏症

铜缺乏症主要原因：①处于生长阶段，需要量大而供给量相对不足；②长期腹泻和营养不良；③伴有小肠吸收不良的病变；④肾病综合征，尿内蛋白含量增加，铜丢失过多；⑤长期使用螯合剂。

临床表现：①贫血，因为铜影响铁的吸收、运送、利用及细胞色素系与血红蛋白的合成；②骨骼发育障碍，缺铜骨质中胶原纤维合成受损，胶原蛋白及弹力蛋白形成不良；③生长发育停滞；④肝、脾肿大等。防治可用硫酸铜溶液或葡萄糖酸铜。

2. 铜中毒

金属铜属微毒类，铜化合物属低毒和中等毒类。

(1) 急性铜中毒：饮用与铜容器或铜管道长时间接触的酸性饮料，误服铜盐等，均可引起急性铜中毒，出现恶心、呕吐、上腹部痛、腹泻、眩晕、金属味等，重者出现高血压、昏迷、心悸，更甚者可因休克、肝肾损害而致死亡。其防治应脱离接触，用 1% 亚铁氰化钾洗胃，后服牛乳、蛋清保护胃黏膜。用盐类泻剂排除肠道内积存的铜化合物。

(2) 慢性铜中毒：长期食用铜量超过正常供给量的 10 倍以上，可能会出现慢性铜中毒，表现胃肠道症状。长期接触铜尘者可有呼吸道及眼结膜刺激，可发生鼻咽膜充血、鼻中隔溃疡、结膜炎和眼睑水肿等，同时有胃肠道症状。铜可致接触性和致敏性皮肤病变，出现皮肤发红、水肿、溃疡和焦痂等。其防治可用络合剂（如依地酸二钠钙）使之解毒排泄。

第二节 微量元素检测

微量元素的检测是研究微量元素在疾病的发生、发展过程中与疾病的相互关系。现已证实，许多疾病与各种微量元素的代谢密切相关，如缺铁性贫血、地方性甲状腺肿、肝豆状核变性等。因此准确地检测人体内各种微量元素的水平，对于疾病的诊断、治疗和预防，具有极其重要的意义。微量元素检测的对象是人，但人体中如铁、碘、锌、硒、铜、铬、锰、钴等人体必需微量元素和一些非必需的元素如铅、汞、镉、铝、砷等含量都比较低，而且取样困难、样品量少，实际工作中还要求在短时间内对试样得出准确结果，因此，针对微量元素的检测特点，应是快速、准确、灵敏。此外，测定微量元素时要特别注意样品的采集和保存，避免标本的污染，一旦因操作不慎，将会导致结果出现严重的误差。

一、样的采集、保存和预处理

人体样品主要包括血液、尿液、毛发、指甲、胃液、唾液、精液、胆汁、汗液、脑脊液、乳汁及肝、肾、肺、脾、肠、脑、心、肌肉等脏器组织，样品的采集一般应遵循三大原则：①针对性；②适时性；③代表性。

（一）血液样品的采集和保存

血样是微量元素检测中最常用的样品，血液样品可以按需要选择全血、血浆、血清、白细胞、血小板、红细胞等。血液样品的采集一般在清晨受检查者空腹，取毛细血管血或静脉血。采血量由检测元素含量及方法而定。盛血样的试管必须用去离子水清洗、干燥处理，严格按要求制备全血、血浆、血清、红细胞、白细胞或血小板等，最好立即检测。若需放置，要在4℃冰箱中冷藏，在-80℃～-20℃超低温冷冻可保存较长时间。

（二）尿液样品的采集和保存

尿液是肾脏的排泄液，它可以反映体内微量元素的代谢和排泄状况，是临床上除血液外用得较多的样品，正常成年人一天排尿1000～1500mL，尿液的采集分24h尿和部分尿（如晨尿、白日尿等）。尿放置时，会逐渐产生沉淀和臭味，所以盛尿的容器必须是吸附性能差的密闭容器，而且需放阴凉处，或在尿中加入苯甲酸防腐剂，将尿液加热使沉淀溶解后取样。

（三）发样的采集和保存

头发是由蛋白质聚合而成，头发中微量元素是组织中蓄积或析出机体的微量元素的指示器。采集发样时，应用不锈钢的剪刀取距头皮2～3cm以上1cm长的毛发作样品，一般取0.4～1g为宜，具体采集数量由测量元素和方法而定。由于头发表面往往有灰尘、油脂等影响样品的有效性，所以必须将发样洗净后，置于60℃烘箱中烘干，干燥后保存。

注意同一检测中要采用同一洗涤条件和方法，保证结果的可比性。

(四) 唾液的采集和保存

唾液是人体的分泌液之一，唾液中的微量元素是摄入机体中的微量元素在吸收后经代谢被排泄的体内微量元素。成人唾液的一天分泌量是 1～1.5L。唾液分混合液和腮腺液。混合唾液采集前，受检者需将口腔洗干净，然后按检测元素及方法的要求，收集所需量的唾液在试管中。腮腺液需用专门器械从人耳下取样，这种唾液无污染，成分稳定，但具有一定的损伤性。一般唾液采样应在受检者身体条件恒定时，早晨空腹进行。

此外，指甲也是微量元素检测常用样品之一，它是组织中蓄积或析出体内的一部分微量元素，通常每周采集 1 次，采集 1 个月收集的混合样品，将污垢洗净，干燥保存。还有脏器样品 (如肝、肾、心、肺、眼、脑等)，牙齿等都是微量元素检测的样品。

另外，样品的预处理是微量元素分析过程中质量控制的重要环节之一。其目的是为了将试样转化成适于分离和测定的物理状态和化学状态，使样品便于分析，除去对分析有干扰的物质。一般临床样品微量元素的检测中常用的预处理方法有：稀释法、高温灰化法、低温灰化法、高压消化法、常压消化法、燃烧法、水解法及微波消解法等。

二、检测方法

随着对微量元素检测的要求精密度、准确度、灵敏度的不断提高，检测方法愈来愈多，日趋完善。目前，国内常用的微量元素检测方法有：中子活化分析法、原子吸收光谱法、紫外可见吸收光谱法、电感耦合等离子体发射光谱法、离子选择性电极法、伏安法、荧光分析法等。

(一) 中子活化分析法

中子活化分析法是放射化学分析法之一，它是利用热中子辐射，使待测元素原子发生核反应，产生放射性核素，检测其放射性强度而进行定量分析的方法，是进行元素含量分析的一种最灵敏的方法，因使用中子作为照射源故称中子活化分析法。该方法试样用量小、干扰小，可对同一样品中多种元素进行测定，但因中子源放射性强，成本高，故不易推广。

(二) 原子吸收光谱法

原子吸收光谱法，又称原子吸收分光光度法，根据样品中待测元素原子化的方法不同，分为火焰原子吸收光谱法、化学原子吸收光谱法和石墨炉原子吸收光谱法。它是基于待测元素，从光源发射的特征辐射，被蒸气中待测元素的基态原子吸收，然后根据待测元素浓度与吸收辐射的原子数成正比的关系，求得样品中被测元素的含量，原子吸收光谱法简便、灵敏、准确，是临床微量元素检测中最常用的方法。

(三) 紫外可见吸收光谱法

紫外可见吸收光谱法又称紫外可见分光光度法。它是基于待测元素与某些试剂在一定条件下形成化合物，该化合物对紫外、可见光具有选择性地吸收而进行定量分析的一种吸收光谱法。该法操作简便，易于推广，它也是临床微量元素检测中常用的方法。

（四）电感耦合等离子体发射光谱法

电感耦合等离子体发射光谱法 (ICP-AES)，是利用电感耦合等离子作为激发能源，使处于基态的待测元素原子从外界能源获得能量，跃过到激发态，激发态原子将多余能量以光的形式释放出来返回基态，从而产生特征光谱而进行定量分析的一种方法。该法灵敏、准确快速、干扰小，而且可以多种元素同时测定，是临床微量元素检测的常用方法。但由于仪器价格昂贵、结构复杂，所以普及较慢。

此外，还有离子选择电极法、伏安法、荧光分析法等，它们都是临床微量元素检测中常用的方法。

第三节 常用微量元素的检测指标

一、血清铁和总铁结合力测定

（一）生理与生物化学

铁是人体必需的微量元素。70kg 的人体含铁化合物中铁的总量约为3270mg，占体重的 0.047‰。其中 67.58% 分布于血红蛋白中（铁作为血红蛋白分子的辅基与蛋白结合，参与铁的运输），骨髓和肌红蛋白中各存在 2.59% 和 4.15%，贮存铁约占 25.37%。铁在体内分布很广，主要通过肾脏、粪便和汗腺排泄。血清中铁的总量很低，成年男性约为 11～30μmol/L，成年女性约为 9.27μmol/L。这些存在于血清中的非血红素铁均以 Fe^{3+} 形式与运铁蛋白结合。所以在测定血清铁含量时，需首先使 Fe^{3+} 与运铁蛋白分离。

（二）亚铁嗪比色法测定血清铁和总铁结合力

血清铁的测定尚缺少权威性方法。原子吸收法仪器设备复杂，费用昂贵，且没有分光光度法可靠性好，很少被实验室用来做血清铁的常规分析。比色法仍然是测定血清铁的主要方法。

1. 原理

血清中的铁与运铁蛋白结合成复合物，在酸性介质中铁从复合物中解离出来，被还原剂还原成二价铁，再与亚铁嗪直接作用生成紫红色复合物，与同样处理的铁标准液比较，即可求得血清铁含量。总铁结合力 (TIBC) 是指血清中运铁蛋白能与铁结合的总量。将过量铁标准液加到血清中，使之与未带铁的运铁蛋白结合，多余的铁被轻质碳酸镁粉吸附除去，然后测定血清中总铁含量，即为总铁结合力。

2. 参考范围

血清铁成年男性：11～3μmol/L(600～1700μg/L)；成年女性：9～27μmol/L(500～1500μg/L)；血清总铁结合力成年男性：50～77μmol/L(2800～4300μg/L)；成年女性：54～77μmol/L(3000～4300μg/L)。

3. 评价

(1) 线性：在140μmol/L以下线性良好，符合Beer定律。批内精密度(n=20)，测定范围18.45～19.2μmol/L, 17.92μmol/L, S: 0.31μmol/L, CV: 3.01%。血清总铁结合力(TIBC),: 61.51μmol/L, S: 2.15μmol/L, CV: 3.5‰ 批间CV: 2.56%。

(2) 回收试验：回收率98.3%～100.56%。

(3) 干扰试验：Hb＞250mg/L时结果偏高1%～5%。胆红素102.6～111μmol/L时结果升高1.9%～2.8%。甘油三酯5.65nmol/L时结果升高5.6%。铜31.4μmol/L时结果升高0.33μmol/L，在生理条件下铜与铜蓝蛋白结合，故对铁的测定基本无干扰。

二、血清锌测定

(一) 生理与生物化学

锌是人体主要的微量元素之一，成人体内含锌约为2～3g。锌是许多金属酶的辅助因子，至少90多种的金属酶有了锌才能发挥其正常生理功能。锌进入毛细血管后由血浆运输至肝及全身，分布于人体各组织器官内，以视网膜、胰腺及前列腺含锌较高，在头发中锌的含量较稳定，锌主要通过粪便、尿、汗及乳汁等排泄。

(二) 吡啶偶氮酚比色法测定血清锌

血清锌的主要测定方法有原子吸收分光光度法、中子活化法和吡啶偶氮酚比色法。下面介绍吡啶偶氮酚比色法测定血清锌。

1. 原理

血清中的高价铁及铜离子被维生素C还原成低价，两者均能同氰化物生成复合物而掩蔽。锌也和氰化物结合，但水合氯醛能选择性地释放锌，使锌与2-[(5-溴-2-吡啶)-偶氮]-5-二乙基氨基苯酚(5-Br-PADAP)反应生成红色复合物，与同样处理的标准品比较，求得血清锌含量。

2. 参考范围

成人血清锌：9.0～20.7nmol/L(590～1350ng/L)。

3. 评价

批内：CV3.05%～3.08%，批间CV2.97%～3.12%。

三、血清铜测定

(一) 生理与生物化学

铜是人体的必需微量元素之一，正常人体内含铜约为80～100mg，其中95%铜与

肝脏生成的 α_2- 球蛋白结合，形成铜蓝蛋白，铜蓝蛋白是运输铜的基本载体。铜蓝蛋白属 α_2- 糖蛋白，同时具有氧化酶的活性，成人每日铜摄取量为 2～5mg，主要吸收部位在十二指肠，随胆汁、尿液和皮肤排泄。

（二）双环己酮草酰二腙比色法测定血清铜

临床血清铜的测定方法主要有原子吸收分光光度法和比色法。此处仅介绍双环己酮草酰二腙比色法。

1. 原理

加稀盐酸于血清中，使血清中与蛋白质结合的铜游离出来，再用三氯醋酸沉淀蛋白质，滤液中的铜离子与双环己酮草酰二腙反应，生成稳定的蓝色化合物，与同样处理的标准液比较，即可求得血清铜含量。

2. 参考范围

成年男性：10.99～21.98μmol/L(700～1400μg/L)；成年女性：12.56～23.55μmol/L(800～1500μg/L)。

3. 评价

本法线性范围可达 62.8μmol/L。双环己酮草酰二腙与铜反应生成的有色络合物，在水溶液中的摩尔吸光系数为 $16000L \cdot mol^{-1} \cdot cm^{-1}$。本法显色稳定，显色后在 4～20℃可稳定 1h。特异性高。

四、血清铅测定

（一）测定方法概述

目前用于测定血铅含量的方法主要有：石墨炉原子吸收法、等离子发射光谱法、阳极溶出伏安法、火焰原子吸收光谱法等。①石墨炉原子吸收法：此法是目前国际公认的检测血铅的标准方法。其相对回收率为 98.8%±1.0%。最低检测限 0.3μg/L，变异系数 3.7%～5.0%。灵敏度较高。②等离子发射光谱法：干扰小，可精确测定血铅含量。但此法成本高，不适合做日常分析。③阳极溶出伏安法：美国各类血铅分析仪检测范围为 10～1000μg/L，灵敏度较高，线性范围较宽。该方法，对环境要求较低，但受铊的干扰。④火焰原子吸收光谱法：检测限一般大于 50μg/L，因样品采集和处理过程中受污染的概率大，低值质控样品缺乏，且血铅浓度高于 50μg/L 的很少，所以此方法已基本被石墨炉原子吸收法所取代。

（二）石墨炉原子吸收光谱法测定血清铅

1. 原理

血样用 TritonX-100 作基体改进剂，溶血后用硝酸处理，用石墨炉原子吸收光谱法在 283.3nm 波长下测定铅的含量。

2. 参考范围

成人血铅＜100ng/L。

3. 评价

最低检测浓度 3mg/L，回收率 95.1%～103.2%，精密度 CV=3.7%～5.0%。血中三倍治疗量的 EDTA 及三倍于正常值的 $NaCl$、Ca^{2+}、K^+、Mg^{2+} 对测定无影响。在测定过程中，灰化温度、干燥和时间的选择很重要，要防止样品飞溅，因石墨管的阻值不同，更换石墨管需重作校正曲线。

第四节 维生素检测

近年来，随着研究和临床观察的深入发展，对某些维生素的本质和作用有了进一步的认识。在一般情况下，机体通过进食获得维生素，以满足身体的需要。但是，由于人们的生活、饮食、习惯、身体状况的不同，可以导致食物中维生素含量不足，吸收、利用发生障碍，或者额外增加对维生素的需求，从而出现维生素缺乏症。或由于摄入过量而导致疾病。因此，定期对患者体内维生素含量进行监测是非常必要的，目前常用的维生素检测方法有：比色法、色谱法、荧光法、微生物法等。

(1) 比色法：有可见分光光度法、紫外分光光度法。

(2) 色谱法 (HPLC 法、TLC、GC 法等)：利用维生素在固定相、流动相之间极性、吸附性、颗粒度的差异对待测物质进行分离。可用于脂溶性维生素、水溶性维生素分析。

(3) 荧光法：利用维生素具有荧光性，或经过反应产生荧光物质，在激发波长和发射波长条件下检测，如 VB_1、VB_2。

(4) 微生物法：根据某种细菌生长所必需某种维生素的原理，以细菌代谢产物或繁殖程度定量维生素含量。适用于检测多种衍生物的总和（如总叶酸），多用于水溶性维生素检测，是经典方法。

一、维生素 A 检测

(一) 测定方法概述

测定血清视黄醇可评价维生素 A 的营养状况。测定视黄醇的最常用方法有：分光光度法、荧光测定法及高效液相色谱法 (HPLC)。

1. 分光光度法

利用视黄醇被提取到有机溶剂中，并与三氯化锑或三氯醋酸反应，在 620nm 处测出复合物的吸光度。该方法简便、价廉、投资少可广泛使用。但存在 β- 胡萝卜素的干扰、试剂不稳定及少量水分可使三氯化锑变混浊。

2. 荧光测定法

利用将视黄醇提取到有机溶剂中,在激发波长 340nm 和发射波长 480nm 处测定荧光。该方法灵敏且不受 β- 胡萝卜素的干扰,可同时分析维生素 E。但存在六氢番茄红素的干扰。

3. HPLC 法

利用视黄醇及内标被提取到有机溶剂中,用十八烷基甲硅烷 (C_{18})HPLC 反相柱分离,在 292nm 处测定吸光度并与内标比较。该方法提高了视黄醇的特异性。且无须校正 β- 胡萝卜素和六氢番茄红素,是测定视黄醇的推荐方法。可同时分析维生素 E。

(二) 三氯化锑比色法测定维生素 A

1. 原理

维生素 A 与三氯化锑在三氯甲烷中作用,产生蓝色物质,其颜色深浅与溶液中维生素 A 的含量成正比。该蓝色物质虽不稳定,但在规定时间内可用分光光度计于 620nm 波长处测定其吸光度。

2. 参考区间

血清维生素 A 含量小于 20μg/L 为缺乏,20～30μg/L 为可疑缺乏。

3. 评价

比色法适用于样品中含维生素 A 高的样品,快速、方法简便、结果准确,样品用量少,最低检出量 0.8μg。

二、维生素 E 检测

(一) 测定方法概述

血清、红细胞、血小板和淋巴细胞中均可测到维生素 E,最常用的标本是血清。最常用的方法是荧光测定法和高效液相色谱法。

1. 荧光测定法

利用将生育酚提取到有机溶剂中,在激发波长 295nm 和发射波长 340nm 处测定荧光。该方法快速、灵敏,胆固醇、胡萝卜素和维生素 A 对荧光测定法分析生育酚并不干扰,但由于不同的生育酚异构体摩尔吸光系数所对应的荧光强度不同,可能会导致误差。

2. HPLC 法

利用用正常的或反相层析技术分离生育酚异构体,荧光或紫外 (292nm) 检测。该方法已知的唯一干扰是外源性醋酸生育酚,在常规临床实验室里,HPLC 分析法的应用正在增加,而一种同时测定维生素 A- 维生素 E 方法的出现,使评价维生素营养状况的工作更精密、更准确、更容易。

(二) 荧光法测定维生素 E

1. 原理

利用维生素 E 的共轭双键体系,在一定波长光照射下可产生荧光,其荧光强度与浓度成正比。

2. 参考区间

成人血清维生素 E：26.30±5.15μmol/L。

3. 评价

(1) 样品中与其他维生素共存的维生素 E，用去光法可不分离直接测定混合物中的维生素 E。

(2) 该法操作简便，灵敏度高，结果准确，是血清维生素 E 检测较为理想的方法。维生素 E 含量在 46.44mol/L 以下时，校正曲线线性良好，y=0.9999，平均回收率为 103.6%，批内 CV 为 2.22%，批间 CV 为 4.38%。

三、维生素 C 检测

(一) 测定方法概述

许多分析方法适用于抗坏血酸营养状况的检测，最常用的方法是分光光度法和高效液相色谱法。①分光光度法：利用抗坏血酸被铜氧化成脱氢抗坏血酸和二酮古洛糖酸。在酸性条件下，与 2,4- 二硝基苯肼反应生成苯腙，与同样处理的标准液比色，测其含量。该方法对还原型和脱氢型两种抗坏血酸都能测定，适合总维生素 C 的分析；② HPLC 法：利用去蛋白的血清样品加入到 HPLC 体系中，在十八烷基甲硅烷 (C_{18}) 液相色谱柱进行色谱分析，利用紫外或电化学检测。该方法对抗坏血酸或脱氢抗坏血酸都适用，为维生素 C 的推荐方法。

(二) 直接碘量法测定维生素 C

1. 原理

维生素 C 又名抗坏血酸，分子式为 $C_6H_8O_6$，分子量为 176.1。用 I_2 标准溶液直接滴定，I_2 将维生素 C 分子中的烯醇式结构氧化为酮式结构：

根据 I_2 标准溶液的浓度和消耗的体积，计算出样品中维生素 C 的含量。用这种方法，不仅可以测定药片中的维生素 C 的含量，还可以测定血液、注射液、水果及蔬菜中维生素 C 的含量。

由于维生素 C 在空气中易被氧化，特别是在碱性介质中更易被氧化，故在测定时加入少量稀醋酸使溶液呈弱酸性，一般选在 pH 为 3～4 的弱酸性溶液中进行滴定。

2. 参考区间

血清维生素 C 28.4～79.5μmol/L(5～14mg/L)，＜11.4μmol/L(2mg/L) 可出现症状。24h 尿中维生素 C 含量＜20mg 可诊断维生素 C 缺乏。

3. 评价

①碘量法应用范围广，既可测定氧化性物质，又可测定还原性物质。其缺点是 I_2 易被空气氧化和容易挥发；②碘量法测定维生素 C 的含量具有准确度高，精密度好，操作

简便等优点。

四、维生素 B_2 检测

维生素 B_2 又称核黄素，是人体必不可缺的维生素。核黄素结构中含核糖醇基与异咯嗪，在自然界中，核黄素与磷酸结合，可形成黄素单核苷酸 (FMN)，FMN 再与腺嘌呤核苷酸结合，形成黄素腺嘌呤二核苷酸 (FAD)。核黄素、FMN 和 FAD 都具有显示绿黄色荧光，本身黄色，荧光遇强酸或强碱减弱的特性。缺少维生素 B_2，会有皮肤多油质，手足发热，头皮屑增多，饭后有时视力模糊等现象。此处介绍维生素 B 的荧光法测定。

1. 原理

一定波长光照射维生素 B_2 可产生荧光。在稀释溶液中，其荧光强度与浓度成正比。

2. 参考区间

血清维生素 B_2 含量 < 140μg/L 为缺乏， > 20μg/L 为良好。

3. 评价

分子荧光光谱法具有较高的灵敏度和选择性好的特性。其检测下限通常可达 0.001～0.1μg/mL。总之，维生素的检测可以用分光光度法、荧光测定法和 HPLC 法等进行检测，也可以通过以乳酸菌为主的微生物定量法。

综上所述维生素分为脂溶性维生素和水溶性维生素两大类。脂溶性维生素包括维生素 A、维生素 D、维生素 E 和维生素 K。水溶性维生素包括维生素 B_1、维生素 B_2、维生素 PP、维生素 B_6、叶酸、维生素 B_{12} 和维生素 C 等。人生活在自然界中，机体通过新陈代谢不断同自然环境进行交换，维持着动态平衡。但一旦机体出现维生素的摄入不足、吸收障碍、排泄过量或环境污染、摄入过量、排泄受阻等情况，将会使这种平衡遭到破坏，甚至导致疾病。因此，检测体内维生素，对探讨病因、估计病情、确定营养状况、辅助预防、诊断、治疗疾病等都具有重要意义。

参考文献

[1] 丛玉隆. 实用检验医学 [M]. 北京：人民卫生出版社，2013.

[2] 王鸿利，丛玉隆，王建祥. 临床血液实验学 [M]. 上海：上海科学技术出版社，2013.

[3] 林荣海. 现代临床生化与基础检验学 [M]. 长春：吉林科学技术出版社，2013.

[4] 韩晓敏. 临床实用检验学 [M]. 长春：吉林科学技术出版社，2014.

[5] 洪秀华. 临床微生物学检验 [M]. 北京：人民卫生出版社，2012.

[6] 刘艳芳. 临床血液学检验 [M]. 上海：军事医学科学出版社，2009.

[7] 许文荣，林东红. 临床基础检验学技术 [M]. 北京：人民卫生出版社，2015.

[8] 王庸晋. 现代临床检验学 [M]. 北京：人民军医出版社，2001.

[9] 府伟灵. 临床生物化学检验 [M]. 北京：人民卫生出版社，2012.

[10] 安娜. 临床医学微生物检验基础与诊断技术 [M]. 北京：科学技术文献出版社，2014.

[11] 郑铁生，鄢盛恺. 临床生物化学检验第3版 [M]. 北京：中国医药科技出版社，2015.

[12] 杨红英，郑文芝. 临床医学检验基础 第2版 [M]. 北京：人民卫生出版社，2014.

[13] 田玉峰，孟玮，钟天鹰，王开森，赵新惠. 临床医科检验学 [M]. 广州：世界图书出版广东有限公司，2012.

[14] 王赤华. 新编临床检验学 [M]. 西安：西安交通大学出版社，2015.